GINECOLOGIA E OBSTETRÍCIA NA INFÂNCIA E ADOLESCÊNCIA

MANUAL SOGIMIG

GINECOLOGIA E OBSTETRÍCIA NA INFÂNCIA E ADOLESCÊNCIA

Carlos Henrique Mascarenhas Silva

Especialista em Ginecologia e Obstetrícia, com áreas de atuação em Medicina Fetal e Ultrassonografia em Ginecologia e Obstetrícia pela FEBRASGO. Research Fellow em Medicina Fetal no King's College Hospital, London-UK. Coordenador dos Serviços de Medicina Fetal/Ultrassom e Ginecologia e Obstetrícia do Hospital Mater Dei – Belo Horizonte/Brasil. Membro da Câmara Técnica em Ginecologia e Obstetrícia do Conselho Federal de Medicina/CFM. Presidente da SOGIMIG – Associação de Ginecologistas e Obstetras de Minas Gerais.

Cláudia Lúcia Barbosa Salomão

Médica Ginecologista e Obstetra. Pós-Graduada pelo Consejo Superior de la Universidad Federal de Buenos Aires – Sociedad Argentina de Ginecología Infanto Juvenil – Argentina. International Fellowship on Pediatric and Adolescent Gynecology – International Federation of Pediatric and Adolescent Gynecology. Coordenadora do Serviço de Ginecologia Infantil do Hospital Infantil São Camilo Unimed – Belo Horizonte-MG.

João Tadeu Leite dos Reis

Médico Ginecologista e Obstetra. Assistant Étranger pela Université Paris V – René Descartes – Paris, França. Pós-Graduado pelo Consejo Superior de la Universidad de Buenos Aires, Sociedad Argentina de Ginecología Infanto Juvenil – Argentina. International Fellowship on Pediatric and Adolescent Gynecology – International Federation of Pediatric and Adolescent Gynecology.

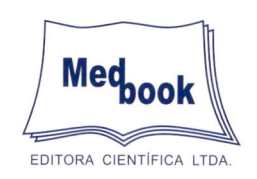

Medbook
EDITORA CIENTÍFICA LTDA.

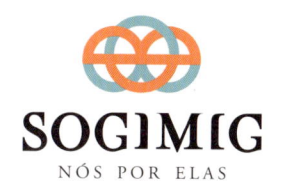

SOGIMIG
NÓS POR ELAS

Manual SOGIMIG Ginecologia e Obstetrícia da Infância e Adolescência
Direitos exclusivos para a língua portuguesa
Copyright © 2018 by MEDBOOK – Editora Científica Ltda.

Editoração Eletrônica: ASA Editoração e Produção Gráfica
Capa: Tom Comunicação

CIP-BRASIL. CATALOGAÇÃO NA PUBLICAÇÃO
SINDICATO NACIONAL DOS EDITORES DE LIVROS, RJ

S579m
    Silva, Carlos Henrique Mascarenhas
        Manual SOGIMIG: ginecologia e obstetrícia da infância e adolescência/Carlos Henrique Mascarenhas Silva, Cláudia Lúcia Barbosa Salomão, João Tadeu Leite dos Reis, – 1. ed. – Rio de Janeiro: MedBook, 2018.
        200 p. : il.; 28 cm.

    ISBN 9788583690368

    1. Ginecologia. 2. Obstetrícia. I. Salomão, Cláudia Lúcia Barbosa. II. Reis, João Tadeu Leite dos. III. Título.

18-49366   CDD: 618
                       CDU: 618

Leandra Felix da Cruz – Bibliotecária CRB-7/6135
20/04/2018   26/04/2018

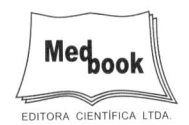

MEDBOOK – Editora Científica Ltda.
Rua Professora Ester de Melo, 178 – Benfica – CEP 20930-010 – Rio de Janeiro – RJ
Telefones: (21) 2502-4438 e 2569-2524 – **www.medbookeditora.com.br**
contato@medbookeditora.com.br – vendasrj@medbookeditora.com.br

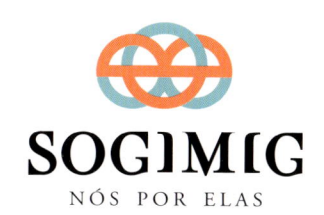

Diretoria 2017–2019

PRESIDENTE: *Carlos Henrique Mascarenhas Silva*

VICE-PRESIDENTE: *Alberto Borges Peixoto*

DIRETORA ADMINISTRATIVA: *Claudia Lourdes Soares Laranjeira*

DIRETORA ADJUNTA: *Liv Braga de Paula*

DIRETOR COMERCIAL E FINANCEIRO: *Delzio Salgado Bicalho*

DIRETORA SOCIOCULTURAL: *Thelma de Figueiredo e Silva*

DIRETOR CIENTÍFICO: *Sandro Magnavita Sabino*

DIRETORA DE VALORIZAÇÃO E DEFESA PROFISSIONAL: *Inessa Beraldo de Andrade Bonomi*

DIRETOR DE AÇÕES SOCIAIS: *Márcio Alexandre Hipolito Rodrigues*

DIRETORA DE RELAÇÕES INSTITUCIONAIS: *Cláudia Lúcia Barbosa Salomão*

DIRETOR DE ENSINO E RESIDÊNCIA MÉDICA: *Gabriel Costa Osanan*

DIRETOR DE *MARKETING* E COMUNICAÇÃO: *Eduardo Batista Candido*

DIRETORA DE TECNOLOGIA DA INFORMAÇÃO E MÍDIAS SOCIAIS: *Ana Lúcia Ribeiro Valadares*

DIRETORA DAS VICE-PRESIDÊNCIAS E DIRETORIAS REGIONAIS: *Inês Katerina Damasceno Cavallo Cruzeiro*

❑ CONSELHO CONSULTIVO

Ataíde Lucindo Ribeiro Jr.
Benito Pio Vitorio Ceccato Junior
Cláudia Navarro Carvalho Duarte Lemos
Frederico José Amedée Péret
Gerson Pereira Lopes
Márcia Salvador Géo
Marco Túlio Vaintraub
Mário Dias Corrêa Júnior
Ricardo Mello Marinho
Silvan Márcio de Oliveira

❑ CONSELHO CONSULTIVO NATO

Agnaldo Lopes da Silva Filho
Maria Inês de Miranda Lima
Marcelo Lopes Cançado
Victor Hugo de Melo
João Pedro Junqueira Caetano

Colaboradores

ANA CRISTINA CORRÊA COSTA

Ginecologista e Obstetra com Título de Especialista em Ginecologia Infanto-Puberal pela SOGIA. Médica do Serviço de Ginecologia Infantil do Hospital São Camilo. Presidente do Comitê de Ginecologia Infanto-Puberal da SOGIMIG.

ARLENE DE OLIVEIRA FERNANDES

Mestre em Ginecologia e Obstetrícia pela Faculdade de Medicina de Ribeirão Preto – USP. Professora Assistente do Departamento de Ginecologia e Obstetrícia do UNIBH.

BÁRBARA SILVEIRA SANTANA

Médica Residente no Serviço de Mastologia do Hospital Mater Dei.

CAMILA PEREIRA DA SILVA

Residente de Ginecologia e Obstetrícia do Hospital das Clínicas da UFMG.

CARLOS HENRIQUE MASCARENHAS SILVA

Especialista em Ginecologia e Obstetrícia, com áreas de atuação em Medicina Fetal e Ultrassonografia em Ginecologia e Obstetrícia pela FEBRASGO. Research Fellow em Medicina Fetal no King's College Hospital, London-UK. Coordenador dos Serviços de Medicina Fetal/Ultrassom e Ginecologia e Obstetrícia do Hospital Mater Dei – Belo Horizonte/Brasil. Membro da Câmara Técnica em Ginecologia e Obstetrícia do Conselho Federal de Medicina/CFM. Presidente da SOGIMIG – Associação de Ginecologistas e Obstetras de Minas Gerais.

CLÁUDIA LÚCIA BARBOSA SALOMÃO

Médica Ginecologista e Obstetra. Pós-Graduada pelo Consejo Superior de la Universidad Federal de Buenos Aires – Sociedad Argentina de Ginecología Infanto Juvenil – Argentina. International Fellowship on Pediatric and Adolescent Gynecology – International Federation of Pediatric and Adolescent Gynecology. Coordenadora do Serviço de Ginecologia Infantil do Hospital Infantil São Camilo Unimed – Belo Horizonte-MG.

CRISTIANE KOPACEK

Professora de Pediatria da Universidade Federal das Ciências da Saúde de Porto Alegre – UFCSPA. Preceptora da Residência de Endocrinologia Pediátrica do Complexo Hospitalar Santa Casa de Porto Alegre. Endocrinologista Pediátrica do Hospital Materno-Infantil Presidente Vargas de Porto Alegre.

DENISE LEITE MAIA MONTEIRO

Professora Adjunta da FCM-UERJ. Professora Titular da UNIFESO – Teresópolis-RJ.

FABIENE BERNARDES CASTRO VALE

Médica Ginecologista e Obstetra com Especialidade em Reprodução Humana e Sexologia. Mestre e Doutora em Saúde da Mulher – UFMG. Professora Adjunta I do Departamento de Ginecologia e Obstetrícia da Faculdade de Medicina – UFMG. Coordenadora do Ambulatório Infanto-Puberal do Hospital Municipal Odilon Behrens. Membro do Comitê de Ginecologia Infanto-Puberal e de Sexologia da SOGIMIG.

FERNANDO MARCOS DOS REIS

Professor Associado da Faculdade de Medicina da UFMG.

GERALDO DINIZ VIEIRA MENDES

Ginecologista de Apoio da Prefeitura de Belo Horizonte-MG. Membro do Comitê de Ginecologia Infanto-Puberal da SOGIMIG. Membro do Comitê Distrital de Prevenção do Óbitos (CDPO-N) Materno, Fetal e Infantil do Município de Belo Horizonte-MG do Distrito Sanitário Norte.

HENRIQUE ÁLVARO HOFFMANN

Médico Residente do Departamento de Tocoginecologia do Hospital de Clínicas – Universidade Federal do Paraná.

IVANA FERNANDES SOUZA

Ginecologista Pós-Graduada em Medicina do Adolescente pela Faculdade de Ciências Médicas de Minas Gerais. Internationnal Fellowship of Pediatric and Adolescent Gynecology – International Federation of Pediatric and Adolescent Gynecology – IFEPAG. Professora do Sistema de Saúde Materno-Infantil da Universidade do Sul de Santa Catarina – UNISUL.

JAQUELINE PEDROSO DE ABREU

Especialista em Ginecologia e Obstetrícia. Mestre em Ciências da Saúde. Professora Assistente de Ginecologia da Universidade Federal do Paraná.

JOÃO PEDRO JUNQUEIRA CAETANO

Diretor-Presidente do Grupo Pró-Criar de Medicina Reprodutiva. Presidente da Sociedade Brasileira de Reprodução Humana – SBRH – 2017-2019. Mestre pela UFMG. Doutor pela UFMG.

JOÃO TADEU LEITE DOS REIS

Médico Ginecologista e Obstetra. Assistant Étranger pela Université Paris V – René Descartes – Paris, França. Pós-Graduado pelo Consejo Superior de la Universidad de Buenos Aires, Sociedad Argentina de Ginecología Infanto Juvenil – Argentina. International Fellowship on Pediatric and Adolescent Gynecology – International Federation of Pediatric and Adolescent Gynecology.

JOSÉ ALCIONE MACEDO ALMEIDA

Mestrado e Doutorado pela Faculdade de Medicina da Universidade de São Paulo – USP. Chefe do Setor de Ginecologia da Infância e Adolescência da Divisão de Clínica Ginecológica do Departamento de Obstetrícia e Ginecologia do Hospital das Clínicas da Faculdade de Medicina da USP. Presidente da Sociedade Brasileira de Obstetrícia e Ginecologia da Infância e Adolescência – SOGIA-BR.

JOSÉ MARÍA MÉNDEZ RIBAS

Doctor en Medicina. Profesor Consulto de Ginecología de la Universidad de Buenos Aires. Organizador y Asesor del Servicio de Adolescencia del Hospital de Clínicas "José de San Martín". Director del Curso de Formación en Ginecología Infantojuvenil – Universidad Nacional de La Plata-Argentina. Director de la Carrera en Medicina para Adolescentes de la Universidad de Buenos Aires-Argentina. Presidente del Tribunal de Certificación de la Sociedad Argentina de Ginecología Infantojuvenil – SAGIJ. Miembro Fundador y Honorario de la Sociedad Latinoamericana de Ginecología y Obstetricia de niñas y adolescentes (ALOGIA). Ex Director de Fellows de la Federación Internacional de Ginecología Infantojuvenil – FIGIJ.

JOSÉ TADEU CAMPOS DE AVELAR

Médico Mastologista do Hospital Mater Dei – Belo Horizonte-MG.

KARINE FERREIRA DOS SANTOS

Ginecologista e Obstetra com Título pela FEBRASGO. Mestrado em Saúde da Criança e do Adolescente pela Faculdade de Medicina da UFMG. Especialização em Sexualidade Humana pela USP.

LAURA MARIA ALMEIDA MAIA

Mestre pelo Programa de Saúde da Mulher – FM/UFMG. Especialista em Ginecologia, Obstetrícia e Reprodução Humana. Responsável Técnica e Assistencial dos Ambulatórios de Ginecologia Infanto-Puberal e Endocrinologia Ginecológica do Hospital das Clínicas da UFMG.

LEILA CRISTINA SOARES BROLLO

Professora Adjunta da FCM-UERJ.

LEONARDO MATHEUS RIBEIRO PEREIRA

Médico Ginecologista e Obstetra com Título de Especialista – TEGO 2011. Especialista em Reprodução Humana pela UFMG. Mestre pelo Programa de Saúde da Mulher da UFMG. Médico Associado da Clínica Pró-Criar. Professor convidado do Curso de Pós-Graduação em Endocrinologia Ginecológica da Faculdade de Ciências Médicas de Minas Gerais.

LILIANE DIEFENTHAELER HERTER

Professora de Ginecologia da Universidade Federal das Ciências da Saúde de Porto Alegre – UFCSPA. Chefe do Setor de Ginecologia da Infância e Adolescência do Complexo Hospitalar Santa Casa de Porto Alegre. Delegada da Sociedade Brasileira de Obstetrícia e Ginecologia da Infância e Adolescência – SOGIA-BR.

MÁRCIA SACRAMENTO CUNHA MACHADO

Professora Adjunta no Departamento de Ginecologia, Obstetrícia e Reprodução Humana da Faculdade de Medicina da Universidade Federal da Bahia – UFBA. Professora Adjunta de Ginecologia da Escola Bahiana de Medicina e Saúde Publica – EBMSP. Membro e Delegada Regional na Bahia da Sociedade Brasileira de Obstetrícia e Ginecologia da Infância e Adolescência – SOGIA-BR.

MARIA DE LOURDES CALTABIANO MAGALHÃES

Mestre em Obstetrícia pela Escola Paulista de Medicina – UNIFESP. Docente da Disciplina de Ginecologia e Obstetrícia da Faculdade de Medicina da UNICHRISTUS – Fortaleza – Ceará. International Fellowship on Pediatric and Adolescent Gynecology – International Federation of Pediatric and Adolescent Gynecology.

MARIA IGNEZ SAITO

Professora Livre-Docente pelo Departamento de Pediatria da FMUSP. Membro da Comissão Científica do Programa de Saúde do Adolescente – Secretaria de Estado da Saúde de São Paulo.

MARIA VIRGÍNIA FURQUIM WERNECK MARINHO

Médica Ginecologista e Obstetra. Membro do Comitê de Ginecologia Infanto-Puberal da SOGIMIG. International Fellowship on Pediatric and Adolescent Gynecology – International Federation of Pediatric and Adolescent Gynecology.

MARIANA MITRAUD OTONNI GUEDES

Médica Residente no Serviço de Mastologia do Hospital Mater Dei – Belo Horizonte-MG.

MARTA FRANCIS BENEVIDES REHME

Especialista em Ginecologia e Obstetrícia. Doutora em Ginecologia. Professora Adjunta de Ginecologia da Universidade Federal do Paraná. Presidente da Comissão Nacional de Ginecologia Infanto-Puberal da FEBRASGO. Coordenadora do Curso de Medicina da Universidade Federal do Paraná.

RICARDO MELLO MARINHO

Professor Adjunto de Ginecologia da Faculdade de Ciências Médicas de Minas Gerais. Diretor Científico da Clínica Pró-Criar de Reprodução Assistida. Professor da Faculdade de Medicina de Barbacena. Mestre pela UFMG. Doutor pela Escola Paulista de Medicina. Certificado de Atuação em Reprodução Assistida pela FEBRASGO.

SIMONY DA SILVA GONÇALVES

Médica especialista em Pediatria pela Sociedade Brasileira de Pediatria. Coordenadora do Serviço de Epidemiologia e Segurança Assistencial do Hospital Infantil São Camilo Unimed – Belo Horizonte-MG. Médica Assistente da Comissão de Controle de Infecção Hospitalar do Hospital Risoleta Tolentino Neves – Belo Horizonte-MG.

ZULEIDE APARECIDA FELIX CABRAL

Mestre e Doutora em Medicina pela USP. Professora da Faculdade de Medicina do Centro Universitário de Várzea Grande-MT. Professora da Faculdade de Medicina de Cacoal-RO. Membro do Conselho Editorial da Revista Femina da FEBRASGO. Vice-Presidente da Comissão Nacional Especializada de Ginecologia Infanto-Puberal da FEBRASGO. Vice-Presidente da Região Centro Oeste da SOGIA-BR.

Apresentação

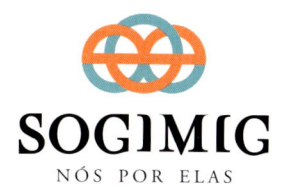

A busca constante pelo aperfeiçoamento científico e pela qualificação de excelência dos médicos ginecologistas e obstetras de Minas Gerais permeia todas as ações promovidas pela Associação de Ginecologistas e Obstetras de Minas Gerais (Sogimig) em seu dia a dia. Na verdade, esses pilares motivaram a fundação da entidade – que tem como missão principal o cuidado com a saúde da mulher – há quase 75 anos.

Nesses anos, muitas transformações ocorreram tanto na prática como na formação médica. Transitamos de um período em que o conhecimento científico estava restrito a poucos médicos e sua obtenção era demorada, difícil e dispendiosa, exigindo, muitas vezes, visitas e contatos com os melhores Centros de Ciência do mundo, e chegamos a uma época em que as informações estão ao alcance de nossas mãos nas telas dos modernos dispositivos eletrônicos. Vale ressaltar, no entanto, que a dificuldade para escolher os melhores livros, revistas e artigos científicos tem sido um problema.

Oferecer conteúdos técnicos de excelência: este é um dos objetivos do pilar científico da Sogimig. Nossa intenção é auxiliar os ginecologistas, obstetras e demais médicos interessados na especialidade a prestarem assistência de qualidade às mulheres. Nesta "filosofia existencial", a Associação publicou diversos livros, que vão desde as seis edições do *Manual Sogimig de Ginecologia e Obstetrícia* até os *Manuais de Emergências em Ginecologia e Emergências em Obstetrícia*.

Nosso intuito agora é oferecer conteúdos ainda mais aprofundados em cada área de atuação e em cada subespecialidade. Para isso recebemos contribuições de especialistas dos mais variados serviços de Ginecologia e Obstetrícia do Brasil e do exterior. Entendemos que existe um grande valor no atendimento que prestamos às nossas pacientes por sermos dignos de suas confidências, seus medos e receios, mas também porque compartilhamos de suas alegrias e conquistas. Temos, entretanto, de oferecer em contrapartida um atendimento de qualidade, e a qualidade tem estreita relação com o conhecimento técnico que cada um de nós conquistamos ao longo dos anos. Somos Nós trabalhando por Elas!

Nossa certeza é que com essa série de Manuais Sogimig estaremos, sem dúvida, oferecendo uma boa opção de leitura, estudo e qualificação científica. Ajudar as mulheres que nos procuram nos consultórios e hospitais Brasil afora também é a nossa missão.

Agradecemos a cada um dos autores que, com brilhantismo e altruísmo, contribuem para assegurar a qualidade desses manuais com sua maneira singular de apresentar os temas aqui expostos. Recebam todo o nosso reconhecimento. A contribuição de vocês é inestimável!

E muito obrigado, mais uma vez, pela confiança na Sogimig. Boa leitura!

Carlos Henrique Mascarenhas Silva
Presidente – SOGIMIG

Prefácio

Atualmente não se discute a importância da priorização dos cuidados médicos com relação aos adolescentes, enfatizando as medidas preventivas e a abordagem interdisciplinar do problema. Um quarto da população mundial (25%) está compreendido entre as idades de 10 e 24 anos, e certamente são necessárias políticas de saúde específicas interligadas às educativas e trabalhistas. Uma delas, e muito importante, é a *capacitação* dos profissionais para a abordagem integral dessa faixa etária e, nesse sentido, embora tenha havido grande progresso nessa área, ainda há muito o que fazer. Pediatras, ginecologistas, assistentes sociais e equipes de saúde mental são os profissionais que, em primeira instância, mais atendem os jovens e/ou seus familiares.

Este livro, destinado especificamente a esse grupo, foi muito bem coordenado e escrito pelos Doutores Cláudia Barbosa e João Leite dos Reis, contando também com a participação de profissionais considerados referências nessa especialidade.

Acreditamos que a integração atualizada de temas biológicos, psicológicos, sociais e educacionais proporcionará aos novos profissionais interessados neste tema uma *visão mais integral,* como deve ser a abordagem moderna de um adolescente saudável ou com determinada patologia.

Hoje, mais do que nunca, os adolescentes, suas famílias e a sociedade em geral exigem profissionais treinados que os escutem e atendam adequadamente.

O adolescente de hoje tem pouco a ver com o de 40 anos atrás, e as respostas dadas naquele tempo como verdadeiras em grande parte perderam a validade. Os adolescentes e suas famílias mudaram as perguntas e precisamos lidar com elas no trabalho diário com amplo critério fundamentado na boa formação e sempre nos apoiando em outras disciplinas que também abordam a problemática muito complexa da adolescência.

Não há dúvida de que vivemos em uma época de grande transformação sociocultural, que atravessa tanto as diferentes classes sociais como as diferentes faixas etárias nos níveis nacional e mundial. O fim do túnel ainda parece distante.

No entanto, o fato de sermos médicos ou profissionais da saúde nos obriga a não mudar de atitude perante o paciente, sempre nos colocando à disposição para prestar serviço, ter simpatia para ajudá-lo e nunca abandoná-lo, demonstrando profissionalismo, cuidado e, acima de tudo, humildade. Ainda mais em se tratando de adolescentes, visto que *nascemos humanos, mas depois vamos nos tornar pessoas* com tudo o que isso significa em termos de valores, de gostar de si próprio (autoestima) e, especialmente, em nossa relação com os outros. Portanto, devemos ter a real consciência de que estamos trabalhando durante essa fase tão transcendental de nossos pacientes e de que podemos fazer muita coisa por eles nessa fase de formação.

Um adolescente que não encontra na consulta um profissional capacitado que o atenda adequadamente e com simpatia pode não voltar a se consultar, e essa situação em saúde pública é chamada de *oportunidade perdida.*

A seguir, gostaria de transcrever textualmente um trecho do Capítulo 1 do meu livro (*Enfoque actual de la adolescente por el Ginecólogo.* 3ª ed. Buenos Aires: Ed. Ascune, 2015) e que foi escrito por um pioneiro no desenvolvimento da ginecologia infanto-juvenil no Brasil, o grande professor Álvaro Cunha Bastos:

*Quando nossa atenção é direcionada para as atuais condições de vida, vemos a **sociedade moderna cheia de riscos e violência**. Cabe a nós, médicos, um papel importante na tarefa de preparar os adolescentes para lidar com essa situação.*

No Brasil, a situação é extremamente preocupante. Temos um número considerável de adolescentes e um grande número de crianças que serão os adolescentes de amanhã. Li, dias atrás, sobre uma campanha nacional de vacinação: aproximadamente 15 milhões de crianças iam ser contempladas. Este número excede a população de muitos países. E nós não estamos podendo dar à grande maioria dessas crianças os cuidados necessários para uma vida digna. Em virtude disso, temos o quadro deplorável de menores abandonados que caem na criminalidade.

Além deste trágico cenário, os adolescentes de qualquer classe social, no mundo todo, estão expostos a outros riscos. Principalmente o adolescente que, tendo conquistado sua emancipação, inicia precocemente sua vida sexual sem maturação psíquica, sem educação sexual, expondo-se a situações que levam à gravidez indesejada, ao uso de drogas, ou doenças sexualmente transmissíveis, incluindo a AIDS, flagelo dos nossos dias.

*Deve-se levar em consideração que toda a energia, para que exerça uma ação construtiva, precisa ser devidamente controlada. Fazemos isso com a energia elétrica, com a energia nuclear e a força das águas. O adolescente também tem uma energia que é seu "patrimônio"; no entanto, precisa ser controlado através da educação para não se tornar vítima de seus próprios ímpetos. Não se trata de inibir, nem de impor penas; como diz Marta Suplicy: **A proibição não inibe o comportamento; simplesmente fecha o canal de comunicação**. É necessário, portanto, alertar os adolescentes sobre os riscos que correm; é preciso tratá-los com cuidado e carinho; é preciso educá-los. Neste particular, é importante a participação dos profissionais de saúde (médicos, psicólogos, assistentes sociais, pedagogos e enfermeiros), de todos os envolvidos com adolescentes no dia a dia dos hospitais e nas clínicas nas tarefas de alertar, aconselhar e resolver os conflitos íntimos e familiares dos jovens.*

E o futuro? O que nos espera? Depende do que iremos fazer. Em todo o mundo é realizado um trabalho concreto em prol dos adolescentes. É necessário considerar que a adolescente de maior risco para uma gravidez indesejada, para o uso de drogas e doenças sexualmente transmissíveis é, sobretudo, uma vítima. Falta a ela um ambiente familiar adequado, o que a coloca indefesa em um ambiente social hostil e cheio de oportunidades negativas do ponto de vista físico e psíquico. Não será suficiente, portanto, atendê-la na consulta e medicá-la ou prescrever um anticoncepcional. É necessário que, ao planejar o atendimento, seja verificado por que a adolescente vai sozinha à consulta, o que demonstra a sua solidão. Ela certamente pode ter atitudes agressivas, a princípio, contra a sua própria família, depois contra a sociedade que a rodeia e, finalmente, contra si mesma, destruindo sua autoestima.

***Torna-se necessário um trabalho em equipe, avaliando as condições de vida da família do adolescente, para corrigir eventuais situações de conflito**. Os pais devem ser alertados para ser menos repressivos e mais simpáticos com os filhos no processo de formação. **Os profissionais de saúde devem estar preparados para auxiliar os psicólogos e assistentes sociais neste importante trabalho**. Os médicos também precisam se conscientizar do importante papel que desempenham. Eles devem:*

- compreender a sexualidade da adolescente,
- orientá-la para controlar o impulso sexual,
- alertá-la sobre os riscos da prática sexual sem prevenção,
- ensiná-la a utilizar os métodos preventivos.

É extremamente necessária uma ação avaliadora e terapêutica do psiquismo dos adolescentes, realizada por profissionais capacitados para isso. Não basta afirmar que a adolescência é um período de crise emocional; é preciso cuidar dessa crise, que o grande psiquiatra Maurício Knobel resumiu em dez itens e chamou de síndrome da adolescência normal.

O futuro, meus amigos, requer um trabalho árduo de todos nós em prol da infância e da adolescência normal.

O futuro depende, e muito, da conduta da cada um de nós, que deve ser regulada pelo desejo de colaborar na preparação das novas gerações.

*O futuro tem que ser, antes de qualquer coisa, envolvido por uma brisa de esperança. Esperança de que um mundo melhor possa surgir, com mais solidariedade e amor ao próximo. **Esperança de que nosso esforço não será em vão, e que amanhã as gerações futuras terão um panorama muito melhor que o de hoje, tão cruel e tão perverso.***

Felizmente, podemos dizer com satisfação que os ginecologistas, pediatras e outros profissionais da saúde que queiram se formar nessa relativamente nova disciplina contam com múltiplas e variadas propostas docentes de hierarquia no Brasil ou em países próximos, como na Argentina, onde pudemos organizar a disciplina de Especialista em Medicina de Adolescentes, endossada pela Universidade Nacional de Buenos Aires (2 anos), e o Curso de Formação em Ginecologia Infanto-Juvenil (1 ano), endossado pela Universidade Nacional de la Plata. A eles se somam os ótimos livros e revistas da especialidade, bem como os congressos nacionais e internacionais e os jornais, para estarmos sempre atualizados, ao que se agrega agora este livro maravilhoso.

Resumindo: vocação + aptidão + capacitação = consulta bem-sucedida = prevenção do risco = maior probabilidade de um adulto saudável.

José María Méndez Ribas
Doctor en Medicina.
Profesor Consulto de Ginecología
de la Universidad de Buenos Aires

Sumário

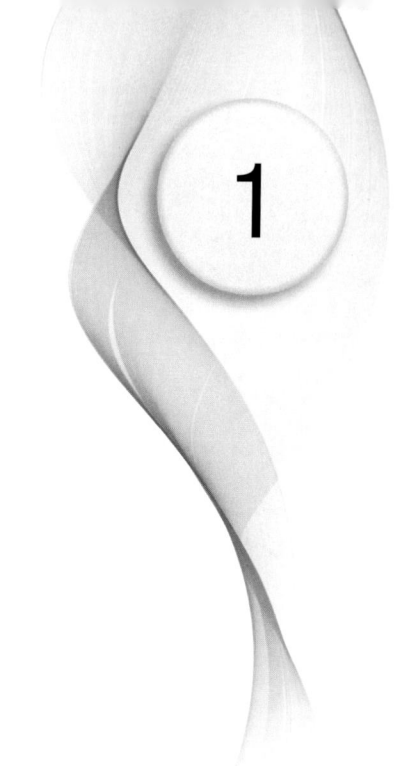

Consulta Ginecológica e Exame Clínico no Período Neonatal e na Infância

Cláudia Barbosa Salomão
João Tadeu Leite dos Reis

❑ INTRODUÇÃO

Este capítulo aborda inicialmente o exercício da ginecologia da infância e adolescência, área de atuação naturalmente exercida por ginecologistas que se preparam para esse ofício e também por pediatras que se especializam nesse atendimento, porém respeitando os limites, especialmente pessoais, estabelecidos pela sua formação inicial em pediatria. Habitualmente, ao concluir a pós-graduação de ginecologia e obstetrícia, o especialista não se sente familiarizado e à vontade para atender a clientela infantil e adolescente no que tange ao atendimento ginecológico propriamente dito. O ginecologista da infância e adolescência necessita ter formação e experiência suficientes para atender essa clientela com uma visão integral, priorizando não somente a medicina curativa, mas também a prevenção, a orientação e a educação.

É necessário conhecer o processo de amadurecimento somático e genital, a anatomia e fisiologia do sistema reprodutivo e as afecções específicas de cada idade para valorizar adequadamente a normalidade, suas variações e os achados que dela escapam.

Existem requisitos essenciais para o atendimento ginecológico da infância e adolescência, o qual transita entre o atendimento pediátrico e o ginecológico.

A anamnese minuciosa continua sendo de grande importância, devendo ser realizada, na infância, na presença da mãe, do pai ou de acompanhante da criança. No entanto, o questionamento deverá ser dirigido diretamente à criança e complementado pelas informações do acompanhante, principalmente sobre o motivo do comparecimento ao consultório e os antecedentes pessoais e familiares. Cabe sempre lembrar que, na maioria dos atendimentos, a anamnese disponibilizará cerca de 70% dos dados necessários à conclusão diagnóstica e que uma boa anamnese diminui o número de exames complementares necessários a essa conclusão.

Além de uma formação técnica adequada, o ginecologista da infância e adolescência necessita de material adequado ao atendimento, além de oferecer um ambiente tranquilo e confortável tanto no próprio consultório como também na sala de espera. Na medida do possível, deve-se tentar separar o turno de atendimento de crianças e adolescentes (às vezes, a presença das duas faixas etárias na sala de espera cria um certo constrangimento, especialmente para as adolescentes, as quais podem pensar que serão atendidas por um "médico de crianças"). São aspectos muito importantes em relação ao profissional: tempo para o atendimento, paciência, habilidade para comunicar-se e disponibilidade para estabelecer uma boa relação médico-paciente. A confidencialidade é um item imprescindível no atendimento às adolescentes.

No atendimento às crianças pequenas, a comunicação muitas vezes não é verbal, e os gestos se revestem de grande importância, pois transmitirão segurança, confiança e afeto. Conversar diretamente com a criança no momento de sua chegada, e não somente com os pais, pode estimular a empatia e melhorar a relação do(a) médico(a) com a pequena paciente. Em crianças com mais de 5 ou 6 anos, a linguagem explicativa adquire importância ainda maior, e a explicação sobre o exame clínico e o material a ser usado é essencial para a aquisição da confiança e tranquilidade dessa criança.

A maneira de receber e conduzir uma primeira consulta será primordial para os atendimentos subsequentes, mesmo na fase adulta dessa paciente. Uma consulta ginecológica mal conduzida na infância pode gerar um processo de inadequação importante para as consultas ginecológicas futuras dessa criança.

Crianças nas fases pré-puberal e puberal apresentam maior resistência e se sentem mais constrangidas para a realização do exame clínico. Se possível, em uma situação de grande constrangimento observada pelo médico, deve-se propor que o exame clínico seja realizado em uma próxima consulta, caso não se trate de uma consulta de urgência na qual o exame clínico seja imprescindível. A criança nunca deve ser examinada à força, podendo até mesmo ser necessária, em situações especiais, sedação em bloco cirúrgico para a realização do exame.

Cabe lembrar que o ginecologista é um clínico em sua essência e que, muitas vezes terá uma única oportunidade de avaliar aquela criança, o que torna necessária uma abordagem ampla para a realização do exame clínico, que deverá ser composto de mensuração de altura e peso, os quais devem ser transportados para o gráfico de estatura e peso para que esses parâmetros sejam enquadrados na curva de percentil, o que facilitará a avaliação de estado nutricional, maturação e desenvolvimento da criança.

Dando sequência ao exame clínico geral, devem ser observados a coloração das mucosas, a distribuição de pelos, o aspecto das unhas e do cabelo e realizada ausculta cardíaca, respiratória e abdominal. Posteriormente será realizada a palpação tireoidiana, mamária e abdominal juntamente com a percussão abdominal.

O exame ginecológico constará de peculiaridades de acordo com cada faixa etária, as quais serão descritas a seguir.

❏ EXAME CLÍNICO NA CONSULTA GINECOLÓGICA DA NEONATA

O período neonatal corresponde à fase que se inicia com o nascimento e segue até o final do primeiro mês de vida.

O exame das mamas apresenta características especiais, uma vez que as mamas estão habitualmente intumescidas, podendo apresentar, até mesmo, derrame papilar espontâneo, simulando derrame lácteo. O intumescimento mamário é motivo frequente da consulta, na qual deve ser explicada a normalidade desses sinais clínicos, que são consequências da exposição aos estrogênios maternos, orientando que não deve ser praticada nenhuma manobra, como, por exemplo, massagens ou espressão, o que poderia ocasionar abscessos ou outros tipos de lesões. Deve ser esclarecido que o quadro se resolverá por si só. No momento do exame das mamas, deve ser observado o número de glândulas e papilas mamárias à inspeção e realizada a palpação habitual.

A palpação abdominal da neonata é de suma importância por tornar possível averiguar a suspeita de massas tumorais e hérnias. A palpação das gônadas nas regiões inguinais obriga a investigação de distúrbios da diferenciação sexual. O toque retal para avaliação abdominal foi amplamente substituído pela ecografia.

Infelizmente, o exame da região genital da recém-nascida não faz parte da rotina das salas de parto. O exame da genitália externa deve ser realizado com a neonata em decúbito dorsal sobre a mesa ou no colo da mãe, pai ou cuidador, com pernas em abdução ("posição de rã"), devendo ser instituído como rotina. Essa observação minuciosa possibilita a detecção precoce de malformações, hérnias gonadais, genitais ambíguos e tumores. O diagnóstico precoce de disgenesias gonadais e hiperplasia da suprarrenal, entre outras afecções, assume grande importância, podendo, inclusive, evitar algum equívoco em relação ao sexo da criança. Portanto, a inspeção da genitália externa da neonata torna-se imprescindível logo ao nascimento, observando características próprias dessa faixa etária, relacionáveis, principalmente, com a exposição prévia aos estrogênios maternos, ainda em vida intrauterina.

São características da genitália externa da neonata:

- **Grandes lábios:** volumosos e edemaciados.
- **Pequenos lábios:** espessos e edemaciados, especialmente no primeiro mês de vida.
- **Mucosa:** rosada e úmida.
- **Clitóris:** edemaciado no primeiro mês de vida, devendo ser realizada a diferenciação com hipertrofia de clitóris, o que obrigaria a investigação especialmente das patologias das glândulas suprarrenais.
- **Hímen:** apresenta-se como um diafragma membranoso que oclui aparentemente o introito vaginal. Habitualmente, apresenta 0,4cm de diâmetro. É espesso, proeminente, o que pode dificultar a visualização de seu orifício e, às vezes, do próprio meato uretral. Em geral, é bastante edemaciado, o que pode dificultar a percepção de sua anatomia. Atenção especial deve ser dada à possibilidade de hímen imperfurado, o que pode ocasionar mucocolpo, que, se de grande volume, pode comprimir a uretra, ocasionando retenção urinária e exigindo abordagem cirúrgica imediata. Pode estar presente o denominado pólipo himenal, um prolongamento longitudinal de parte da membrana himenal, o qual, apesar de não ter importância clínica na maioria dos casos, excepcionalmente deve ser retirado por meio de cirurgia, quando traz restos

fecais em sua movimentação, se de maior comprimento.

- **Monte de Vênus:** edemaciado.
- **Vagina:** apresenta 4 a 4,5cm de profundidade, mucosa trófica, podendo haver alguma secreção vaginal em razão do estímulo prévio aos estrogênios maternos. Em caso de suspeita de malformações, pode ser necessária a investigação vaginal através de sondagem vaginal com sonda fina ou uso de colpovirgoscópio de Bicalho (indicação absolutamente rara, sempre sob sedação anestésica).

Cabe ainda lembrar a crise genital da recém-nascida, definida como o conjunto de elementos semiológicos que englobam edema vulvar, leucorreia, ingurgitamento mamário e/ou hemorragia genital. A hemorragia genital aparece entre o segundo e o quinto dia após o nascimento e tem a duração de 2 a 3 dias. Esse sangramento é de origem uterina e acontece em virtude da queda do nível dos estrogênios maternos na corrente sanguínea da neonata, causando um sangramento de privação.

❑ EXAME CLÍNICO NA CONSULTA GINECOLÓGICA DA INFÂNCIA

A partir do primeiro mês de vida, especialmente após os 3 meses, a genitália externa da criança praticamente não estará sob a ação dos estrogênios maternos transferidos pela via placentária. Portanto, os achados clínicos são muito diferentes dos encontrados na neonata.

O exame das mamas na infância deve constar de inspeção, para observação da coloração e do número de glândulas e papilas, e palpação, observando sinais de possível avanço puberal, já que a mama na infância ainda não se encontra sob o estímulo hormonal ovariano.

São características da genitália externa da infância:

- **Grandes lábios:** apresentam-se finos e com escassez de tecido adiposo.
- **Pequenos lábios:** delgados.
- **Mucosa:** delgada, fina, o que facilita a visualização de sua fina rede vascular.
- **Clitóris:** de pequeno volume; a glande começa a ser visualizada; o aumento de volume deve sugerir investigação endócrina, como ressaltado previamente.
- **Hímen:** apresenta-se delgado com orifício de 0,5cm em média, até os 7 anos de idade, de 0,7cm entre os 7 e os 9 anos e de 1cm na pré-menarca. A observação de seu diâmetro e da integridade de suas bordas pode colaborar para a investigação de suspeita de violência sexual. Pode apresentar vários formatos, sendo o anular o mais frequentemente encontrado.

- **Vagina:** mucosa atrófica, em virtude da pequena ação hormonal; apresenta comprimento de 5cm, em média, até os 7 ou 8 anos de idade e de 8cm em torno dos 10 anos de idade; com o início da atividade ovariana pode chegar a medir 11,5cm no momento da menarca, à custa do fundo de saco posterior. Em caso de necessidade, como investigação de presença de corpo estranho, de sangramentos genitais anômalos ou suspeita de tumor, pode-se usar o colpovirgoscópio de Bicalho ou um otoscópio, espéculo nasal ou mesmo um espéculo número zero para a avaliação interna da vagina. Atualmente, vários estudos demonstram a eficácia do uso do histeroscópio para essa avaliação, o que será discutido neste capítulo.

A palpação abdominal na infância assume grande importância na consulta ginecológica, uma vez que os ovários ainda não se apresentam na cavidade pélvica e, em caso de aumento, é possível acessá-los por palpação abdominal, como em caso de tumores de ori-

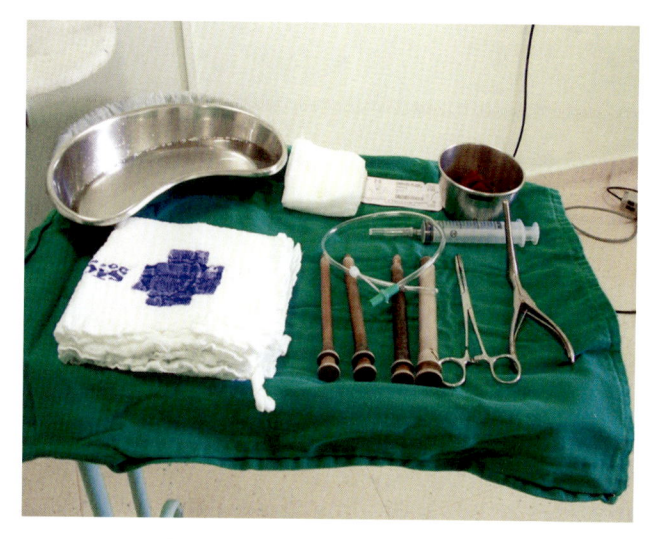

Figura 1.1 Colpovirgoscópio e espéculo.

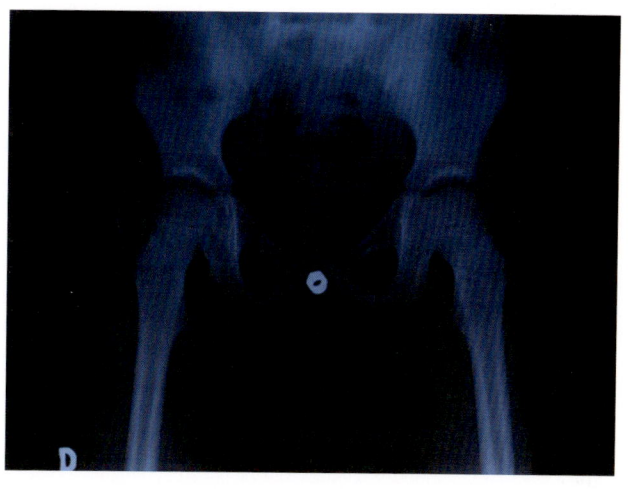

Figura 1.2 Corpo estranho observado em radiografia.

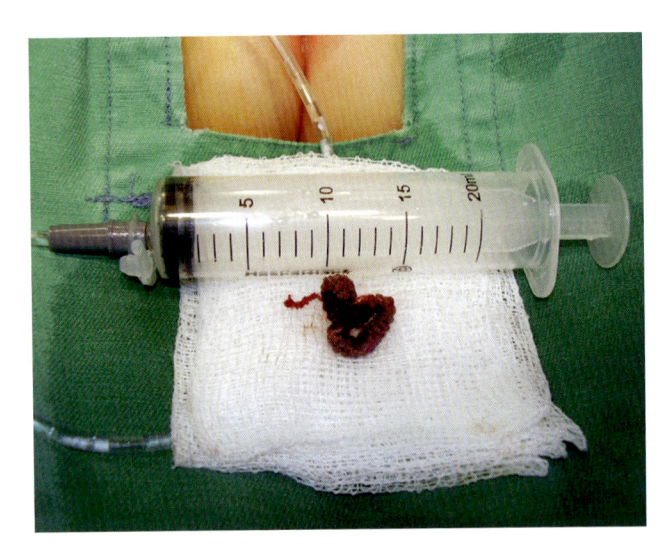

Figura 1.3 Corpo estranho vaginal.

gem ovariana. O toque retal foi amplamente substituído pela ecografia, a qual é às vezes realizada para auxiliar a constatação de corpos estranhos na cavidade vaginal que possam não ter sido visualizados à ecografia ou à radiografia da pelve, antes da indicação da colpovirgoscopia, a qual, na maioria das vezes, necessita de sedação anestésica em crianças com menos de 9 anos de idade.

❏ EXAME CLÍNICO NA CONSULTA GINECOLÓGICA DA FASE PUBERAL

O desenvolvimento dos caracteres sexuais secundários, especialmente no que se refere às mamas e aos pelos pubianos e axilares, normalmente ocorre a partir dos 8 anos de idade. Situações diferentes podem ser fisiológicas, mas devem ser sempre investigadas. No momento da consulta ginecológica devem ser avaliadas as condições gerais de saúde, como estado nutricional, condições de hi-

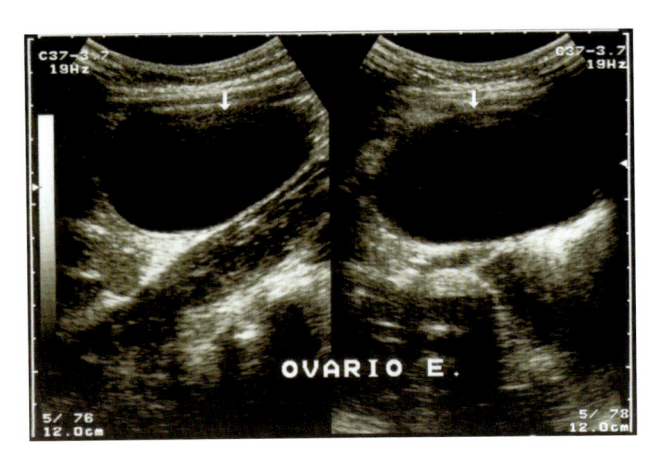

Figura 1.4 Cisto ovariano suspeitado por palpação abdominal e confirmado por ecografia em criança de 5 anos de idade.

giene, atitude e postura durante o exame. Uma paciente muito arredia durante o exame pode sugerir maus-tratos ou violência sexual. Também devem ser avaliados peso, estatura e proporções corporais, e elaboradas as curvas de crescimento, as quais são fundamentais na investigação dos distúrbios do desenvolvimento puberal.

O estirão de crescimento é muitas vezes o primeiro fenômeno identificado no desenvolvimento puberal, sendo dependente da ação conjunta do hormônio do crescimento, do estrogênio e do fator de crescimento semelhante à insulina tipo 1 (IGF-1). Compreende três fases distintas, tem duração média de 3 anos, ganho estatural médio entre 25 e 30cm e desaceleração após a menarca.

Percebe-se ganho de gordura corporal, condição necessária para a evolução desse processo até a menarca.

Sob o estímulo dos hormônios ovarianos e das glândulas suprarrenais torna-se evidente o surgimento dos caracteres sexuais secundários (classificados em estágios segundo a classificação de Tanner), como descrito a seguir.

TELARCA

Desenvolvimento mamário que se inicia com o aparecimento do broto mamário por volta de 2 anos antes da menarca. Segundo a classificação de Tanner, são definidos os seguintes estágios:

- **Estágio 1:** discreta elevação da papila.
- **Estágio 2:** broto mamário, aumento da glândula com elevação da aréola e da papila, aumento do diâmetro da aréola.
- **Estágio 3:** aumento da mama e da aréola sem separação em seus contornos.
- **Estágio 4:** crescimento da mama e da aréola com a formação de saliência entre ambas.
- **Estágio 5:** mama adulta com aréola incorporada ao contorno da mama.

PUBARCA

Trata-se do aparecimento dos pelos pubianos. De acordo com Tanner, é classificada em:

- **Estágio 1:** ausência de pelos terminais.
- **Estágio 2:** pelos longos e finos, mais pigmentados nos grandes lábios.
- **Estágio 3:** aumento da quantidade de pelos nos grandes lábios e pelos mais escuros e crespos na sínfise púbica.
- **Estágio 4:** pelos escuros, crespos e grossos nos grandes lábios, na sínfise púbica e no períneo.
- **Estágio 5:** pelos terminais abundantes na sínfise púbica, no períneo e na raiz das coxas.

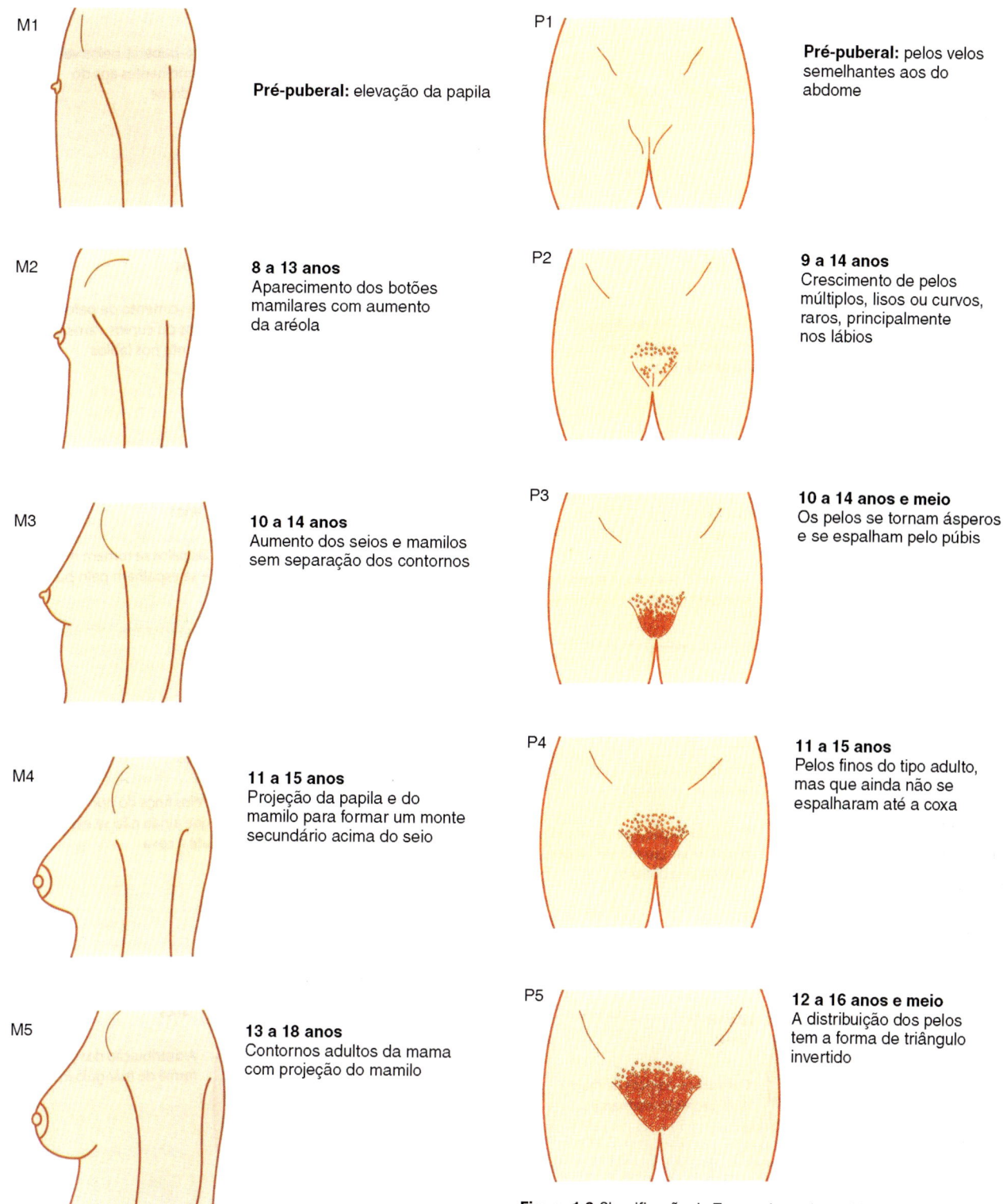

M1

Pré-puberal: elevação da papila

M2

8 a 13 anos
Aparecimento dos botões mamilares com aumento da aréola

M3

10 a 14 anos
Aumento dos seios e mamilos sem separação dos contornos

M4

11 a 15 anos
Projeção da papila e do mamilo para formar um monte secundário acima do seio

M5

13 a 18 anos
Contornos adultos da mama com projeção do mamilo

P1

Pré-puberal: pelos velos semelhantes aos do abdome

P2

9 a 14 anos
Crescimento de pelos múltiplos, lisos ou curvos, raros, principalmente nos lábios

P3

10 a 14 anos e meio
Os pelos se tornam ásperos e se espalham pelo púbis

P4

11 a 15 anos
Pelos finos do tipo adulto, mas que ainda não se espalharam até a coxa

P5

12 a 16 anos e meio
A distribuição dos pelos tem a forma de triângulo invertido

Figura 1.5 Classificação de Tanner do desenvolvimento mamário. (Leite dos Reis e cols. 2014.)

Figura 1.6 Classificação de Tanner dos pelos pubianos. (Leite dos Reis e cols. 2014.)

MENARCA

Evento erroneamente referido como final do desenvolvimento, ocorre, em média, por volta dos 13 anos de idade (variação de até 1,2 ano) com um intervalo médio de 2,3 anos a partir do aparecimento do broto mamário.

A avaliação dos parâmetros do desenvolvimento puberal torna possível estabelecer uma previsão da idade de ocorrência da menarca, em geral associada à idade óssea entre 12 anos e meio e 13 anos e meio, 9 a 12 meses após o pico máximo de velocidade de crescimento e 2,5 anos após a telarca ou no estágio M4 de Tanner.

Nessa faixa etária, inspeção e palpação tireoidiana e mamária também fazem parte do exame clínico, observando assimetrias, nódulos e, no caso das mamas, aspectos da pele, número de glândulas e papilas.

Em decúbito dorsal (posição ginecológica) quando já é possível o uso das perneiras da cama ginecológica, realiza-se a inspeção da genitália externa, observando aumento do trofismo das mucosas e pigmentação aumentada dos pequenos lábios, decorrentes da ação hormonal. Há aumento de depósito de gordura nos grandes lábios.

Observa-se a presença de secreção vaginal fisiológica, de coloração clara, mas que muitas vezes apresenta coloração mais amarelada no fundo das roupas íntimas, o que é motivo de consulta frequente, tornando necessária uma explicação quanto à normalidade desse sinal clínico. Deve ser investigada a secreção vaginal acompanhada de prurido, ardor ou outros sintomas.

A vagina torna-se novamente trófica e úmida na puberdade, com comprimento de até 10 a 11,5cm, à custa do fundo de saco posterior. O exame da cavidade vaginal deve ser realizado somente quando necessário (pesquisa de corpo estranho, possibilidade de lesões e tumores, secreções de difícil manejo) e com o uso de aparelhagem adequada (colpovirgoscópio, espéculo de virgem, otoscópio, espéculo nasal, sendo considerada atualmente a possibilidade de uso do histeroscópio, como será descrito mais adiante).

Como salientado previamente, o toque retal foi amplamente substituído pela ecografia pélvica na avaliação da pelve, sendo ainda de alguma valia na percepção de corpos estranhos vaginais e massas não detectáveis à ecografia e/ou à radiografia da pelve.

❏ PARTICULARIDADES NO ATENDIMENTO GINECOLÓGICO NA INFÂNCIA

Neste tópico serão descritas situações que tratam de algumas particularidades que devem ser observadas na consulta ginecológica da infância.

Inicialmente, é de grande importância o reconhecimento dos tipos de hímen que podem ser encontrados no exame ginecológico. O reconhecimento dessas variações anatômicas é muito importante para uma explicação correta aos responsáveis pela criança a respeito das diversidades da anatomia do corpo humano e também para a programação de procedimento cirúrgico, caso necessário, como no caso de hímens imperfurados e, às vezes, dos septados e cribriformes.

Igualmente importante é o conhecimento do índice clitoridiano nas diversas faixas etárias, tanto no desenvolvimento normal como no anormal. Essa avaliação é especialmente imprescindível na avaliação de suspeita de hiperplasia congênita da suprarrenal e da pubarca e adrenarca precoces (Tabela 1.1).

Outro ponto importante diz respeito à dificuldade muitas vezes encontrada para a abordagem da cavidade vaginal em crianças e adolescentes. Em razão da integridade himenal, quando necessária e proposta a investigação da cavidade vaginal em crianças e adolescentes, como em casos de sangramento genital a esclarecer, suspeita de tumor ou corpo estranho, malformações genitais, entre outros, a situação é delicada, especialmente no que tange às explicações aos familiares quanto à integridade himenal. Na maioria das vezes, é possível preservar a integridade da membrana himenal, mas algumas

Idade (anos)	Normal	HCSR	PPC	AP	XO/XY
0 a 1	15,1 ± 1,4	137,9 ± 26,9			
1 a 8	15,1 ± 0,9	225,0 ± 49,0	20 ± 2	26 ± 1	
8 a 13	16,7 ± 0,9	212,0 ± 59,0	17 ± 2	25 ± 7	242 ± 171
13 a 18	20,7 ± 1,6	116,0 ± 14,0			

Tabela 1.1 Índice clitoriano em meninas com desenvolvimento normal e anormal*

De Sane K, Pescovitz OH. The clitoral index: a determination of clitoral size in normal girls and in gilrs with abnormal sexual development. J Pediatr 1992, 120:264-265. Mosby-Year Book, ST Louis. Com autorização.
*Todos os valores dos índices clitorianos se encontram em mm².
HCSR: hiperplasia congênita da suprarrenal; PPC: puberdade precoce central; AP: adrenarca precoce.

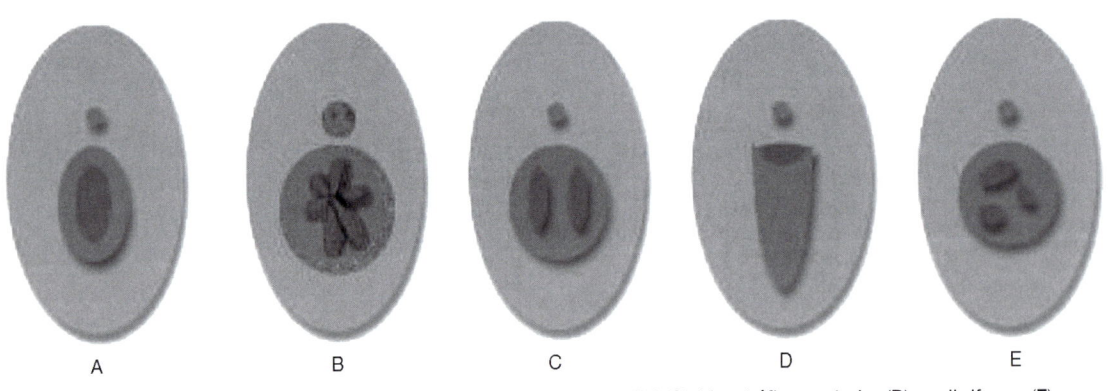

Figura 1.7 Tipos de hímen: anular (**A**); fimbriado (**B**); com septo medial (**C**); hipertrófico posterior (**D**) e cribriforme (**E**).

vezes, em virtude da complexidade do procedimento e das características da membrana himenal, pode ocorrer a rotura dessa membrana, devendo esse risco ser esclarecido aos familiares antes do procedimento.Uma revisão sistemática, realizada em 2015, abordou a uso da vaginoscopia ou histeroscopia com o uso de histeroscópio para diagnóstico e terapêutica de desordens ginecológicas na adolescência, citando também três estudos em que o método foi usado em crianças de 1 a 8 anos de idade. Esse estudo atestou a viabilidade dessa ferramenta na abordagem propedêutica e terapêutica também nestas faixas etárias, com probabilidade diminuída de lesão da integridade himenal por meio do procedimento. No entanto, as conclusões sobre esse tema ainda são consideradas precoces, sendo necessários estudos mais amplos para essa definição aparentemente promissora.

Outra questão de grande importância e relevância, especialmente nos dias de hoje, diz respeito à necessidade de percepção do profissional de saúde quanto às questões relacionadas com a intersexualidade (diferenciação imperfeita ou incompleta dos órgãos genitais em qualquer nível genético ou orgânico, convertendo-se em genitália ambígua), identidade e expressão de gênero (Figura 1.8), e orientação sexual. Em caso de intersexualidade não há acordo entre os vários sexos do indivíduo, ou seja, o sexo genético, retratado por sua constituição cariotípica 46XX ou 46XY, o sexo gonadal/hormonal e o sexo fenotípico. Desde 2006 a literatura propõe uma melhor terminologia, denominando essas alterações de *anomalias da diferenciação sexual* (ADS), uma vez que a expressão *estado intersexual* denota um sexo intermediário ou um terceiro sexo, o que parece inadequado.

Dentre os quadros de anomalias da diferenciação sexual, encontram-se as situações de disgenesias gonadais (Quadro 1.1), quadros de hiperplasia da glândula suprarrenal, cuja incidência é de 1 a cada 12.099 ou 23.044 nascimentos nos casos clássicos, lembrando que os casos não clássicos são muito mais comuns, e outros quadros de intersexualidade. Deve-se estar preparado tecnicamente e manter-se sensível para a identificação de mensagens não explícitas durante a consulta ginecológica na infância e na adolescência.

Quadro 1.1 Incidências de disgenesias gonadais	
Causas	**Incidência**
Síndrome de Turner	1/2.500 a 1/500 recém-nascidas
Disgenesia gonadal pura XX	1/8.000 recém-nascidas
Disgenesia gonadal XY	1/20.000 recém-nascidas
Síndrome de Noonan	1/1.000 a 1/2.500 recém-nascidas

Fote: Antía M. Disgenesia gonadal: diagnóstico, tratamento y futuro reproductivo. In: Endocrinología Ginecológica – Asociación Latinoamericana de Endocrinología Ginecológica. Ediciones Journal, Artes Gráficas Neiga S.R.L., 2013: 35-40.

❏ ASPECTOS NÃO GINECOLÓGICOS RELEVANTES NO ATENDIMENTO

CRESCIMENTO E DESENVOLVIMENTO

O potencial genético associado ao meio ambiente estabelece o ritmo de crescimento e desenvolvimento de um indivíduo com variações individuais e características próprias decorrentes da etapa de vida. Variações tanto no crescimento como no desenvolvimento acontecem em decorrência de fatores culturais, socioeconômicos e nutricionais que se modificam, possibilitando ou não a expressão do potencial genético. Aparentemente essas características se encontram estabilizadas em países desenvolvidos, o que pode ser comprovado pelo peso ao nascimento, a maior velocidade de crescimento na infância e adolescência, a altura mais elevada na fase adulta, a precocidade das variações puberais e o avanço do desenvolvimento intelectual.

Com relação ao crescimento, dados estatísticos enquadram a população dentro de uma normalidade com variações gráficas expressas em percentis (www.cdc.gov/growthcharts). A praticidade desses gráficos reside na facilidade de interpretação. No Brasil, percentis entre 10 e 90 correspondem à normalidade da população.

Alguns parâmetros são usados na avaliação de crescimento e desenvolvimento, como:

- **Medida da altura e do peso:** transportada para o gráfico de estatura e peso, segundo a idade cronológica, situa a paciente em seu percentil de acordo com a população geral; seguimento longitudinal com o tempo, observando-se a curva que se forma (disponível em: www.cdc.gov/growthcharts).
- **Velocidade de crescimento:** comparação entre as medidas obtidas em épocas distintas com intervalo de no mínimo 6 meses entre elas.
- **Altura familiar ou genética.**
- **Relação entre peso e altura:** o percentil encontrado para altura deve estar próximo ao encontrado para o peso no mesmo indivíduo.
- **Índice de massa corporal:** relação do peso dividido pela altura elevada ao quadrado (peso [kg]/altura^2 [m]). Os valores obtidos devem ser comparados aos valores considerados normais com relação à idade, consultando-se tabelas próprias que definirão o indivíduo quanto a peso normal (saudável), sobrepeso e obesidade.
- **Pregas cutâneas:** índice que define com bastante confiabilidade a quantidade de gordura corporal total, obtido preferencialmente pela medida da prega tricipital (metade da distância entre o ombro e o cotovelo do braço esquerdo, face posterior, com braço flexionado).
- **Avaliação de amadurecimento:** usam-se a idade dentária, a qual considera a cronologia da erupção dos

Identidade, sexo e expressão

Quase sempre, o sexo das pessoas é definido como masculino ou feminino no nascimento, com base na genitália. Já o gênero abrange aspectos como identidade e expressão de gênero, mas não orientação sexual. Algumas culturas reconhecem gêneros que não se enquadram na distinção binária homem/mulher.

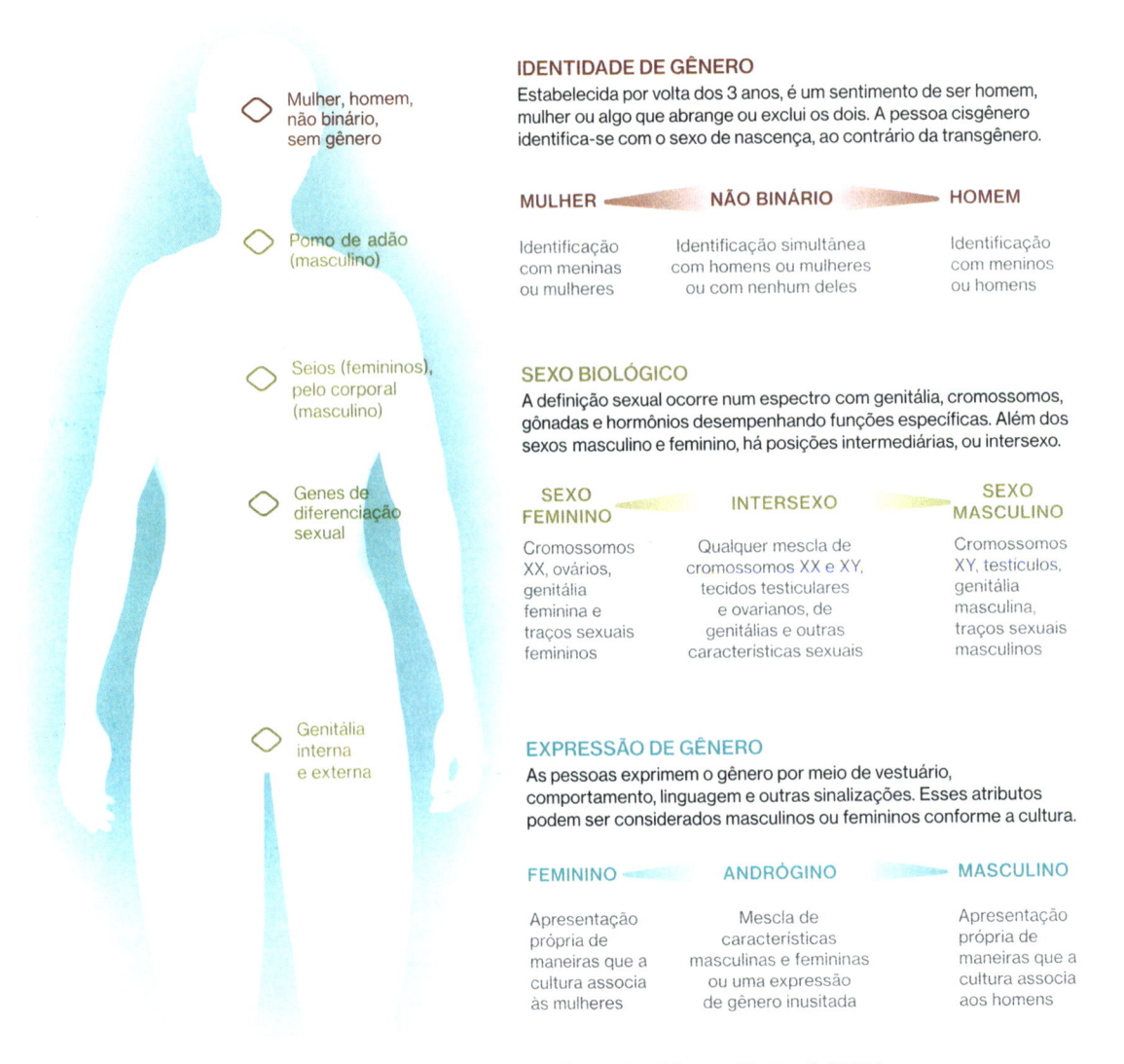

Figura 1.8 Identidade, sexo e expressão. (National Geographic Brasil, 2017.)

dentes transitórios e permanentes, e a idade óssea, a qual objetiva medir o amadurecimento alcançado pelo esqueleto. Entende-se que a idade óssea se relaciona melhor que a idade cronológica com o desenvolvimento genético, a idade da menarca, o peso e a altura. É obtida a partir do primeiro ano de vida com a avaliação de radiografia de mão e punho esquerdos, a qual é comparada ao atlas de Greulich Pyle ou ao escore de pontos.

NUTRIÇÃO

A programação dietética deve equilibrar os macronutrientes e estabelecer uma dieta que contenha proteínas, carboidratos, lipídios, vitaminas, sais minerais e água.

As proteínas têm função plástica, possibilitando o desenvolvimento e a regeneração dos tecidos. Devem contribuir com 20% a 25% das calorias totais diárias. Suas principais fontes são as animais (carnes, ovos, leite e derivados) e as vegetais (grãos, leguminosas e cereais).

Os carboidratos têm função energética e devem contribuir com 50% a 55% das calorias totais diárias. Suas principais fontes são cereais, frutas, farinhas, arroz, pães e massas.

Os lipídios têm função calórica essencial. Contribuem com 20% a 30% das calorias totais diárias e estão presentes em óleos, azeites, manteigas, margarinas e gorduras animais.

As vitaminas e os sais minerais têm como função a regulação das reações celulares e enzimáticas. Com relação às vitaminas, as principais fontes são frutas, vegetais e cereais, enquanto os sais minerais estão contidos no leite, nos ovos, nas sementes e nos grãos.

O cálcio destaca-se entre os minerais. Um dos principais componentes do tecido mineral ósseo, é essencial para a adequada formação óssea e, considerando que a vitamina D desempenha papel importante no metabolismo do cálcio, uma dieta insuficiente pode alterar a formação do esqueleto, o crescimento, o desenvolvimento e a força que esse esqueleto deveria ter. A deficiência de alguns elementos, como o cálcio e a vitamina D, pode ser a causa de restrição de crescimento e maturação sexual, alteração do desenvolvimento neuromotor e do funcionamento do sistema imune. A ingestão ideal de cálcio é aquela que conduza a um pico de massa óssea adequada na criança e no adolescente, mantenha-o no adulto e minimize a perda na senilidade. Ao final da adolescência, aproximadamente aos 19 anos, são atingidos cerca de 95% do pico de massa óssea. Portanto, a orientação quanto à aquisição e à ingestão desses elementos tão importantes para o desenvolvimento deve fazer parte da consulta de profissionais de saúde que atendam crianças, independentemente de sua área de atuação.

Quanto à água, devem ser consumidos seis a oito copos por dia, de preferência água mineral pura ou sucos. O aumento dessa demanda ocorre com a prática de esportes.

O essencial é que a dieta proposta respeite as fases específicas da infância, as atividades diárias e o estilo de vida de cada criança e que, se possível, seja dividida em três refeições principais e dois a três lanches diários. De igual importância é o envolvimento da família em todo esse processo de readaptação alimentar, criando um ambiente de reconhecimento e compartilhamento desses novos hábitos de vida propostos.

Autocuidado

O autocuidado consiste em um conjunto de medidas exercidas sobre si próprio com o objetivo de prevenir doenças e melhorar a qualidade de vida do indivíduo, conservando a saúde física, mental e emocional mediante a melhora da autoestima. Em virtude da falta de informação, talvez essas medidas não sejam praticadas com frequência pelas adolescentes, mas devem tornar-se hábitos adquiridos na infância e perdurar até a fase adulta.

Os requisitos universais de autocuidado são:

- Manter aporte adequado de ar, água e alimentos.
- Manter o equilíbrio entre a atividade e o repouso: atividade física regular e sono, este como atividade reparadora necessária para um bom rendimento físico e intelectual. São consideradas necessárias 8 a 10 horas de sono para manter o equilíbrio orgânico.
- Higiene.

Imunização

A imunização faz parte do atendimento integral à criança e à adolescente. As vacinas recomendadas serão apresentadas no Capítulo 11.

Leitura complementar

"A Revolução do Gênero". In: National Geographic Brasil. Ano 17, janeiro 2017: número 202.

Antía M. Disgenesia gonadal: diagnóstico, tratamiento y futuro reproductivo. In: Endocrinología Ginecológica – Asociación Latinoamericana de Endocrinología Ginecológica. Ediciones Journal, Artes Gráficas Neiga S.R.L., 2013: 35-40.

Bueno AL, Czepielewski MA. A importância do consumo dietético de cálcio e vitamina D no crescimento. Jornal de Pediatria. 2008; 84(5).

Caltabiano Magalhães ML. Consulta ginecológica: recém-nascida, infância, adolescência. In: Caltabiano Magalhães ML, Leite dos Reis JT (eds.) Ginecologia infanto-juvenil. Rio de Janeiro: Medbook, 2007: 51-66.

Jacobs A, Alderman E. Gynecologic examination of the prepubertal girl. Pediatrics in Review – Official Journal of the American Academy of Pediatrics, 2014; 35(3):96-104.

Japur de Sá - e - Silva AC. Semiologia ginecológica na infância e adolescência. In: Reis RM, Junqueira FRR, Reis RM (eds.) Ginecologia da infância e adolescência. Artmed, 2012: 35-46.

Johory J, Xue M, Xu B, Xu D, Aili A. Use of hysteroscope for vaginoscopy or histeroscopy in adolescentes for the diagnosis and therapeutic management of gynecologic disorders: a systematic review. North American Society for Pediatric and Adolescent Gynecology, 2015.

Kiguel F. Hiperplasia adrenal congénita no clássica. Revista de la Sociedad Argentina de Ginecología Infanto-Juvenil 2001; 8(1): 25-50.

Leite dos Reis JT, Barbosa Salomão CL, Werneck Marinho MVF. Estados intersexuais e malformações do trato genital. In: Manual SOGIMIG de ginecologia e obstetrícia. Rio de Janeiro: Medbook, 2017: 57-66.

Leite dos Reis JT, Werneck Marinho MVF, Barbosa Salomão CL. Anamnese e exame físico da adolescente. In: Ferreira Lisboa da Silva RM (ed.) Tratado de semiologia médica. Rio de Janeiro: Guanabara Koogan, 2014: 770-9.

National Center of Health Statistics. Disponível em: http:www.cdc.gov/growthcharts.

Zeiguer NJ, Zeiguer BK. Examen ginecológico: aspectos normales. In: Vulva, vagina y cuello – Infância y adolescencia – Atlas color – Casos clínicos. Buenos Aires: Médica Panamericana, 1996: 1-35.

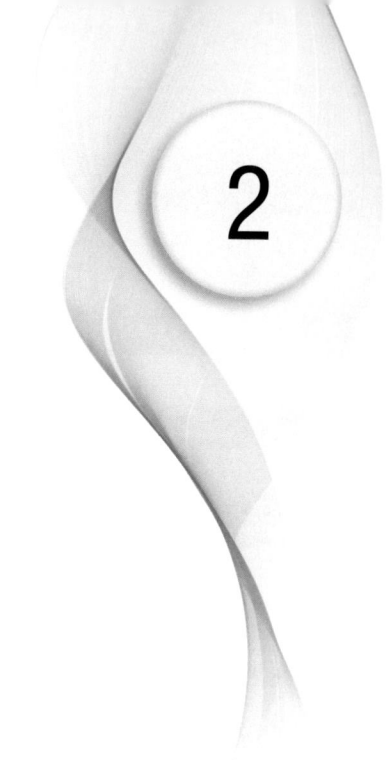

2

Consulta Ginecológica e Exame Clínico na Adolescência

Zuleide Aparecida Felix Cabral

❑ INTRODUÇÃO

A consulta ginecológica da adolescente, embora tenha diversos pontos em comum com a da mulher adulta, apresenta algumas peculiaridades que as diferenciam, principalmente em razão das diversas situações conflituosas vivenciadas pelos ginecologistas ao atendê-la, quando as normas estabelecidas se revelam insuficientes para responder com clareza algumas interrogações éticas, desafiando e por vezes confundindo a tomada de decisão. Existem ainda os conflitos de interesse entre essas adolescentes e seus pais e/ou responsáveis, além dos diferentes marcos legais que determinam a entrada para a vida adulta, interferindo no direito à autonomia, à privacidade, à confidencialidade e ao exercício da sexualidade.

Os principais motivos da consulta estão relacionados com o desenvolvimento da puberdade, distúrbios do ciclo menstrual, corrimento, vulvovaginites e contracepção. As malformações genitais mais referidas são as localizadas nos órgãos genitais externos, por serem facilmente percebidas. As malformações localizadas nos órgãos genitais internos, na maioria das vezes, são diagnosticadas a partir da adolescência.

A adolescente pode ser levada para a consulta por um dos responsáveis, em geral a mãe, ou pode estar só ou acompanhada por uma amiga ou namorado.

Em muitas ocasiões, a queixa principal referida pela adolescente não constitui o verdadeiro motivo da consulta. A experiência e a sensibilidade do profissional têm fundamental importância para o sucesso da consulta, além de possibilitar a investigação de alguma situação de risco para a adolescente.

No início do atendimento, caso a adolescente esteja acompanhada pela mãe ou responsável, devem-se acolher ambos, mas sempre priorizando a cliente. A abordagem inicial poderá ser feita perguntando de quem foi a ideia de ir até o ginecologista. Na maioria das vezes, quando o responsável está presente, ele costuma iniciar a exposição do motivo da consulta. Deve-se ouvir e, com empatia, informar aos responsáveis os benefícios de uma entrevista privada com a adolescente. O direito e os limites desse envolvimento para a autonomia da adolescente devem ficar claros para a família e para a jovem desde o primeiro contato. Em primeira análise, o profissional poderá estabelecer um pacto de confiança com sua cliente, reafirmando seu direito ao sigilo; no entanto, deverá ficar claro que em algumas situações esse pacto poderá ser violado. A adolescente deve ser incentivada a envolver seus responsáveis no acompanhamento e na resolução de seus problemas, sendo os limites da confidencialidade esclarecidos também para a família.

A qualidade do vínculo estabelecido entre o médico e sua cliente será determinante para que sejam abordadas questões pessoais. Nas situações em que se justifica a quebra do sigilo e não há a anuência da adolescente, após o profissional a ter encorajado a envolver a família e oferecer apoio na comunicação, ela deverá ser esclarecida sobre os motivos para essa atitude antes do repasse da informação a seus pais e/ou responsáveis.

Serão descritos a seguir os principais pontos relevantes e as peculiaridades referidas da consulta ginecológica, abordando anamnese, exame físico geral e ginecológico, exames complementares e conduta.

❑ ANAMNESE

Devem ser registrados a identificação da paciente, seu nome e o contato de seu responsável. A idade é importante por possibilitar a identificação da fase da adolescência e do desenvolvimento da puberdade, de modo a facilitar a interpretação dos dados clínicos e achados do exame físico. Os motivos da consulta são variados e deverão ser associados à fase da adolescência e aos diversos órgãos relacionados com o sistema reprodutor. Perguntas mal elaboradas podem gerar respostas e comportamentos negativos, e a adolescente poderá sentir-se constrangida diante da possibilidade de revelar sua intimidade, o que dificulta a consulta.

A avaliação do perfil nutricional da adolescente deve ocorrer nas consultas independentemente de fazer parte das queixas da jovem ou de sua família. Fatores de risco nutricional, como anorexia e obesidade, podem interferir na saúde sexual e reprodutiva.

Durante a anamnese, deve ser ainda investigada a experimentação de álcool, tabaco e drogas ilícitas. Convém indagar sobre fatores motivadores e histórico familiar. As queixas de dores pélvicas crônicas e manifestações clínicas diversas, de difícil identificação, podem estar relacionadas com diferentes modalidades de violência. A anamnese deve conter questionamentos sobre trauma físico e/ou psicológico, abuso sexual, exploração sexual e conduta violenta.

Não é incomum a mãe, diante da inevitabilidade da iniciação sexual da filha, levá-la ao ginecologista para uma sessão de aconselhamento prático. Alguns pais buscam na consulta, como quem não quer nada, sondar se a filha já se iniciou sexualmente, e outros as levam para constatar sua virgindade. Nessa última situação é necessário contextualizar o pedido, intermediar a discussão entre a adolescente e responsáveis e esclarecer que laudos periciais são da responsabilidade de médicos legistas.

Nas consultas, tanto nas de rotina como não, é bom perguntar sobre o início da vida sexual, o número de parceiros, as dúvidas ou queixas relacionadas com o coito, o método contraceptivo utilizado e, na devida oportunidade, certificar-se de que seu uso está correto, corrigir possíveis enganos, orientar, prescrever e enfatizar a dupla proteção.

Anormalidades do desenvolvimento mamário, como hipotrofia, hipertrofia, atelia, assimetrias, insatisfação com a estética, nodulações mamárias, dentre outras, são motivos de consulta ginecológica. A mastalgia também pode ser relatada e deve ser caracterizada quanto à intensidade e se existe relação com o ciclo menstrual. Quando a queixa é de nódulo, é necessário definir o número, o local, quando surgiu, a consistência, a mobilidade, se o crescimento foi rápido ou não, a presença de

nódulos axilares e a regularidade de sua superfície. Convém interrogar sobre a possibilidade de saída de secreção pelo mamilo e, se presente, caracterizar a coloração, a quantidade e se a saída é espontânea.

As características do ciclo menstrual são definidas a partir da idade do estabelecimento da menarca, a qual ocorre entre 12 e 14 anos de idade. Em pacientes que não tiveram a menarca estabelecida, deve-se indagar se já se iniciaram ou não os caracteres sexuais secundários. Os ciclos menstruais devem ser caracterizados quanto a intervalo, duração e quantidade do sangramento. Cabe investigar também se existem sinais e sintomas que precedem ou acompanham o período menstrual.

A regularidade menstrual se caracteriza por intervalos de 25 a 35 dias entre os ciclos, com duração de 2 a 8 dias e volume de sangramento de 80mL por ciclo menstrual.

Quando a paciente refere ciclos menstruais irregulares, convém questionar sobre o tempo de início da alteração, se foi ou é episódio único e como os ciclos menstruais eram antes da mudança, caracterizando a alteração quanto aos três critérios: intervalo, duração e quantidade. O volume do fluxo menstrual pode ser avaliado a partir da quantidade de absorventes, coletores e/ou tampões vaginais utilizados ou por meio da informação de que as vestimentas ou roupas de cama costumam sujar durante a menstruação.

Nas situações em que a adolescente não consegue informar sobre esses quesitos, afastadas as urgências e emergências por sangramento menstrual, ela deve ser orientada a registrar os ciclos menstruais subsequentes pelo período mínimo de 3 meses para avaliação da queixa, utilizando-se de uma tabela ou aplicativos disponíveis para celulares. Nos 2 anos que sucedem à menarca, embora os ciclos menstruais possam ser irregulares, em razão da anovulação própria do período, trata-se de um diagnóstico de exclusão, devendo ser investigadas todas as outras causas de irregularidade menstrual.

A dismenorreia é uma queixa muito frequente e, em relação à etiologia, pode ser classificada como primária ou secundária e, de acordo com sua intensidade, em leve, moderada ou intensa. A dismenorreia primária de causa ovulatória é, na maioria das vezes, leve ou moderada, não interferindo no cotidiano da adolescente e melhorando com o uso de analgésicos e/ou anti-inflamatórios. Já a dismenorreia intensa costuma interferir ou impossibilitar as atividades diárias e não há melhora com analgésicos e anti-inflamatórios. Classicamente, a dor da dismenorreia primária inicia-se poucos dias antes ou concomitantemente ao fluxo menstrual, diminui gradualmente e desaparece após o término do sangramento menstrual. A dor geralmente referida é em cólica no baixo ventre com ou sem irradiação para as coxas e a região lombar. A dismenorreia secundária, decorrente de causas orgânicas, tende a ser intensa, progressiva, incapacitante e ser acompanhada de náuseas, vômitos, diarreia e cefaleia, dentre outros sintomas. Anormalidades pélvicas, como endometriose ou anomalias uterinas, são as principais causas a serem investigadas entre adolescentes com dismenorreia intensa.

O corrimento genital é motivo frequente da consulta ginecológica e na maioria das vezes a causa é fisiológica, principalmente nas adolescentes que não iniciaram as relações sexuais e têm hábitos de higiene inadequados. O corrimento fisiológico não é acompanhado de outros sintomas, como prurido, ardor, alterações urinárias e irritação dos órgãos genitais externos. Caso a adolescente tenha iniciado a vida sexual, em razão da possibilidade de uma doença sexualmente transmissível, é importante questionar o número de parceiros e a utilização de preservativos e coletar informações sobre as características do corrimento e a presença de ulcerações e lesões verrucosas nos órgãos genitais. As lesões verrucosas frequentemente são decorrentes de infecção pelo papilomavírus humano (HPV).

As úlceras genitais podem ser causadas por uma série de condições e, por estarem frequentemente relacionadas com infecções de transmissão sexual, deve ser estabelecido o diagnóstico correto para a condução adequada da doença. Na anamnese, cabe questionar sobre o início do quadro, se existem sintomas associados, uso de medicamentos, caracterizar o aspecto da lesão, se única ou múltipla, e se existem sinais e sintomas de infecção bacteriana associada. Convém perguntar ainda se há sintomas locais de ardência, irritação, adenopatia inguinal e/ou a presença de sintomas sistêmicos, incluindo cefaleia, mialgia e mal-estar geral.

Dando continuidade à anamnese, no interrogatório geral cabe fazer perguntas pertinentes aos diversos aparelhos e sistemas e relacioná-las com a esfera genital e a queixa principal.

Em virtude da proximidade da uretra ao introito vaginal, afecções localizadas em ambas as regiões podem causar sintomas, dificultando o diagnóstico do local de origem das queixas. A disúria e/ou a polaciúria podem representar infecção urinária ou, até mesmo, uma vulvuvaginite. Considerando a estreita relação da origem embrionária dos sistemas urinário e genital, as malformações genitais podem ser acompanhadas de anomalias do sistema renal. Dores abdominais decorrentes de processos infecciosos ou ocasionadas por enterocolite crônica podem simular quadro de inflamação pélvica. Parasitoses e infecções intestinais podem contaminar a vagina e podem ser responsáveis por corrimento e vulvovaginites.

Doenças hepáticas, em razão do comprometimento metabólico dos esteroides, podem ocasionar alterações do ciclo menstrual. Em decorrência da relação funcional entre a tireoide e as glândulas suprarrenais e o eixo hipotálamo-hipófise-ovariano, sintomas ou doenças preexistentes em uma dessas glândulas, podem estar associados a várias ginecopatias, anovulação, distúrbios menstruais, acne e hirsutismo, dentre outros. Sequelas de doenças do sistema nervoso central, traumas e tumores podem ser a causa de vários distúrbios do desenvolvimento da puberdade e alteração menstrual.

Completando a anamnese, é relevante a investigação dos antecedentes pessoais. Convém indagar sobre a existência de cirurgias prévias, hábitos de vida e alimentares, tabagismo, etilismo, uso de drogas e medicamentos e alergia a produtos e/ou medicamentos. O calendário de vacinação da adolescente representa uma continuidade do calendário da menina, sendo importante coletar dados sobre as vacinas já realizadas e orientar sobre os reforços necessários e a prescrição das próximas pertinentes à idade.

Nas adolescentes que já engravidaram, o conhecimento dos antecedentes obstétricos é obtido mediante a coleta de informações sobre número de gravidezes, partos e abortamentos, histórico do tipo de parto, peso dos recém-nascidos e possíveis complicações do ciclo gravídico-puerperal.

Quanto aos antecedentes familiares, investiga-se o estado de saúde dos pais e familiares mais próximos, pois, a depender da queixa referida, pode estar relacionado. Além disso, buscam-se informações de casos na família semelhantes ao quadro principal.

Ao finalizar a anamnese, é importante estabelecer uma situação favorável para o exame físico da adolescente. Tanto a paciente como seus familiares, se presentes, devem ser esclarecidos de como será a etapa seguinte. Uma situação relativamente frequente nas consultas é o temor da coleta de secreção vaginal em meninas virgens, sendo um momento oportuno para o esclarecimento da anatomia dos órgãos genitais externos e internos e a orientação sobre a higiene pessoal. Figuras impressas ou no computador podem ser utilizadas para a demonstração da normalidade e da anormalidade. Durante o exame físico, a adolescente pode visualizar seus órgãos genitais externos e/ou internos através de uma câmera de vídeo ou de um espelho.

❑ EXAME FÍSICO GERAL E ESPECÍFICO

O exame físico deve ser iniciado pela pesagem da adolescente, identificando a sua estatura e o índice de massa corporal (IMC) e aferindo a pressão arterial, a temperatura e o pulso arterial. A postura da jovem pode evidenciar contrangimento, vergonha e até mesmo medo. Adolescentes insatisfeitas com suas mamas podem inclinar o tronco para a frente com o objetivo de escondê-las. As que se sentem diferentes por algum motivo relacionado com os órgãos genitais externos podem manter a roupa íntima. É importante que o profissional fique atento a todas essas situações e adote uma postura menos formal, mais acolhedora e compreensiva. Como parte do exame físico, observam-se ainda a pele, as mucosas, a distribuição de pelos e a presença de acne. Em pacientes com sorepeso e sinais de hiperandrogenismo clínico, cabe investigar a presença de acantose nigricante. Acne e pelos discretos podem estar presentes na puberdade normal, principalmente entre as pacientes com histórico familiar. A ausculta pulmonar e cardíaca é imprescindível.

Na sequência, após o exame físico geral, passa-se para o exame das mamas, devendo cada etapa ser explicada para a adolescente, principalmente para aquelas que se consultam pela primeira vez, deixando o exame ginecológico para o final.

Caso a paciente não queira realizar o exame ginecológico e não se trate de uma urgência e/ou emergência, o exame poderá ser protelado para outro momento. Essa conduta poderá reforçar a confiança entre a adolescente e o profissional que a atende.

Independentemente da queixa principal ou do motivo da consulta, deve haver uma adequada avaliação clínica, objetivando identificar o estágio do desenvolvimento puberal para as mamas e os pelos por meio dos critérios de Tanner (Figura 2.1).

Cabe observar ainda se existe simetria mamária, o volume e a presença de estrias, lesões, abaulamentos e/ou retrações. A palpação das mamas deve ser realizada contra as arcadas costais, avaliando a hemogeneidade do parênquima mamário e a existência de nódulos palpáveis e descrevendo o tamanho, a consistência e a mobilidade. A expressão dos corpos mamários, opcional no exame de adolescentes, deve ser suave e será realizada caso existam queixas que a justifiquem, como galactorreia, amenorreia e hipotireoidismo.

As técnicas relacionadas com a inspeção e palpação do abdome de adolescentes não diferem das utilizadas na mulher adulta. A palpação superficial e profunda torna possível identificar regiões dolorosas, massas e hérnias inguinais. Obstruções do canal genital que impeçam o escoamento do sangue menstrual após a menarca, por serem responsáveis por acúmulo do sangue menstrual e dor em cólica, de caráter periódico, podem cursar com formação tumoral no hipogástrio e/ou abdome agudo hemorrágico. Nessas situações, quando o abdome se encontrar abaulado no exame, os genitais externos devem ser investigados em busca de imperfuração himenal, septo vaginal e atresia do canal cervical. O diagnóstico diferencial de criptomenorreia deve ser feito com gravidez tópica e com cisto ovariano. Nos casos de hematoperitônio, é comum a confusão diagnóstica com cistos de ovário torcidos.

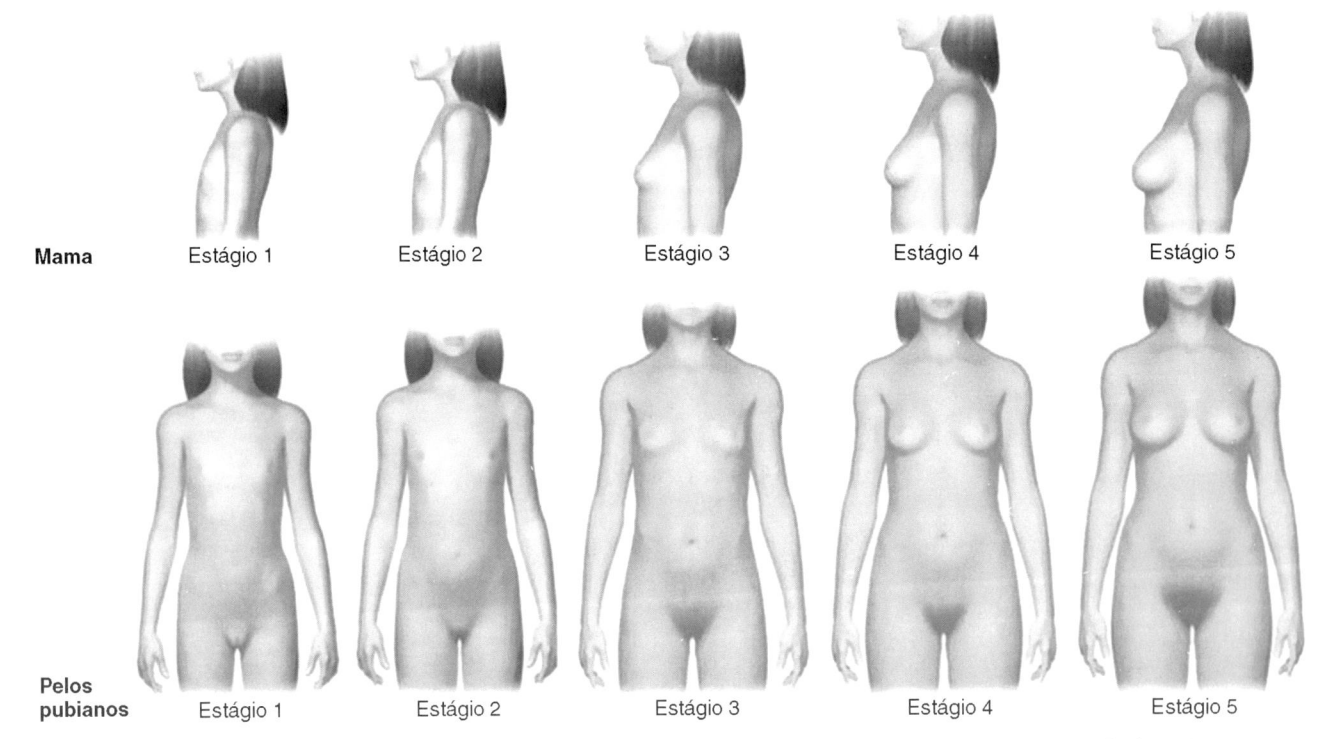

Mama   Estágio 1   Estágio 2   Estágio 3   Estágio 4   Estágio 5

Pelos pubianos   Estágio 1   Estágio 2   Estágio 3   Estágio 4   Estágio 5

Figura 2.1 Estagiamento puberal de Tanner e Marshall. (Disponível em: http://openwiki.kr/41tpns. Acesso em 06/08/2017.)

Exame dos órgãos genitais externos (OGE)

O exame dos OGE inicia-se por sua exposição e inspeção, observando-se o monte de Vênus os grandes e pequenos lábios, o vestíbulo vulvar, o clitóris, o meato uretral externo, a fúrcula vaginal, o hímen e a região perineal e perianal. Na inspeção da vulva, observam-se o aspecto e a distribuição dos pelos pubianos (classificação de Tanner) e a presença de lesões verrucosas, sinais de processo inflamatório e/ou traumatismo. Os grandes lábios protegem a parte mediana da vulva e são sede frequente de lesões infecciosas. Os pequenos lábios são recobertos por pele pigmentada e glândulas sudoríparas. Superiormente, formam o prepúcio clitoridiano e, inferiormente, se dissimulam nos grandes lábios. No início da puberdade podem surgir hipertrofia e/ou assimetria dos pequenos lábios, motivo de consulta ou um achado durante o exame dos OGE em consulta de rotina.

O volume clitoriano deve ser observado e, de acordo com Huffman, sua medida é de 3 × 3mm em meninas entre 11 e 15 anos e de 5 × 5mm entre as de 15 e 19 anos.

Quando existir hipertrofia clitoriana associada a sinais de virilização ou a distúrbio do desenvolvimento da puberdade, devem ser investigadas as anomalias do desenvolvimento sexual, hiperplasia da suprarrenal e uso de hormônios virilizantes.

No vestíbulo vulvar, observam-se os orifícios da uretra, da vagina e dos canais das glândulas de Skene. O meato uretral externo situa-se abaixo do clitóris. As glândulas de Bartholin não costumam ser palpáveis, e os óstios de seus ductos raramente são visíveis e podem ser sede de cistos ou abscessos. A fúrcula vaginal resulta da fusão dos grandes lábios na região mediana posterior, local onde habitualmente é possível observar mucorreia fisiológica e a presença de ulcerações, corrimento ou lesões verrucosas. O hímen separa o vestíbulo vulvar da vagina, sendo constituído por uma estrutura fibrosa e exibindo uma abertura central, quase sempre espessa. Existem os hímens com duas aberturas: os septados e o cribriforme (Figura 2.2).

Pólipos himenais podem também ser observados e geralmente se revelam destituídos de importância clínica, não necessitando de tratamento. Devem ser observadas ainda a integridade e a permeabilidade himenal. A imperfuração himenal antes da menarca por retenção da secreção mucosa pode causar o mucocolpo e após a menarca, além da dismenorreia, dependendo do tempo decorrido entre a menarca e a realização do diagnóstico e tratamento, pode causar hematocolpo, hematométrio e hematossalpinge.

Nesse momento, nas pacientes não submetidas ao exame especular, avaliam-se o comprimento da vagina, que mede de 6 a 10cm, e a existência de septos vaginais e/ou outra cavidade vaginal.

Quando a adolescente nega ter tido relação sexual e no momento do exame físico é constatada rotura himenal, o profissional deve conduzir o exame como se o hímen fosse íntegro. À medida que aumentar a confiança entre a adolescente e o profissional, o assunto será discutido para o esclarecimento do motivo da omissão. O hímen imperfurado pode ser diagnosticado antes do estabelecimento da menarca, devendo ser realizado o diagnóstico diferencial com outras malformações genitais.

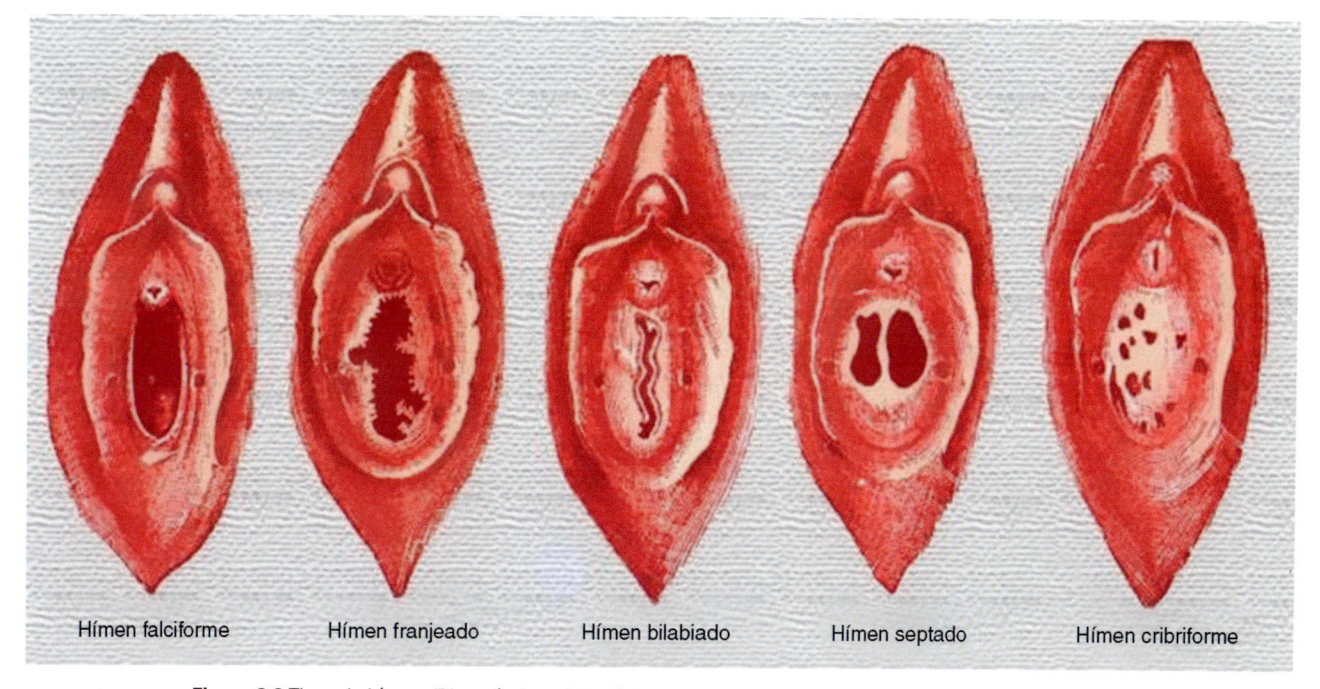

Hímen falciforme   Hímen franjeado   Hímen bilabiado   Hímen septado   Hímen cribriforme

Figura 2.2 Tipos de hímen. (Disponível em: http://ginecologiamujer.blogspot.com.br. Acesso em 06/08/2017.)

O exame físico, não só o genital, é de fundamental importância para a identificação de sinais relacionados com violência, sendo importante que o profissional tenha o conhecimento médico-legal básico necessário para a identificação das principais características dos achados clínicos decorrentes de atos de violência.

EXAME DOS ÓRGÃOS GENITAIS INTERNOS (OGI)

Caso a adolescente tenha iniciado a vida sexual, o exame especular será semelhante ao da mulher adulta. Se há integridade himenal, a secreção vaginal pode ser coletada com *swab*, uma sonda vesical estéril ou, dependendo do relaxamento himenal, utilizando-se um espéculo de virgem. O exame especular torna possível observar as paredes vaginais quanto à coloração, que deve ser rósea, à rugosidade, ao comprimento e aos fundos de saco laterais, anterior e posterior, e à presença de secreção e corrimento vaginal e/ou cervical. Quando presente, o corrimento deve ser analisado quanto a quantidade, cor, odor, fluidez, presença de bolhas e sinais inflamatórios associados. Na sequência, observa-se o colo uterino quanto a coloração, formato, volume e aspecto do orifício externo (geralmente puntiforme nas nulíparas e em fenda transversa nas multíparas). A exteriorização do epitélio glandular do orifício externo do colo uterino é denominada ectopia, uma situação frequente entre adolescentes e considerada fisiológica. As lesões verrucosas induzidas pelo HPV podem ser observadas a olho nu e evidenciadas com o uso do ácido acético 5% através do colposcópio.

Em seguida, realiza-se o toque bidigital e bimanual para avaliação das paredes vaginais, dos fundos de sacos laterais e posteriores e do colo uterino para verificar tamanho, consistência e se há mobilidade dolorosa ou não. O exame de corpo uterino, trompas uterinas e ovários é feito por meio do toque bimanual abdominovaginal e não deve provocar dor em situações de normalidade. Caso a dor esteja presente deve-se pensar em processos inflamatórios e/ou degenerativos dos OGI. Em pacientes magras, os ovários normais podem ser palpáveis com facilidade, o que é difícil em adolescentes obesas. Já as trompas uterinas não costumam ser palpáveis e, caso o sejam, pode tratar-se de processo patológico. O toque retal raramente é realizado em adolescentes. Nas adolescentes com integridade himenal, nas quais não são realizados o exame especular e o toque vaginal, solicita-se a ultrassonografia pélvica para avaliação dos OGI em caso de dúvida diagnóstica. Nas situações em que é necessária uma exploração detalhada do canal vaginal, a vaginoscopia poderá ser realizada através do espéculo de virgem ou do virgoscópio. Esses procedimentos, a

depender da situação, do consentimento e da colaboração da paciente, poderão ser realizados sob narcose em centro cirúrgico.

❏ EXAMES COMPLEMENTARES E CONDUTA

A anamnese bem elaborada e o exame físico bem-feito podem concluir o diagnóstico, ficando os exames complementares reservados para confirmar e solucionar os casos duvidosos, além de auxiliar o seguimento das intercorrências. De acordo com a queixa principal e os achados clínicos, serão solicitados exames laboratoriais e de imagem.

Na literatura médica, a maioria dos tumores mamários já foi descrita na adolescência, sendo raros os tumores malignos nessa faixa etária. Entre os benignos, os mais comuns são os fibroadenomas, lipomas, papilomas intraductais, adenomas e tumor filoide. Quando são encontrados nódulos mamários de até 3cm em seu maior eixo, recomenda-se o controle clínico trimestral nos primeiros 6 meses e semestral a seguir. A cirurgia é indicada quando o nódulo ultrapassa 3cm ou o nódulo demonstra crescimento rápido. É importante esclarecer a jovem e seus familiares sobre a inexistência de câncer mamário para a concordância quanto à conduta expectante.

Quando a queixa é de galactorreia ou quando se trata de um achado durante o exame das mamas, solicita-se a dosagem da prolactina após excluído o uso de fármacos para tratamento de doenças gastrointestinais (metoclopramida, cimetidina, ranitidina, domperidona), agentes anti-hipertensivos (reserpina, alfametildopa, verapamil, labetolol), antipsicóticos e antidepressivos, narcóticos e anorexígenos (fenfluramina, anfetamina).

Nos casos de hiperprolactinemia assintomática, deve-se pesquisar a macroprolactina, por ser imunorreativa e biologicamente inativa. Na galactorreia por hiperprolactinemia associada a amenorreia, hipogonadismo, hipotireoidismo e distúrbio visual, prolactinomas devem ser rastreados através da ressonância magnética de sela túrcica.

A hipertrofia e a assimetria dos pequenos lábios, quando causam desconforto, seja físico ou emocional, exigem tratamento cirúrgico, que consiste na ressecção do excesso.

Nos casos de úlceras genitais, quando a anamnese e o exame físico não são esclarecedores, podem ser solicitados: bacterioscopia do raspado da lesão, reação em cadeia de polimerase (PCR) para vírus de Epstein-Barr, citomegalovírus e herpes e sorologia para sífilis, HIV e hepatites B e C. Nos casos inconclusivos, solicita-se *punch* para histopatologia ou PCR.

Nos casos de corrimento, o exame a fresco é de grande auxílio por ser simples e rápido, ter baixo custo e ser realizado no momento do exame físico. Auxilia o diagnóstico e a conduta terapêutica inicial, até que exames mais específicos fiquem prontos, como nos casos de infecção por *Candida* sp., *Trichomonas vaginalis* e *Gardnerella vaginalis*. Através da secreção vaginal avaliam-se ainda a medida do pH vaginal e o teste da amina ou *whiff test*.

A citologia cervicovaginal e a colposcopia são utilizadas para prevenção e diagnóstico precoce de lesões malignas do trato genital inferior. Ambas orientam tanto a propedêutica a ser seguida em caso de resultados de citologias cervicovaginais suspeitos ou de evidência de lesões em colo uterino.

No Brasil, a citologia cervicovaginal tem sido priorizada para mulheres na faixa etária de 25 a 64 anos com a periodicidade de uma vez ao ano. Se a mulher apresentar dois resultados negativos, recomenda-se a repetição do exame a cada 3 anos.

Por outo lado, a citologia cervicovaginal em mulheres jovens e adolescentes pode desencadear uma rotina ao longo da vida da mulher e, nesse contexto, as lesões precursoras poderiam ser diagnosticadas precocemente, contribuindo para a redução da incidência do carcinoma do colo do útero.

Atualmente, o advento das vacinas contra HPV para as mulheres jovens como integrante das políticas públicas de saúde promete uma possível redução nas taxas de infecção pelo vírus; no entanto, cabe ressaltar que mesmo após a vacinação as adolescentes deverão continuar a ser submetidas aos exames de rastreamento do carcinoma do colo do útero.

Algumas condições clínicas exigem avaliações hormonais, como os casos de alterações do desenvolvimento puberal, amenorreia primária, distúrbios do ciclo menstrual, com ou sem hiperandrogenismo clínico, e a suspeita de doenças da tireoide e da glândula suprarrenal. A investigação dessas situações inclui a dosagem dos hormônios plasmáticos estradiol, progesterona, hormônio folículo-estimulante, hormônio luteotrófico, prolactina, hormônios tireoidianos, cortisol, sulfato de desidroepiandrosterona, desidroepiandrosterona, androstenediona, testosterona total e 17α-hidroxiprogesterona.

As pacientes que se consultam por sangramento irregular, mesmo que estejam sangrando no dia da consulta, devem ser submetidas ao exame ginecológico e aos exames laboratoriais e de imagem para afastar ou confirmar a presença de doenças sistêmicas ou dos órgãos genitais. Cabe ressaltar que, na maioria das vezes, o sangramento menstrual irregular nos primeiros 2 anos após a menarca pode ser transitório. No entanto, quando a perda sanguínea é profusa, as causas hematológicas

devem ser suspeitadas. As pacientes que referem sangramento excessivo desde a menarca, interferindo nas atividades diárias, fluxo menstrual com duração > 8 dias, história prévia de tratamento para anemia por perda sanguínea menstrual, antecedentes familiares de desordens hematológicas e histórico de sangramento excessivo por extração dentária, parto, aborto ou outros procedimentos cirúrgicos devem ser avaliadas pelo hematologista.

As adolescentes com irregularidade do ciclo menstrual devem ser acompanhadas até que se estabeleçam o diagnóstico e o controle do quadro.

Na maioria dos casos de dismenorreia, os exames clínico e de imagem são normais. No entanto, é importante afastar causas obstrutivas, como hímen imperfurado, septos e agenesia de vagina. Os marcadores tumorais, como o CA 125, para investigação de endometriose têm pouca utilidade nessa faixa etária. A laparoscopia deverá ser discutida nos casos de ausência de resposta ao tratamento clínico com o uso de anti-inflamatórios não esteroides e/ou contracepção hormonal. Nos casos suspeitos de malformações e distúrbios do desenvolvimento sexual, o estudo do cariótipo, a ultrassonografia pélvica e de abdome total, a ressonância e/ou tomografia e a ultrassonografia das vias renais se somam às dosagens hormonais pertinentes.

Nas situações em que o profissional toma ciência das diversas modalidades de violência sexual, ao ser relatada, evidenciada ou constatada durante o atendimento, mas negada pela adolescente e pela família, o fato deverá ser encaminhado à autoridade policial ou judiciária competente, embora o relato possa ser feito com a participação do próprio jovem ou de um familiar por ele autorizado.

Devem ser investigadas as pacientes sem a menarca estabelecida até os 13 anos de idade e com a ausência de desenvolvimento dos caracteres sexuais secundários, as com idade superior a 15 anos e com caracteres sexuais presentes, os com ausência de menarca 5 anos após o início da telarca, as que não menstruaram e apresentam sinais de virilização e as com atraso menstrual > 90 dias, afastada a gravidez.

Adolescentes portadoras de anomalias müllerianas apresentam função ovariana normal, genitália externa feminina e características sexuais secundárias normais, podendo ser assintomáticas até a idade do estabelecimento da menarca ou até a tentativa de início das relações sexuais ou pode ser um achado clínico durante um exame de rotina. Nas situações em que haja obstrução, além da amenorreia primária, pode-se palpar uma massa abdominopélvica. O diagnóstico de algumas anomalias pode ser estabelecido no exame clínico dos órgãos genitais externos, ao se observar o introito vaginal, com a vaginoscopia ou com o exame especular. A ultrassonografia e a ressonância magnética auxiliarão o diagnóstico.

LEITURA COMPLEMENTAR

Bastos AC. Ginecologia infanto-juvenil. O exame ginecológico na infância e na adolescência. 2. ed. São Paulo Roca 1988: 21-8.

Cabral ZAF, Rehme MFB. Questões éticas e legais e a consulta ginecológica da adolescente. Atendendo a adolescente no consultório. São Paulo Federação Brasileiras das Associações de Ginecologia e Obstetrícia FEBRASGO. Série Orientações e Recomendações FEBRASCO 2017; 4:22-40.

Cabral, ZA. Estudo de um ciclo menstrual em adolescentes eumenorreicas [tese]. São Paulo: Universidade de São Paulo; 2003.

Chun-Sen H. Obesity and insulin resistance in women with polycystic ovary syndrome. Gynecol Endocrinol, 2011; 27(5) 300-6.

Conejero CR, Merino PM, Cannoni GB, Schulin-Zeuthen CP, Bravo ME. Patología mamaria en niñas y adolescentes: a propósito de un caso. Rev chil obstet ginecol infant Adolesc 2015; XXII (1):6-7.

Cowell CA. The gynecologic examination of infants, children, and young adolescent, in pediatric and adolescent gynecology. Pediatr Clin North, may 1981.

Farhi D, Wendling J, Molinari E et al. Non-sexually related acute genital ulcers in 13 pubertal girls: A clinical and microbiological study. Arch Dermatol 2009; 145:38-45.

FEBRASGO. Manual de ginecologia infanto-juvenil. São Paulo, 2014: 22-34.

FEBRASGO. Manual de ginecologia infanto-juvenil. São Paulo, 2014: 166-172.

FEBRASGO. Manual de ginecologia infanto-juvenil. São Paulo, 2014: 42-7.

FEBRASGO. Manual de ginecologia infanto-juvenil. São Paulo, 2014: 106-12.

FEBRASGO. Manual de ginecologia infanto-juvenil. São Paulo, 2014; 137-148.

FEBRASGO. Papilomavírus Humano (HPV): diagnóstico e tratamento. Projeto Diretrizes - Associação Médica Brasileira e Conselho Federal de Medicina. 2002. Disponível em: http://www.projetodiretrizes.org.br/projeto_diretrizes/079.pdf. Acesso em 15/07/2017.

Feijó RB, Oliveira EA.Comportamento, adolescência, violência, risco. Jornal de Pediatria 2001; 77 (Supl.2):125-34.

Galvane JO, Roteli-Martins C, Tadini V. Achados da inspeção visual com ácido acético para rastreamento de câncer do colo uterino. J Bras Doenças Sex Transm 2002; 14:43-5.

Gomes VLO, Fonseca AD, Oliveira DC, Silva CD, Acosta DF, Pereira FW. Representações de adolescentes acerca da consulta ginecológica. Rev Esc Enferm USP 2014; 48(3):438-45.

Huffman JW et al. Examination of the premenarchial child. In: The gynecology of childhood and adolescence. 2. ed. Philadelphia: Saunders, 1981: 408-16.

Lourenço AM, Taquette SR, Hasselmann SR. Avaliação nutricional: antropometria e conduta nutricional na adolescência. Adolesc Saúde, Rio de Janeiro, jan/mar 2011. 8(1): 51-58.

Magalhães MLC, Reis JTL. Vulvovaginites. In: Ginecologia infanto-juvenil: diagnóstico e tratamento. Rio de Janeiro: Medbook, 2007: 67-81.

Marshall WA, Tanner JM. Variations in pattern of pubertal chang in girls. Arch Dis Child 1969; 44(235):291-303.

Ministério da Saúde. Diretrizes Brasileiras para Rastreamento do Câncer do Colo do Útero. Rio de Janeiro: INCA, 2011.

Monteiro DLM, Trajano AJB, Katia SS, Russomano FB. Incidence of cervical intraepithelial lesions in a population of adolescents treated in public health services in Rio de Janeiro, Brazil. Cad Saúde Pública 2009; 25(5):1113-22.

Pendergrass PB. Reeves CA. Belovicz MW. Molter DJ. White JH. The shape and dimensions of the human vagina as seen in three-dimensional vinyl polysiloxane Casts Gynecol Obstet Invest 1996; 42:178-182.

Pictorial blood assessment chart In: Janssen CAH, Scholten PC, Heintz APM (eds.) Simple visual assessment technique to discriminate between menorrhagia and normal menstrual blood-loss. Obstet Gynecol 1995; 85(6):977-82.

Practice Guideline for hiperprolactinemia. J Clin Endocrinol Metabol 2011; 96(2):273-88.

Ribeiro LBC, Argollo NA. Patologia mamária infanto-puberal. In: Tratado de ginecologia Febrasgo. Vol I., Rio de Janeiro: Livraria e Editora Revinter, 2000: 345-60.

Sociedade de Pediatria de São Paulo. Aspectos éticos no atendimento médico do adolescente. Rev Paul de Pediatr 1999; 17:95-7.

Wanderley MS, Salazar EM, Trindade ER. Avaliação Clínica e laboratorial de crianças e adolescentes com queixas vulvovaginais. Rev Bras Ginecol Obstet Rio de Janeiro Apr. 2000; 22(3).

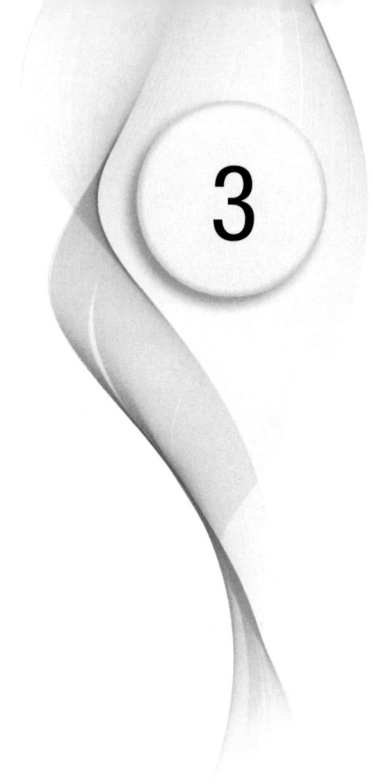

Vulvovaginites na Infância e Coalescência de Pequenos Lábios

Márcia Sacramento Cunha Machado

❑ INTRODUÇÃO

Vulvovaginites, coalescência de pequenos lábios e outras patologias vulvares que ocorrem comumente em crianças são importantes causas de ansiedade na criança e em seus responsáveis.

As vulvovaginites representam processos inflamatórios e/ou infecciosos que acometem a vulva e a vagina. Esses processos podem se apresentar exclusivamente na vulva ou também na vagina e representar uma patologia ginecológica isolada ou a uma expressão local de patologia sistêmica.

A coalescência de pequenos lábios consiste na aderência dos bordos internos dos pequenos lábios ou lábios menores sobre o introito vaginal, formando-se uma membrana translúcida na linha média que obstrui parcial ou completamente o canal vaginal.

A maioria dos casos de coalescência de pequenos lábios ocorre até os 6 anos de idade, apresentando pico de incidência nos 2 primeiros anos e desaparecendo com o início da puberdade. Contudo, pode acontecer em outras idades e voltar a ser comum no período climatérico com a diminuição da ação estrogênica.

A etiologia não está muito esclarecida, mas parece ter relação com pouca ação estrogênica local e também com processo inflamatório da mucosa e pele vulvares, contribuindo para a perda do epitélio superficial escamoso. Durante o processo de reepitelização, podem ser formadas aderências na linha média que resultam na coalescência. A inflamação local pode ser originada de má higiene, exposição a resíduo urinário ou fezes, uso de fraldas ou uso de substâncias irritantes locais ou sabonetes não apropriados. Como a maioria das crianças deixa de usar fraldas por volta de 2 ou 3 anos, observa-se diminuição da incidência de adesão de pequenos lábios a partir dessa idade. As crianças se tornam mais ativas e mudam com frequência da posição sentada para a ortostática, o que auxilia a abertura dos pequenos lábios, reduzindo os processos inflamatórios.

Esse quadro é assintomático e diagnosticado durante a higiene íntima da criança ou na consulta com pediatra. Algumas manifestações clínicas podem estar presentes, como dificuldade de micção e retenção de urina, causando vulvovaginites de repetição, cistites, pielonefrites, pseudoincontinência urinária, disúria e prurido.

As vulvovaginites representam importante motivo de consulta ginecológica em crianças e adolescentes. As crianças apresentam, dos pontos de vista anatômico, fisiológico e comportamental, um risco relativo aumentado para muitas variedades de vulvovaginites.

Alguns fatores de risco associados incluem hipoestrogenismo, característico desse período, com poucos lactobacilos e pH alcalino, favorecendo conteúdo vaginal apropriado para cultura de bactérias patogênicas. O desenvolvimento anatômico incompleto em crianças menores e a proximidade anatômica entre o ânus e a vagina favorecem a ação de agentes agressores, como areia e fezes, assim como infecção ascendente por contaminação com microrganismos fecais. A diminuição ou ausência do muco cervical em virtude dos níveis hormonais baixos e o delicado revestimento da pele vulvar (com poucos ou ausentes fâneros) e da mucosa vaginal também aumentam a predisposição para vulvovaginites na infância.

Outros fatores predisponentes devem ser investigados em todos os casos de vulvovaginite, pois de algum modo comprometem as defesas locais ao agente agressor:

- Presença de doenças crônicas, como diabetes, que favorecem ou contribuem para infecções persistentes.
- Infecções respiratórias, urinárias ou intestinais que acometem a paciente, muitas vezes associadas ao uso de antibióticos que modificam a microbiota vaginal, causando desequilíbrio.
- Histórias de alergias ou atopias, assim como tratamentos com corticoides, por diminuírem a resistência a infecções.
- Parasitoses, especialmente a oxiuríase, em razão da elevada frequência em crianças em idade escolar, causando sintomas como prurido e inflamação anal e vulvovaginal.
- Malformações do trato intestinal ou urinário, como fístulas, ureter ectópico e ectopia de uretra, alterações urinárias e fecais, como incontinência urinária e fecal, e enurese, que podem contribuir para a persistência de material irritante no local.
- Higiene inadequada, levando material do ânus para a vagina, uso de produtos higiênicos inadequados ou asseio exagerado e uso de substâncias irritantes, modificando a microbiota vaginal.
- Uso de roupas íntimas sintéticas, que contribuem para manter a genitália úmida, favorecendo a proliferação de germes.
- Uso ou partilha de sabões ou toalhas contaminadas, irritantes locais, como perfumes ou desodorantes, e roupas íntimas mal lavadas podem contribuir para o surgimento de vulvovaginites em crianças.

As vulvovaginites na infância são usualmente causadas por fatores inespecíficos, higiênicos ou irritantes químicos.

Controle do peso e orientações higiênicas com uso de produtos adequados são muito úteis na prevenção dos processos inflamatórios da vulva e vagina. A interpretação adequada da microbiota vaginal normal para cada faixa etária auxilia o diagnóstico correto de situações anormais com vulvovaginites sintomáticas em crianças.

O epitélio vaginal e a microbiota endógena sofrem variações fisiológicas ao longo da vida. Na neonata, por exemplo, é detectada a presença de secreção vaginal sem sintomas inflamatórios. Isso se deve a estímulos das glândulas endocervicais e transudato vaginal secundários aos estímulos dos hormônios maternos. Nesse período da vida, o pH é ácido e rico em glicogênio com predomínio de lactobacilos. A partir de 1 mês de vida e durante toda a infância o epitélio vaginal se atrofia devido à queda dos estrigênios maternos, o pH se torna alcalino e a micro-

biota vaginal passa a ser constituída de microrganismos polimicrobianos habituais em equilíbrio.

Também nessa fase é maior a frequência de coalescência de pequenos lábios, situação clínica adquirida, benigna, observada com alguma constância em ambulatórios de pediatria e que provoca ansiedade nos pais, ao constatarem alteração da anatomia vulvar. Pode ser decorrente do hipoestrogenismo e da pouca lubrificação vulvovaginal, mais frequente em crianças com menor de 3 anos, sendo também conhecida como adesão, aglutinação dos pequenos lábios, sinéquias ou fusão vulvar.

Quando se iniciam a puberdade e a atividade ovariana, o epitélio vaginal é estimulado, ocorre aumento do glicogênio, o pH se torna ácido e reaparecem os lactobacilos.

O surgimento dos caracteres sexuais secundários leva à produção de secreção vaginal em virtude do estímulo da produção do muco cervical, transudação vaginal e descamação celular pela ação do estrogênio. Essa secreção tem característica mucoide e por vezes adquire aspecto branco-amarelado, porém não apresenta sintomas associados, como odor, ardor ou prurido. Nesse momento é essencial a orientação para evitar tratamentos desnecessários.

❑ QUADRO CLÍNICO

Os sintomas podem ser inespecíficos ou variar de acordo com a causa etiológica da vulvovaginite. O corrimento representa o sintoma mais frequente, respondendo por até 95% dos motivos de consulta médica.

Em 70% dos casos de vulvovaginite não se identifica o agente etiológico único responsável pela infecção porque não existe ou porque são identificados apenas microrganismos integrantes da microbiota saprófita. São as chamadas vulvovaginites inespecíficas, enquanto aquelas cujo agente etiológico pode ser identificado são chamadas de específicas.

Alguns casos de vulvovaginites inespecíficas podem ser precedidos por infecções do trato respiratório. As mãos contaminadas, geralmente com *Estreptococcus*, *Enterococcus* ou *Proteus,* levam esses germes à genitália. A infecção urinária também pode desencadear quadro de vulvovaginites em virtude do refluxo de urina durante a micção. O *Haemophilus influenzae* é outro responsável por parte dos quadros infecciosos inespecíficos, e a vacinação para gripe tem reduzido esse achado. Nesses casos, a secreção é mucopurulenta ou mucoide, amarelada e sem odor, apresentando prurido, disúria, eritema e dor vulvar.

Nos casos de corrimentos de odor fétido, purulento e muitas vezes sanguinolento em crianças, deve-se suspeitar de corpo estranho, como papel higiênico, material orgânico, como sementes e caroços pequenos, ou partes de brinquedos. A identificação, assim como a retirada desses objetos, deve ser realizada o quanto antes e pode exigir sedação.

Alergias também são importantes causas de vulvovaginites inespecíficas e devem ser suspeitadas nas crianças atópicas ou com histórico de outras alergias.

Entre as etiologias mais frequentes de vulvovaginites específicas estão candidíase, vaginose bacteriana, corpo estranho e alguns agentes sexualmente transmissíveis, como trocomoníase, gonococos e clamídia. Nesses casos, deve-se suspeitar de violência sexual contra a criança.

As vulvovaginites inespecíficas clinicamente causam ardor, dor, prurido vulvar e, ocasionalmente, disúria. Podem ocorrer edema e hiperemia vulvares, às vezes acompanhados de fissuras e lesões ulcerativas. A vagina se apresenta hiperemiada e dolorosa ao exame com pH alcalino ou neutro. O aspecto do corrimento pode ser variado, desde amarelado ou esverdeado, até sanguinolento ou marrom.

A infecção vulvovaginal por cândida pode ser bastante sintomática, acometer crianças e não ser de transmissão sexual. Surge quando existe proliferação exacerbada desse microrganismo na microbiota vaginal. Pode também estar presente na cavidade oral e geralmente relacionada com estados de imunodeficiência. O patógeno também pode ser encontrado em crianças com fatores predisponentes, como uso de antibióticos, corticoides, *diabetes mellitus*, imunodeficiência e uso de fraldas.

O quadro clínico é caracterizado por eritema, edema vulvovaginal e corrimento branco de aspecto grumoso e aderido, normalmente inodoro. Podem surgir fissuras e escoriações resultantes de prurido intenso local. Em crianças mais jovens pode ocorrer também eritema perineal com lesões satélites.

A vaginose bacteriana representa situação em que há o desequilíbrio da microbiota vaginal habitual e é caracterizada pela diminuição dos lactobacilos e proliferação de bactérias aeróbias e anaeróbias. Em 50% dos casos, não há sintomatologia. Pode ocorrer corrimento acinzentado, branco, amarelado e homogêneo com odor desagradável. Ao teste do potássio (*Whiff test*) apresenta odor desagradável característico em razão da liberação de putrefinas e cadaverinas. Os agentes envolvidos são *Gardnerella vaginalis*, *Mobiluncus* sp., *Mycoplasma hominis*, bateroides, *Prevotella*, *Peptostreptococcus* sp. e, o mais recentemente isolado, *Atopobium vaginae*.

A infecção causada por *Trichomonas vaginalis* também pode ser observada nas vulvovaginites. Sua ocorrência na infância pressupõe outras formas de transmissão que não a sexual. Sua incidência é estimada em 3% das in-

fecções genitais e possivelmente está relacionada com a produção de estrogênios, assim como a presença de infecção transmitida verticalmente.

Há relatos de transmissão para recém-nascidas pelo canal de parto por mães infectadas. O quadro clínico pode ser representado por corrimento amarelo-esverdeado, bolhoso, fétido, disúria e prurido vulvar associado. O diagnóstico é estabelecido a partir do exame microscópico da secreção vaginal e da visualização de microrganismos móveis, flagelados e em forma de lágrima.

A gonorreia, causada por *Neisseria gonorrhoeae,* apresenta quadro clínico caracterizado por secreção abundante, purulenta e meato vaginal e vulva com sinais inflamatórios. As crianças são raramente acometidas por essa doença, e a transmissão, quando ocorre, se dá de modo ascendente e através de canal de parto.

Parasitose intestinal também pode causar quadros específicos de vulvovaginites. Na enterobíase, o agente etiológico é o *Enterobius vermicularis*. O parasita adulto ocupa a região anal e perianal, e a transmissão ocorre por via fecal e oral, principalmente por autoinfecção, quando os ovos presentes nos alimentos ou nas mãos sujas contaminadas são ingeridos ou aspirados, sendo comum a infestação em ambientes coletivos, como escolas e creches. A contaminação vulvar ocorre em crianças por migração dos oxiúrus a partir da região perianal ou por manipulação da região pela pessoa infectada, levando o parasita para a região vulvar. Podem acontecer 20% de recorrência em crianças. O quadro clínico se caracteriza por prurido perianal, principalmente noturno, podendo levar ao desenvolvimento de proctites devido ao ato de coçar intensamente. O quadro de vulvovaginite pode ser instalado por irritação e inflamação causadas pelo verme associadas à ação de bactérias intestinais que são carregadas por esse helminto. O diagnóstico pode ser feito com o teste da fita adesiva, *swab* anal ou por visão direta, quando se encontra o verme na região perianal, na vagina ou na face interna de coxa.

❑ DIAGNÓSTICO

O diagnóstico correto depende da realização de anamnese cuidadosa, quando são procurados os fatores causais, além das características específicas da queixa.

Nas vulvovaginites são frequentes as queixas de fluxo genital, ardor, prurido e edema vulvovaginal. Em relação à coalescência de pequenos lábios, a queixa pode ser de vagina "colada" ou "fechada" ou, mais comumente, a paciente é encaminhada por profissional de saúde para confirmação diagnóstica e acompanhamento do caso.

O exame físico deve ser realizado de maneira criteriosa, de acordo com a faixa etária da paciente. Nesse momento, o profissional deve também orientar o responsável ou a própria paciente quanto às medidas higiênicas vulvovaginais. Esse exame exige paciência, privacidade, sensibilidade e comunicação do examinador com a paciente e seu familiar a fim de diminuir a ansiedade e facilitar o diagnóstico e o manejo correto da situação.

Mediante a observação direta com o auxílio do foco de luz, pode ser identificada a presença de fluxo com suas características e quantidade. Sinais inflamatórios como edema e hiperemia também podem ser encontrados nos casos de vulvovaginite. Fissuras e sangramentos podem estar presentes em casos de prurido, comuns nas vulvovaginites fúngicas. Sinais infecciosos ocorrem secundariamente a processos inflamatórios não diagnosticados ou tratados de maneira inadequada ou ainda em pacientes imunossuprimidas e com baixa resposta imunológica.

Nesse momento do exame pode ser feita a coleta de secreção vaginal para bacterioscopia, exame a fresco e estudo citológico e da microbiota vaginal, utilizando-se cotonetes umedecidos com solução fisiológica para não traumatizar o tecido vaginal hipotrófico, *swabs* ou *citobrush*, a depender da disponibilidade do material, da anatomia e da idade da paciente.

A bacterioscopia associada à citologia fornece dados sobre a frequência de bactérias presentes e sinais de processo inflamatório celular, assim como identificação de agentes específicos, como fungos, *Trichomonas* e *Gardnerella*, além de afastar processos neoplásicos. Diante da secreção vaginal, a presença de numerosas células polimorfonucleares indica processo patológico. O exame realizado em lâmina possibilita, mediante a coloração pelo método de Gram, a observação das leveduras nas formas de esporos ou micélios. O *Trichomonas vaginalis* é pesquisado a partir de secreção diluída em solução fisiológica que reage com potássio a 5%. O exame de imunofluorescência direta possibilita o rastreio de *Chlamydia trachomatis*, mais rara na infância. Para confirmação do diagnóstico de infecção por *Chlamydia* é utilizada a detecção do antígeno através de imunofluorescência direta ou pelo método ELISA (ensaio imunoenzimático), de leitura mais subjetiva, ou ainda por hibridização molecular, método mais caro.

O exame bacteriológico deve ser sistemático nas leucorreias da infância, podendo ser obtido material no orifício vaginal. Aconselha-se a coleta no próprio laboratório, pois o meio de transporte pode promover a inoculação de meios de cultura especiais (Sabouraud, Thayer & Martin, Mac Coy e o meio para *Trichomonas*). Para evitar contaminação por germes vulvares, sugere-se a coleta de secreção por cateter.

Exames de culturas específicas estariam indicados nos casos de vulvovaginites recorrentes ou de difícil controle clínico. Na literatura, alguns autores comprovaram a presença de culturas positivas para agentes patogênicos em crianças com vulvovaginites sintomáticas. Os agentes mais frequentes foram *Escherichia coli, Enterococcus faecalis, Staphylococcus* coagulase-negativo, *Streptococcus* α-haemolítico e *Streptococcus* β-hemolítico do grupo A.

O exame parasitológico de fezes também deve ser solicitado em casos de vulvovaginite em crianças, e a presença de *Enterobius vermicularis* deve ser pesquisada por meio do teste da fita adesiva (*sellotape test*) e *swab* anal e vulvar.

Nos casos de coalescência de pequenos lábios, o exame físico da genitália externa confirma o diagnóstico. Nesse momento, o examinador deve descrever o tipo de aderência (membranosa ou densa) e a extensão. Para isso, a região correspondente à face interna dos lábios menores é dividida em três porções e são descritos casos de coalescência parcial com acometimento dos terços superior, médio ou inferior ou coalescência total nos casos de acometimento de todas as três porções.

❏ TRATAMENTO

O tratamento das vulvovaginites inespecíficas deve incluir aconselhamento e orientações higiênicas com uso de produtos saponáceos neutros, além da técnica correta de limpeza da região genital. Envolve, na maioria dos casos, medidas simples e de baixo custo. Podem ser recomendados banhos de assento com soluções antissépticas, como permanganato de potássio ou benzidamina, orientações higiênicas e uso de sabonetes neutros líquidos e roupas íntimas de algodão.

Nos casos em que não se observa melhora com as medidas gerais, deve ser recomendado o uso de antibioticoterapia. O fármaco de escolha é a amoxicilina, 20 a 40mg/g/dia, divididos em três doses, por 7 a 10 dias. Nos casos em que se identifica patógeno específico, a terapia deve ser feita de acordo com a sensibilidade do agente.

A abordagem terapêutica nas vulvovaginites por cândida em crianças é muito limitada pela dificuldade na utilização de medicamentos intravaginais. As opções incluem antimicóticos como nistatina, cetoconazol, miconazol, clotrimazol, itraconazol e fluconazol. A medicação por via oral está preferencialmente indicada para eliminar a infecção gastrointestinal, local considerado reservatório dos fungos. O fluconazol pode ser utilizado na dose de 150mg via oral em dose única em pacientes maiores de 10 anos e com mais de 40kg. Para pacientes menores recomendam-se 3 a 6mg/kg de peso em uma cápsula de 50mg diariamente ou a cada 12 horas.

Pode ser realizada complementação do tratamento oral da candidíase para regressão dos sintomas externos com asseio da região genital com solução alcalinizante de bicarbonato de sódio (4g em 240mL de água filtrada ou fervida). Cremes antimicóticos exclusivos ou combinados com corticoide podem ser utilizados de modo tópico a cada 12 horas por até 14 dias para redução de sintomas vulvovaginais mais severos.

Nas vaginoses bacteriana, ou quando se identifica *Trichomonas vaginalis*, o tratamento proposto é com metronidazol. A posologia sugerida para crianças de 1 a 5 anos seria 5mL ou 200mg a cada 12 horas por 5 dias. Para crianças de 5 a 10 anos a dose é de 5mL ou 200mg a cada 8 horas, também por 5 dias. Em crianças maiores podem ser administrados 400 a 500mg via oral a cada 12 horas por 7 dias ou, ainda, 2g via oral em dose única.

Quando são encontradas parasitoses concomitantes, especialmente oxiúrus, o tratamento deve ser realizado para evitar resultados terapêuticos parciais ou recorrência das queixas vulvovaginais. Recomenda-se o uso de albendazol, 10mg/kg em dose única até no máximo 400mg, repetindo-se a dose em 2 semanas. O mebendazol, 100mg duas vezes ao dia por 3 dias consecutivos, também pode ser usado, repetindo-se a dose após 2 semanas. Outra opção terapêutica seria o pamoato de pirantel, 10mg/kg em dose única.

Outros parasitas, como *Giardia lamblia* e *Entamoeba histolytica,* também devem ser investigados nos casos de vulvovaginite em crianças, e o tratamento pode ser feito com metronidazol ou secnidazol, 35 a 50mg/kg três a quatro vezes por dia durante 5 a 7 dias.

Em relação à abordagem terapêutica de crianças portadoras de coalescência de pequenos lábios, alguns autores recomendam o uso de algum tipo de substância, enquanto outros o desaconselham e apoiam conduta expectante até a cura espontânea.

Em caso de ausência de sintomatologia, pode-se optar por aguardar a puberdade para resolução espontânea do quadro. Os pais ou responsáveis, nesses casos, devem ser aconselhados a manter boa higiene genital da paciente. As taxas de cura elevadas justificam a indicação de tratamento apenas para os casos sintomáticos.

A aplicação tópica de estrogênios ou betametasona estaria indicada em casos sintomáticos com disúria com ou sem infecção urinária, gotejamento pós-miccional ou bacteriúria assintomática.

Recomenda-se o uso de promestrieno, 10mg/g, ou estriol, 1mg/g, ambos na forma de creme vaginal. Devem ser aplicados delicadamente sobre a membrana de aderência dos pequenos lábios com cotonete, uma a duas vezes por dia, durante 2 a 4 semanas. Após esse período, deve ser reavaliada a necessidade de repetição do tratamento. Após a abertura, deve-se recomendar o uso

local de vaselina líquida para manter a lubrificação e de sabonetes líquidos glicerinados.

A inflamação local da mucosa e pele vulvares tem sido apontada por vários autores como a causa da coalescência dos pequenos lábios. Tendo em vista essa teoria, a aplicação tópica de betametasona tem sido proposta em vários estudos.

A eficácia entre 67% e 95% e a segurança da utilização de corticoide a 0,05% em caso de fimose fisiológica levaram à sugestão de sua aplicação na coalescência dos pequenos lábios. Esse uso nas meninas apresentou eficácia em torno de 70% sem os eventuais efeitos colaterais dos estrogênios, principalmente quando usados por muito tempo. Também se mostrou eficaz em casos de recidivas ou insucesso com outros tratamentos. A maioria dos casos teve regressão da aderência com apenas um ciclo de tratamento com betametasona e outros necessitaram de dois ou três ciclos para regressão completa. Esse tratamento deve ser evitado na idade das fraldas, e os principais efeitos colaterais são eritema, foliculite, prurido, formação de vesículas na pele e atrofia.

A lise cirúrgica das aderências tem indicação reservada. Alguns autores recomendam a separação manual sob anestesia local, lidocaína a 2% ou 5%, ou a associação de lidocaína a 2,5% com prilocaína a 2,5% nos casos que não responderem ao tratamento com estrogênios. O tratamento cirúrgico deve ser complementado com o uso posterior de estrogênio tópico com cerca de 85% de sucesso.

No entanto, existem repercussões dolorosas e psicoemocionais que podem ser evitadas com a realização de lise das aderências labiais sob anestesia geral. A separação manual da coalescência dos pequenos lábios sem qualquer tipo de anestesia não é aconselhada porque, além de dolorosa e emocionalmente traumática, poderá provocar novas aderências e a consequente formação secundária de fibrose e cicatriz.

❑ CONSIDERAÇÕES FINAIS

A vulvovaginite é uma infecção comum na infância, sendo mais frequente a do tipo inespecífica.

Na fase pré-puberal, as meninas são mais vulneráveis a processos infecciosos e/ou inflamatórios em virtude do pH vaginal elevado, da diminuição dos lactobacilos e dos fatores anatômicos, como a coalescência de pequenos lábios.

Na vigência de vulvovaginites específicas por agentes sexualmente transmissíveis, deve ser sempre lembrada a possibilidade de contato sexual ou mesmo abuso, sendo necessária a pesquisa das demais doenças sexualmente transmissíveis, principalmente sífilis e AIDS.

Alterações comportamentais e orientações higiênicas podem diminuir a prevalência das vulvovaginites, especialmente das inespecíficas. O tratamento das vulvovaginites específicas é fundamentado no agente causador.

LEITURA COMPLEMENTAR

Beyitler İ, Kavukcu S. Clinical presentation, diagnosis and treatment of vulvovaginitis in girls: a current approach and review of the literature. World J Pediatr 2017; 13(2):101-5.

Bumbulienė Ž, Venclavičiūtė K, Ramašauskaite D, Arlauskiene A, Bumbul E, Drąsutiene G. Microbiological findings of vulvovaginitis in prepubertal girls. Postgrad Med J 2014 Jan; 90(1059):8-12.

Cemek F, Odabaş D, Şenel Ü, Kocaman AT. Personal hygiene and vulvovaginitis in prepubertal children. J Pediatr Adolesc Gynecol 2016; 29(3):223-7.

Deligeoroglou E, Salakos N, Makrakis E, Chassiakos D, Hassan EA, Christopoulos P. Infections of the lower female genital tract during childhood and adolescence. Clin Exp Obst & Gin 2004; 3:175-8.

FEBRASGO. Saúde do adolescente. Manual de orientação. São Paulo, 2001.

Ferreira V, Vaz I, Fernandes E, Oliveira T, Guimarães S. Labial Fusion in childhood - literature review. Acta Obstet Ginecol Port 2012; 6(4):193-8.

Ferrian AM, Simões FC, Caruso PC, Cappi Maia EM. Vulvovaginites em crianças e adolescentes: uma revisão qualitativa. Perspectivas Médicas. jan./jun. 2007; 18(1):33-8. Dísponivel em: http://www.redalyc.org/articulo.oa?id=243217495009.

Garden AS. Vulvovaginitis and other common childhood gynaecological conditions. Arch Dis Child Educ Pract Ed 2011; 96(2):73-8.

Howard BJ. Sinéquias de lábios menores. In: Hoekelman R A (ed.) Atención primária en pediatria. Elsevier Science, Mosby Inc., 2001: 1994-5.

Joishy M, Sandeep A, Jain A, Gonsalves R. Do we need to tracto vulvovaginitis in prepubertal girls? British Med J 2005; 330:186-8.

Kokots F, Adam HM. Vulvovaginitis. Pediatrics in Review 2006; 27(3):116-7.

Larrègue M, Vabres P, Guillet G. Vulvo-vaginites dans l'enfance. Ann Dermatol Veneorol 2004; 131:889-99.

Machado MSC. Vulvovaginites na infância. In: Matos, MS et al. (eds.) Manual de ginecologia. Salvador: EBMSP/FBDC, 2017: 69-75.

Magalhães MLC. Vulvovaginites. In: Magalhães MLC, Andrade HHS (eds.) Ginecologia infanto-juvenil. Rio de Janeiro: Medsi,1998: 325-42.

Monteiro DLM, Bastos AC, Palombo RA. Corrimento genital. In: Monteiro DLM, Trajano AJB, Bastos AC (eds.) Gravidez e adolescência. Rio de Janeiro: Revinter, 2009: 148-58.

Myers J, Sorensen C, Wisner B, Furness P, Passamaneck M, Koyle M. Betametasone cream for the treatment of pre-pubertal labial adhesions. J Pediatr Adolesc Gynecol 2006; 19:407-11.

Nurzia MJ, Eickhorst K, Ankem MK, Barone JK. The surgical treatment of labial adhesions in pre-pubertal girls. J Pediatr Adolesc Gynecol 2003; 16:21-3.

Rehme MMFB, Berzeowski G, Fonseca FV. Vulvovaginites na infância. RBGO 2001; 29(3):131-3.

Rome ES. Vulvovaginitis and other common vulvar disorders in children. Endocr Dev. 2012; 22:72-83.

Soyer T. Topical estrogen therapy in labial adhesions in children: therapeutic or prophylactic? J Pediatr Adolesc Gynecol 2007; 20:241-4.

Stricker T, Navratti F, Serinnhauser FH. Vulvovaginitis in prepubertal girls. Arch Dis Child 2003; 88: 324-6.

Van Eyk N, Allen L, Giesbrecht E et al. Pediatric vulvovaginal disorders: a diagnostic approach and review of the literature. J Obstet Gynaecol Can 2009; 31(9):850-62.

Wanderley MS, Magalhães EM, Trindade ER. Avaliação clinica e laboratorial de crianças e adolescentes com queixas vulvovaginais. RBGO 2000; 22(3):334-8.

Zuckerman A, Romano MJ. Clinical Recommendation: Vulvovaginitis. Pediatr Adolesc Gynecol 2016; 29(6):673-9.

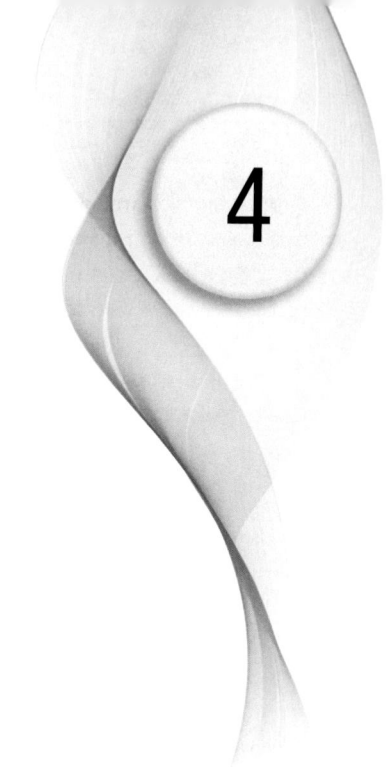

Sangramento Genital na Infância

José Alcione Macedo Almeida

❏ INTRODUÇÃO

O sangramento vaginal em crianças desperta a preocupação da mãe e dos familiares, sendo motivo da procura por atendimento de emergência. O médico consulente deve tranquilizar a paciente e os familiares e em seguida procurar confirmar a queixa, dimensionar a intensidade do sangramento e tentar detectar a causa e sua gravidade.

Em crianças, prevalecem causas diferentes daquelas comumente encontradas em adolescentes e em mulheres adultas. São inúmeras as causas de sangramento genital em crianças, desde os traumas por acidentes no ambiente residencial ou na escola até a violência sexual. Para o bom rastreamento dessas causas deve-se dar atenção à história clínica, incluindo local e circunstâncias de eventuais acidentes, assim como à informação se o sangramento teve início espontâneo e se houve alguma outra queixa antes.

O exame físico deve ser minucioso, incluindo sempre o exame físico geral, pois uma lesão em outras partes do corpo pode auxiliar o raciocínio diagnóstico quanto ao tipo de lesão dos órgãos genitais. O exame dos genitais da criança deve ser sempre realizado, seja pelo pediatra, seja pelo ginecologista, de acordo com os recursos propedêuticos disponíveis.

A prevalência das causas do sangramento varia muito nos relatos da literatura, talvez em razão das características de cada centro de atendimento. O tumor genital, por exemplo, representou 21,2% dos 52 casos publicados por Hill e cols., 11,8% dos 51 casos de Heller e cols., 3,2% dos 62 casos de Imai e cols. e 1,2% na casuística de 86 casos de Söderrstiöm e cols. Em nossa experiência no ambulatório de Ginecologia da Infância

e Adolescência do HCFMUSP, o prolapso uretral é a principal causa, seguido por corpo estranho, enquanto na literatura consultada o prolapso da uretra varia de 1,8% a 9,7%.

A causa do sangramento genital deve ser esclarecida o mais precocemente possível, mesmo diante de um tumor genital, como o sarcoma botrioide, que é raro e extremamente agressivo, mas que responde bem ao tratamento atual. Esse tumor se manifesta por sangramento vaginal e tem prognóstico sombrio quando não tratado precocemente.

Algumas vezes, mesmo com a investigação pelos padrões recomendados, não se encontra a causa do sangramento, como bem demonstram Söderrstiöm e cols., em casuística de 86 crianças com idade entre 5 dias e 9 anos, na qual 23 (26,7%) pacientes não tiveram a causa esclarecida.

❏ CAUSAS CONHECIDAS DE SANGRAMENTO GENITAL EM CRIANÇAS

SANGRAMENTO VAGINAL NA RECÉM-NASCIDA

Em algumas crianças recém-nascidas pode ocorrer discreto sangramento vaginal, fenômeno conhecido como *crise genital da recém-nascida*, que não costuma durar mais do que 3 semanas. A explicação para esse fenômeno é que os estrogênios maternos chegam ao feto através da placenta e produzem seus efeitos nos órgãos efetores, como mama e útero. Assim, pode haver também a presença de broto mamário com saída de fluxo leitoso ("leite das bruxas") e, por via vaginal, pode haver conteúdo mucoide ou sanguinolento que resulta da descamação do endométrio em decorrência da queda brusca dos níveis sanguíneos desses hormônios que o hipertrofiaram. No estudo de Söderrstiöm e cols., essa causa representou 10,5% (nove crianças) entre 86 pacientes de 5 dias a 9 anos de idade.

Esse sangramento é considerado fisiológico e não há necessidade de nenhum tipo de tratamento, apenas observação da evolução, mesmo que o sangramento perdure por mais tempo. Às vezes, pode acontecer por até 4 semanas após o nascimento.

TRAUMATISMO DOS GENITAIS

A vulva é o órgão genital mais externo e é, por isso, mais exposta aos traumas. A criança saudável é geralmente ativa, quase sempre está correndo e se acidenta facilmente por tropeços, quedas ou batidas em móveis e outros objetos do ambiente. Isso pode ocorrer em casa, na escola ou em parque de diversão. Qualquer um desses acidentes pode provocar lesões de diferentes tipos com gravidade diversa. A queda a cavaleiro é o mais frequente desses acidentes, principalmente entre crianças a partir dos 2 anos de idade, e pode resultar em hematomas e lacerações da vulva.

A lesão localizada foi a mais comum em casos de traumatismo vulvar, segundo a experiência de Söderrstiöm e cols., sejam pequenos hematomas ou mesmo lacerações de maior ou menor extensão.

Hematomas são geralmente de fácil avaliação, exigindo tratamento conservador; além disso, é possível o uso de anti-inflamatórios e analgésicos associados ao uso de compressas de gelo, aguardando-se sua reabsorção. No entanto, em grandes hematomas ou naqueles que progressiva e rapidamente aumentam de volume, pode ser necessária a intervenção cirúrgica, quando se retira o coágulo e se identifica o vaso lesionado, que será então hemostasiado.

A gravidade da lesão não guarda relação direta com a profusão do sangramento, fato que deve ser sempre lembrado pelo médico que atende esses casos, pois lesões graves de empalhamento, que podem atingir uretra, bexiga, reto ou mesmo órgãos da cavidade abdominal, podem não apresentar sangramento visível de grande monta, enquanto lesões menos graves, mas que atingem uma região muito vascularizada, podem ter sangramento profuso. Portanto, os dados hemodinâmicos são fundamentais nessas ocorrências. Sempre que não houver certeza de que se identificou a lesão, é mandatório o exame sob anestesia.

Em pacientes com ferimentos vulvoperineais visíveis, mesmo pequenos, mas com uma história que sugira empalhamento, o médico deve ser alertado para a possibilidade de grave lesão atingindo vagina, reto ou bexiga. Nessa hipótese, principalmente se houver alteração hemodinâmica, é obrigatória a avaliação em sala cirúrgica, sob anestesia, para confirmação do tipo da lesão e sua reparação adequada.

Acidentes automobilísticos podem resultar em diversos tipos de lesões de gravidade variável. Um estudo observacional de 4.450 meninas de 0 a 16 anos de idade relatou que as causas mais comuns de lesão perineal contundente foram colisões de veículos motorizados (63%)

CORPO ESTRANHO INTRAVAGINAL

A presença de corpo estranho na vagina em um primeiro momento pode provocar sangramento que se transforma posteriormente em corrimento sanguinolento com odor fétido, decorrente de processo infeccioso e inflamatório.

Fragmentos de papel higiênico são o corpo estranho mais comumente observado, mas podem ser encontrados os mais variados tipos de objetos introduzidos por crianças menores, como tampas de canetas, clipes de prender papel e grãos de areia ou de cereais, como arroz, milho, feijão, entre outros.

A história é importante para a tomada de decisão sobre a melhor maneira de retirada do objeto. No entanto, nem sempre a criança informa com exatidão ou se lembra de ter inserido o objeto.

A vaginoscopia e o toque retal são úteis tanto para o diagnóstico como para o tratamento. Em crianças pouco colaborativas, pode ser necessária uma abordagem em ambiente cirúrgico com sedação ou mesmo anestesia geral. Com esse procedimento é possível confirmar o diagnóstico e retirar o objeto identificado mediante visualização direta, assim como excluir outras causas de sangramento.

Para o diagnóstico, conforme a disponibilidade, pode-se utilizar a ultrassonografia pélvica ou a radiografia simples, que define bem objetos radiopacos.

Na maioria das vezes, o corpo estranho de pequenas dimensões, como fragmentos de papel higiênico e grãos de areia, poderá ser removido com irrigação vaginal com soro fisiológico morno, utilizando-se seringa de 20mL. Esse procedimento é frequentemente realizado com ótimos resultados em nosso ambulatório.

O que é comum e facilita o diagnóstico de corpo estranho na vagina, para qualquer tipo de objeto introduzido, é o corrimento sanguinolento e com odor fétido, que é típico dessa ocorrência.

VULVOVAGINITE E SANGRAMENTO

A proximidade da vagina com o ânus contribui para a contaminação vaginal por germes diversos dessa região. A mucosa vaginal da criança é constituída por epitélio fino, pois ainda não ocorreu essa estratificação, além de ainda não haver os bacilos acidófilos e, em consequência, o pH é alcalino, propiciando menor resistência às infecções locais. Crianças com piodermite ou infecção das vias aéreas superiores também podem, por autoinoculação, carrear germes para seus genitais, e a agressão ao epitélio fino pode provocar vaginite hemorrágica.

É comum o *Enterobius vermicularis* (oxiúrus) alcançar a região vulvovaginal e, em razão do intenso prurido que provoca, ocasionar escoriações e pequeno sangramento. Esse prurido comumente ocorre no período noturno, e o oxiúrus geralmente é encontrado pela própria mãe da criança. Além de provocar lesões por coçadura, o oxiúrus também pode carrear bactérias da região perianal para a vulva e a vagina da criança.

Crianças imunossuprimidas, diabéticas ou submetidas a tratamento prolongado com antibióticos ou corticoides são suscetíveis para infecção por fungos, como a candidíase. O combate ao prurido pode ser feito com agentes antipruriginosos. Quando há a constatação de infecção por fungo ou pelo *E. vermicularis,* o tratamento específico deve ser instituído.

Encontram-se na literatura referências à vaginite com sangramento em meninas decorrente de infecção por estrepetococos beta-hemolíticos do grupo A e também por *Shigella flexneri.* A vaginite é caracterizada por descarga vaginal purulenta tingida com sangue em cerca de metade dos casos. A infecção estreptocócica mais frequentemente produz inflamação vulvar e perineal.

A infecção por *Shigella* produz corrimento vaginal serossanguinolento em cerca de metade dos casos e frequentemente causa também vulvite concomitantemente. Apenas cerca de um terço dos pacientes tem história de diarreia recente ou concomitante. Quase todos os casos dessa infecção incomum relatados são causados por *S. flexneri.* Culturas de fezes são geralmente negativas.

LÍQUEN ESCLEROSO VULVAR

O líquen escleroso vulvar é uma doença do colágeno que acomete a vulva e se caracteriza por discromia e, quase sempre, prurido de intensidade varável. A coçadura decorrente do prurido provoca escoriações da pele com consequente sangramento.

Em nosso serviço, o diagnóstico em crianças é clínico. A lesão se apresenta com aspecto apergaminhado, atrófico, branco-nacarada, e pode formar a figura em oito invertido ao atingir a região perianal. Em crianças não há o hábito de se proceder à biópsia.

Outras dermatoses, como psoríase, dermatite seborreica e dermatite alérgica, podem se instalar também na vulva e, se pruriginosas, propiciam sangramento por escoriação em virtude do ato de coçar. O tratamento consiste em higiene adequada, incluindo o aconselhamento quanto ao uso de sabão de pH neutro e de vestes íntimas de algodão. É sempre aconselhável a avaliação do dermatologista.

TUMOR GENITAL

Alguns tumores são citados na literatura com localização atípica na vagina, como o teratoma. No entanto, o sarcoma botrioide é o tumor mais frequentemente encontrado na vagina de crianças com sangramento genital. Trata-se de um rabdomiossarcoma e é o tumor de tecido mole mais comum em crianças e adultos jovens, representando 4% a 6% de todos os tumores malignos nessa faixa etária. O trato geniturinário é o segundo local mais frequente, depois da cabeça e do pescoço. Esse tumor de alta malignidade ocorre na vagina de crianças de 3 anos de idade. Seu tratamento atual oferece prognóstico alentador. O que importa aqui é destacar que esse tumor quase sempre se manifesta com sangramento vaginal sem causa ainda detectada.

Hemangiomas podem ser encontrados na vulva de crianças, sendo o tipo cavernoso mais suscetível a atrito local, podendo causar sangramento. O diagnóstico é clínico e, em geral, não há dificuldade em estabelecê-lo.

PROLAPSO DE URETRA

O prolapso uretral consiste na eversão da mucosa da uretra e muitas vezes se apresenta como um tumor de aspecto vegetante e impressiona o próprio médico. Não é incomum confundi-lo com neoplasia, principalmente em alguns casos de maior volume e que ocluem o óstio vaginal. Embora a literatura relate a prevalência de 1,8% a 9,7% , em nosso serviço se apresenta como a principal causa de sangramento vaginal em crianças antes da menarca.

O diagnóstico é clínico, com base na história e no exame ginecológico. A queixa principal é de sangramento, às vezes acompanhado de dificuldade para urinar em razão da dor local. Ao exame ginecológico, quase sempre se percebe a lesão em torno do meato uretral. Em alguns casos, principalmente em crianças pequenas, a lesão oblitera o introito vaginal, sugerindo o diagnóstico de neoplasia. Nessa situação, devem ser afastadas as formações labiais (Figura 4.1), quando é possível visualizar a abertura do hímen e a luz da vagina. Quando há dificuldade nessa manobra por resistência da criança, justifica-se o exame sob sedação. Outra manobra que

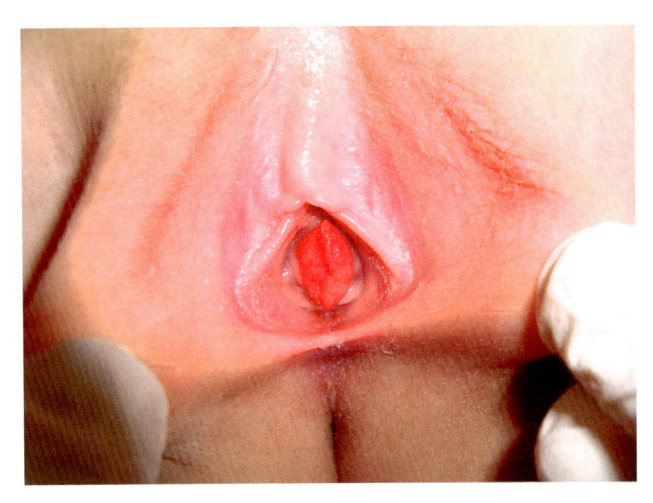

Figura 4.1 Prolapso da uretra em criança de 6 anos.

ajuda a comprovar o diagnóstico consiste na passagem de uma sonda vesical para identificar o meato uretral circundado pela lesão.

A cirurgia, preconizada por alguns, consiste em excisão da mucosa prolapsada. Faz-se a excisão em torno da sonda vesical e se procede à hemostasia com eletrocoagulação, evitando qualquer tipo de sutura.

Em nossa experiência, o tratamento clínico com creme à base de estrogênios, de preferência o estriol aplicado localmente, é suficiente e se mostra superior ao tratamento cirúrgico, não havendo risco de estenose do orifício externo da uretra. Há muitos anos não realizamos cirurgia nesses casos.

Outras causas podem ser responsáveis por sangramento genital da criança, como verrugas, vulvite diabética ou qualquer outra condição pruriginosa vulvar. Deve ser levantada a possibilidade de uma criança com sangramento vaginal ter sido exposta cronicamente a estrogênios exógenos, como uso de creme ou alimento.

❏ CONSIDERAÇÕES FINAIS

A queixa de sangramento genital em crianças deve ser sempre valorizada e, se constatado pelo médico, sua investigação se impõe de imediato, procurando minuciosamente detectar a causa para em seguida planejar e executar o tratamento adequado para cada caso. Sempre que fluir sangue do interior da vagina, deve-se proceder à vaginoscopia, mesmo que para isso seja necessária a anestesia geral. Em nosso serviço utilizamos o otoscópio para visualizar o interior da vagina de crianças.

Em caso de traumatismo, nem sempre o sangramento está diretamente associado à gravidade da lesão, sendo possível sangramento visivelmente abundante em pequenas lesões e de sangramento discreto ou mesmo oculto em lesões graves.

O corrimento vaginal sanguinolento e de odor fétido pode ser considerado a chave para o diagnóstico de corpo estranho intravaginal.

LEITURA COMPLEMENTAR

Almeida JAM. Contribuição para o diagnóstico da distrofia vulvar na infância. 1991. 76f. Tese (Doutorado) – Faculdade de Medicina, Universidade de São Paulo. São Paulo 1991.

Aribarg A, Phupong V: Vaginal bleeding in yong children. Southeast J Trop Med Public Health 203; 34-208.

Bastos AC. Traumas. In: Bastos AC (ed.) Ginecologia infanto-juvenil. 2 ed. São Paulo: Editora Roca, 1988: 151-7.

Grisoni ER, Hahn E, Marsh E, Volsko T, Dudgeon D. Pediatric perineal impalement injuries. J Pediatr Surg 2000; 35(5):702.

Gryngarten MG, Turco ML, Escobar ME et al. Shigella vulvovaginitis in prepubertal girls. J Pediatr Adolesc Gynecol 1994; 7:86.

Heller ME, Savage MO, Dewhurst J. Vaginal bleeding in childhood: a review of 51 patients. Br J Obstet Gynaecol 1978; 85:721.

Hill NC, Oppenheimer LW, Morton KE: The aethiology of vaginal bleeding in children, A 20–yars review. Br J Obstet Gynaecol 1989; 96:467.

Hoffman RJ, Ganti S. Vaginal laceration and perforation resulting from first coitus. Pediatr Emerg Care 2001; 17(2):113.

Holsinger FC, Weeks BH, Hicks MJ et al. Contemporary concepts in the management of pediatric habdomyosarcoma. Curr Opin Otolaryngol Head Neck Surg 2002; 10: 91.

Imai A, Furni T, Lida K et al. Gynecologic tumors and symptoms in children and adolescence. Curr Opin Obstet Gynecol 2001; 13:469.

Jamieson MA. Vaginal discharge and genital bleeding in childhood. In: Sanfillipo JS, Lara-Torre E, Edmonds DK, Templeman C (eds.). Clinical pediatric and adolescent gynecology. New York: Informa Healthcare, 2009: 140-53.

Mogielnicki NP, Schwartzman JD, Elliott JÁ. Perineal group A streptococcal disease in a pediatric practice. Pediatrics 2000; 106(2 Pt 1):276.

Muran D. Vaginal bleeding in childhood and adolescence. Obstet Gynecol Clin North Am 1990; 17:389.

Scheidler MG, Schultz BL, Schall L, Ford HR. Mechanisms of blunt perineal injury in female pediatric patients. J Pediatr Surg 2000; 35(9):1317.

Söderrstiöm HF et al: Vaginal bleeding in prepubertal girls: etiology and clinical managemant. J Pediatr Adolesc Gynecol 2016; 29: 280-5.

Straumanis JP, Bocchini JA Jr. Group A beta-hemolytic streptococcal vulvovaginitis in prepubertal girls: a case report and review of the past twenty years. Pediatr Infect Dis J 1990; 9(11):845.

Sugar NF, Feldman KW. Perineal impalements in children: distinguishing accident from abuse. Pediatr Emerg Care 2007; 23(9):605.

Templeman C, Hertweck SP, Muram S et al. Vaginal bleeding in childhood and menstrual disorders in adolescence. In: Sanfillipo JS, Muram D, Dewhurst J, Lee PA (eds.). Pediatric and adolescent gynecology. 2. ed. Philadelphia: WB Saunders, 2001: 237-47.

Villella JA, Bogner PN, Jani-Sait SN, Block AMW, Lele S (2005) Rhabdomyosarcoma of the cervix in sisters with review of the literature. Gynecol Oncol 2005; 99:742-8).

5

Puberdade Fisiológica

Maria Virgínia Furquim Werneck Marinho
Arlene de Oliveira Fernandes

❏ INTRODUÇÃO

A puberdade marca o período de transição entre a infância e a vida adulta, durante o qual é adquirida a maturidade reprodutiva e emocional. Caracteriza-se por transformações físicas e psíquicas complexas em uma intrincada inter-relação do sistema endócrino com os órgãos-alvo. Os sinais clínicos da puberdade em ambos os sexos são a aceleração na velocidade de crescimento e o desenvolvimento dos caracteres sexuais secundários. O momento de ocorrência e a duração do processo puberal apresentam variações individuais, e o conhecimento da normalidade é fundamental para o acompanhamento da puberdade fisiológica e o diagnóstico de situações patológicas.

A puberdade tem início com a ativação do eixo hipotálamo-hipófise-ovariano (HHO), antes mesmo do aparecimento de qualquer sinal externo de desenvolvimento de caracteres sexuais secundários e do estirão de crescimento, o que corresponde à idade óssea de 11 anos nas meninas e termina quando se estabelecem os ciclos ovulatórios, último fenômeno desse período. A duração do processo puberal é variável, entre 1,5 e 6 anos, com média de 4,5 anos.

São vários os fatores que influenciam o início da puberdade, sendo o genético o mais determinante. Sabe-se que existe uma correlação entre a idade da menarca de mães e filhas e entre as irmãs. A situação geográfica e a exposição à luz parecem exercer algum papel, pois a puberdade tende a ocorrer mais cedo em baixas altitudes e próximo à linha do Equador. A melhoria das condições de nutrição e saúde fez a média de idade da menarca cair de maneira importante após a Revolução Industrial, nos últimos 30 anos persistindo estável nos países desenvolvidos.

No entanto, mesmo se mantendo estável a idade média de ocorrência da menarca, observou-se nas últimas três a cinco décadas a diminuição da época de aparecimento dos eventos puberais de modo global. Os estudos *Pediatric Research in Office Settings* (PROS) e *National Health and Nutrition Examination Survey* (NHANES) identificaram telarca e pubarca antes dos 8 anos de idade em 10,5% das meninas brancas e em 37,8% das negras e antes dos 7 anos em 5% das meninas brancas e em 15,4% das negras. Apesar da diminuição da idade da telarca, não se observou diminuição na idade de ocorrência da menarca. Chama atenção a associação dessas alterações à obesidade e ao índice de massa corporal (IMC) aumentado na infância com aceleração da velocidade de crescimento. Questiona-se ainda o papel de substâncias químicas presentes no meio ambiente, como pesticidas e fitoestrogênios nos alimentos, que poderiam atuar sobre o eixo HHO com ação semelhante à do estrogênio.

Conhecer a normalidade do desenvolvimento puberal e suas variações é fundamental para o acompanhamento da puberdade fisiológica e o diagnóstico e manejo de situações patológicas.

❏ FISIOLOGIA DA PUBERDADE

A sequência de eventos da puberdade depende diretamente da integridade do eixo HHO com seus mecanismos de *feedback*. O típico padrão bifásico da secreção das gonadotrofinas, observado após a puberdade, resulta primariamente na alteração dos níveis de inibição central da secreção do hormônio liberador de gonadotrofina (GnRH), dando origem à cascata de eventos hormonais que levam à ativação gonadal e às alterações físicas da puberdade.

Vários fatores parecem estar envolvidos nesse processo, mas os mecanismos moduladores permanecem pouco definidos. Aparentemente, há diminuição na atividade dos neurotransmissores que inibem a secreção do GnRH, mediada principalmente pelo ácido gama-aminobutírico (GABA), além da ativação daqueles que estimulam sua secreção, como o glutamato e a kisspeptina. Além dos neurotransmissores, a leptina e o IGF-1 (*insulin growth factor*–1) parecem estar envolvidos no controle da secreção do GnRH; entretanto, seu papel no desencadeamento do processo puberal permanece controverso.

O GnRH é um decapeptídeo secretado de maneira pulsátil pelos neurônios do núcleo arqueado localizado no hipotálamo. Tem meia-vida curta, de 2 a 4 minutos, e sua secreção é influenciada pelos centros corticais cerebrais, sistema límbico, neurotransmissores, além dos esteroides sexuais. O GnRH atua na hipófise, estimulando a secreção das gonadotrofinas, FSH (hormônio folículo–estimulante) e LH (hormônio luteinizante). Estes, por sua vez, vão atuar nos ovários, levando à secreção dos esteroides sexuais (androgênios, estrogênios e progesterona). Por meio de mecanismo de *feedback*, os hormônios ovarianos exercem ação sobre a secreção de gonadotrofinas. No hipotálamo, modulam a secreção de GnRH e, na hipófise, influenciam diretamente a secreção de FSH e LH.

O eixo HHO é competente desde o período fetal, iniciando seu desenvolvimento a partir de 9 a 10 semanas. Em torno de 19 a 20 semanas de vida intrauterina já se observa a elevação na secreção de gonadotrofinas e esteroides sexuais ovarianos, que estimulam as células germinativas e determinam o crescimento folicular. Os mecanismos de *feedback* tanto negativo como positivo estão presentes a partir da metade da gestação e se encontram maduros ao nascimento.

Imediatamente após o nascimento, os níveis dos hormônios maternos e placentários diminuem drasticamente na circulação da recém-nascida, fazendo com que não mais exista a inibição exercida por esses hormônios sobre o eixo HHO. Essa desinibição do eixo dá início à secreção pulsátil de GnRH, que leva ao estímulo na produção de gonadotrofinas e, consequentemente, à estimulação ovariana. Esse quadro se prolonga até cerca de 4 meses de vida, quando, por meio de *feedback* negativo, ocorre o declínio da secreção hipofisária e ovariana.

Os níveis de gonadotrofinas na primeira infância permanecem baixos até cerca de 8 anos de idade em virtude da supressão da atividade hipotalâmica, conhecida como pausa juvenil. Essa "hibernação hormonal" está presente nos primatas evoluídos e está relacionada com o prolongamento da infância, período em que ocorre a aquisição de habilidades cerebrais, principalmente aquelas relacionadas com a socialização. A melatonina, hormônio produzido pela glândula pineal, pode estar relacionada com esse fator intrínseco de bloqueio do eixo. Na infância, a secreção pulsátil de GnRH é discreta, com frequência e amplitude baixas, não resultando em produção de gonadotrofinas pela hipófise e de esteroides pelos ovários. Desenvolve-se o *feedback* negativo com níveis mínimos de gonadotrofinas e esteroides ovarianos.

Por muitos anos acreditou-se que existiria um "gonadostato" hipotalâmico que controlaria o grau de sensibilidade dos neurônios secretores de GnRH aos esteroides sexuais. Esse modelo foi questionado a partir de estudos em primatas, onde se observou que a administração exógena de esteroides afeta a concentração, mas não o padrão da secreção de gonadotrofinas hipofisárias. A mudança para o padrão bifásico da secreção de gonadotrofinas observada na puberdade resulta primariamente na diminuição dos fatores que inibem a produção de GnRH e em menor escala no grau de sensibilidade ao *feedback* negativo exercido pelos esteroides ovarianos.

Parece haver uma inter-relação entre os centros cerebrais e seus neurotransmissores sobre os mecanismos de inibição e ativação do eixo HHO, em especial o GABA, o neuropeptídeo Y (NPY), o glutamato e as kisspeptinas, embora o mecanismo exato ainda seja desconhecido. O GABA é um neurotransmissor inibidor que se relaciona inversamente com a secreção de GnRH na puberdade, sendo talvez o responsável por barrar a atividade do GnRH hipotalâmico na infância. O NPY é um neuropeptídeo hipotalâmico associado à ingestão alimentar e ao comportamento reprodutivo, que parece ter algum papel na diminuição da secreção do GnRH na infância. Já o glutamato estimula a secreção de GnRH e parece exercer um papel no retorno da atividade pulsátil na puberdade. As kisspeptinas são proteínas produzidas pelos neurônios do núcleo arqueado do sistema nervoso central (SNC) e agem sobre o sistema gerador de pulsos do hipotálamo, sendo provavelmente a chave que transmite os sinais do ambiente externo e do interno, que inicia o processo puberal.

Em torno dos 7 anos de idade ocorre a ativação do eixo HHO com pulsos noturnos de GnRH que aumentam em frequência e amplitude e com a consequente ocorrência de pulsos noturnos de gonadotrofinas, e os níveis de LH excedem os de FSH no início do processo puberal. A resposta do FSH, apesar de menor, é mais precoce que a do LH, sendo grande no início da puberdade e declinando no meio do processo. Sob a ação dos picos de FSH se inicia a produção de estradiol pelos ovários cerca de 1 ano antes da telarca. O aumento progressivo na produção do estradiol leva ao aparecimento dos caracteres sexuais secundários. Com o evoluir do processo puberal aumenta a responsividade da hipófise ao estímulo do GnRH com o aumento da síntese de gonadotrofinas, sendo a secreção de LH de 20 a 40 vezes maior que nos níveis pré-puberais e a do FSH, duas a três vezes maior.

A resposta ao LH é pequena no início e aumenta acentuadamente com o evoluir da puberdade. Inicialmente ocorrem picos noturnos, durante o sono, que vão aumentando gradativamente em amplitude e frequência. No final da puberdade, os pulsos diurnos predominam sobre os noturnos. Nessa época se estabelece o padrão bifásico do *feedback* entre estrogênio e LH. Em baixas concentrações, o estrogênio promove um *feedback* negativo, inibindo a secreção de LH. Entretanto, quando em altas concentrações, o estrogênio promove um *feedback* positivo, levando ao surgimento do pico de LH, o que determina a ocorrência da ovulação, evento que caracteriza o fim do processo puberal.

Além dos esteroides sexuais, outras substâncias são produzidas pelos ovários, como inibina A, inibina B, ativina, folistatina e citocinas, que atuam modulando a atividade das gonadotrofinas e participando do sistema de *feedback* positivo e negativo, essencial para o amadurecimento reprodutivo do eixo neuroendócrino. Inibinas são glicoproteínas produzidas principalmente pelas gônadas e funcionam como marcadores da atividade das células da granulosa. Agem na supressão do FSH, participando do *feedback* negativo do eixo HHO. A inibina B é produzida pelos folículos na fase folicular. Já a inibina A é produzida pelo corpo lúteo, na fase lútea. A ativina estimula a secreção do FSH, enquanto a folistatina exerce o papel de regulador do sistema inibina-ativina.

Os ovários se tornam mais responsivos ao estímulo central com secreção crescente dos esteroides sexuais, apresentando aumento de volume com aumento do estroma e do desenvolvimento folicular em número e dimensões.

O mecanismo exato do início da puberdade permanece desconhecido, mas o percentual de gordura corporal e alguns fatores metabólicos parecem ter o papel de sinalizar ao hipotálamo o início do processo. Em 1974, Frisch identificou a relação entre o peso corporal e a ocorrência da menarca, propondo um peso mínimo de 47,8kg. Mais tarde, verificou-se que mais importante do que o peso seria o percentual de gordura corporal, entre 16% para ocorrer a menarca e 23%, para ocorrerem os ciclos ovulatórios. A observação de que obesas menstruam mais precocemente e que anoréticas e atletas com baixa porcentagem de massa gordurosa menstruam mais tarde reforça a existência de uma relação entre a gordura corporal e a função reprodutiva.

Estudos recentes sugerem aceleração do desenvolvimento mamário em meninas obesas, que alcançaram o estágio 3 de Tanner mais precocemente, além de idade óssea mais adiantada, e o fator que parece ser o responsável pela antecipação da maturação esquelética em crianças obesas é o IGF-1.

Estudo realizado com bailarinas demonstrou que elas apresentam ingesta calórica deficiente para a atividade física que realizam e retardo na maturação óssea, o qual é compensado ao longo do desenvolvimento puberal, não afetando a estatura final; entretanto, foi detectado atraso de 1 ano na idade da menarca. Provavelmente, esse retardo no desenvolvimento se deve ao exercício físico intenso associado a um aporte calórico insuficiente.

A leptina, um peptídeo de modo pulsátil secretado pelos adipócitos, com um padrão diurno, comunica o *status* nutricional ao SNC e parece ter relação com o início da puberdade. Agindo sobre o SNC, regula o comportamento alimentar e o consumo de energia, sinalizando ao hipotálamo a quantidade de tecido adiposo disponível e o peso corporal. Em roedores, a administração de leptina acelera a puberdade e sua ausência esta relacionada com a infertilidade. Baixos níveis de leptina induzidos por um balanço energético negativo levam ao atraso no amadurecimento sexual, o que pode ser corrigido mediante a administração de leptina.

As alterações séricas de leptina que ocorrem durante a transição puberal se constituem em argumento adicional que sustenta sua importância no desencadear da puberdade. Em meninas, os níveis séricos de leptina aumentam durante a infância até o início do desenvolvimento puberal. Parece haver aumento do tecido adiposo com aumento da produção de leptina até um nível crítico necessário para o início da puberdade. Quanto mais elevados os níveis de leptina, mais precoce o início da puberdade. Com o evoluir do processo puberal os níveis tendem a cair, observando-se aumento da sensibilidade à leptina. De acordo com o que já foi demonstrado em alguns estudos, a concentração de leptina se modifica nos diferentes estágios do desenvolvimento puberal e apresenta uma relação direta com IMC, FSH, LH e estradiol.

Observam-se concentrações baixas em pacientes com puberdade retardada, atletas e anoréticas. Bailarinas apresentam alteração na liberação de leptina, o que leva à redução nos níveis de GnRH, LH, FSH e, consequentemente, de estrogênios ovarianos. Inversamente, na obesidade, os níveis elevados de leptina levam à aceleração puberal e podem estar relacionados com disfunção ovariana e anovulação crônica.

❑ ADRENARCA

O processo da puberdade é iniciado na infância tardia por meio de uma cascata de alterações neuroendócrinas que levam a crescimento físico, maturação sexual e aquisição da capacidade reprodutiva. A maturação puberal consiste em dois processos associados, porém independentes: a adrenarca (início da produção androgênica) e a gonadarca (reativação do eixo HHO). Por fim, e em decorrência de ambos os processos citados, ocorre a menarca, que marca o final da puberdade. A coincidência temporal entre os dois eventos faz pensar em uma relação entre eles, mas ainda não existem evidências que sustentem essa teoria.

Paralelamente ao início da secreção de GnRH, mas independentemente dele, observa-se a ativação da zona reticular das suprarrenais, que recebe o nome de adrenarca. Em virtude do aumento na atividade das enzimas do complexo P450c17, 17α-hidroxilase e 17,20-liase, inicia-se a secreção dos hormônios androgênicos, principalmente desidroepiandrosterona (DHEA), sulfato de desidroepiandrosterona (DHEA-S) e androstenediona. Observam-se o crescimento dos pelos pubianos (pubarca) e dos axilares (axilarca) e a secreção das glândulas sebáceas.

A adrenarca geralmente ocorre 2 anos antes da reativação do eixo HHO. O estímulo primário para início da adrenarca é desconhecido, sendo o primeiro evento o aumento da sensibilidade adrenal ao estímulo do ACTH e consequente esteroidogênese adrenal. Observa-se elevação da 17α-hidroxipregnenolona e da DHEA. Não se observa aumento da secreção do cortisol. A elevação do DHEA-S é o sinal necessário para o desenvolvimento de pelos pubianos e axilares. O aumento dos androgênios adrenais estimula ainda o desenvolvimento da unidade pilossebácea na pele e atua também no aumento da densidade cortical dos ossos. O início da secreção de androgênios pelas suprarrenais independe de GnRH, de gonadotrofinas ou da função ovariana.

No período que precede a menarca, o aumento dos pulsos de FSH, em intensidade e frequência, associado ao aumento da sensibilidade ovariana ao estímulo das gonadotrofinas, leva ao aumento da secreção de estradiol. Sob estímulo estrogênico, tornam-se evidentes os caracteres sexuais secundários e a sequência de eventos do desenvolvimento puberal.

Seguindo a adrenarca e a gonadarca, e associada ao aumento dos esteroides sexuais e da leptina, observa-se a ativação da secreção do hormônio do crescimento (GH) e do IGF-1. O GH é secretado pela hipófise anterior em resposta ao hormônio liberador do hormônio do crescimento (GHRH) hipotalâmico. Fatores periféricos influenciam a produção do GH, como grelina, que o estimula, e somatostatina, que o inibe. Os picos de GH na puberdade são mais frequentes e amplos no início, levando à velocidade de crescimento maior, e decrescem no final do desenvolvimento puberal. O GH se liga aos receptores no fígado, promovendo a produção do IGF-1, responsável pelo crescimento corporal.

❑ EVENTOS PUBERAIS

Na grande maioria das adolescentes, o primeiro sinal externo da puberdade é o estirão do crescimento, seguido do início do desenvolvimento mamário (telarca), aparecimento dos pelos pubianos (pubarca) e, finalmente, início dos ciclos menstruais (menarca).

No entanto, essa sequência pode apresentar variações individuais em tempo e ritmo, dependendo de fatores genéticos, ambientais e mesmo sociais. Em geral, a menarca ocorre após o pico da velocidade de crescimento, em torno de 2,6 anos após o início da puberdade. A duração total do processo puberal, desde a aceleração do crescimento, passando pela telarca, pubarca e menarca, é em torno de 4,5 anos, com variação entre 1,5 e 6 anos.

❑ ESTIRÃO DE CRESCIMENTO

O estirão de crescimento se caracteriza pelo desenvolvimento somático, que acontece mais cedo nas meninas do que nos meninos. Depende da ação conjunta do GH e do IGF-1, que aumentam de maneira progressiva no início da puberdade, além dos níveis crescentes dos esteroides sexuais. Assim como as gonadotrofinas, o GH é secretado de modo pulsátil com picos durante o sono. O aumento nos níveis séricos de GH é o principal fator determinante da velocidade do ganho estatural obtido durante o estirão do crescimento. A duração do estirão é de 2 a 3 anos, e o ritmo de crescimento pode ser avaliado pelas curvas de crescimento, sendo as mais recomendadas para a população brasileira as da Organização Mundial da Saúde (OMS) (Figura 5.1).

Cerca de 16% a 18% da estatura adulta final é obtida na puberdade, sendo o pico máximo de velocidade de crescimento atingido cerca de 6 meses antes da menarca e no estágio IV do desenvolvimento de mamas e pelos. Em meninas, o pico de velocidade de crescimento ocorre entre 9 e 14 anos, com cerca de 9cm/ano, menor que nos meninos, que é de 10,3cm/ano. A diferença na estatura adulta entre meninas e meninos parece dever-se ao início mais precoce do crescimento em meninas, em cerca de 2 anos, mas, principalmente, ao fato de os meninos crescerem mesmo antes do pico de velocidade de crescimento.

Após a menarca, a velocidade de crescimento é menor, podendo ser esperado um crescimento de 5 a 8cm em até 2 anos. As proporções do esqueleto também mudam, com as extremidades crescendo mais rapidamente, enquanto a

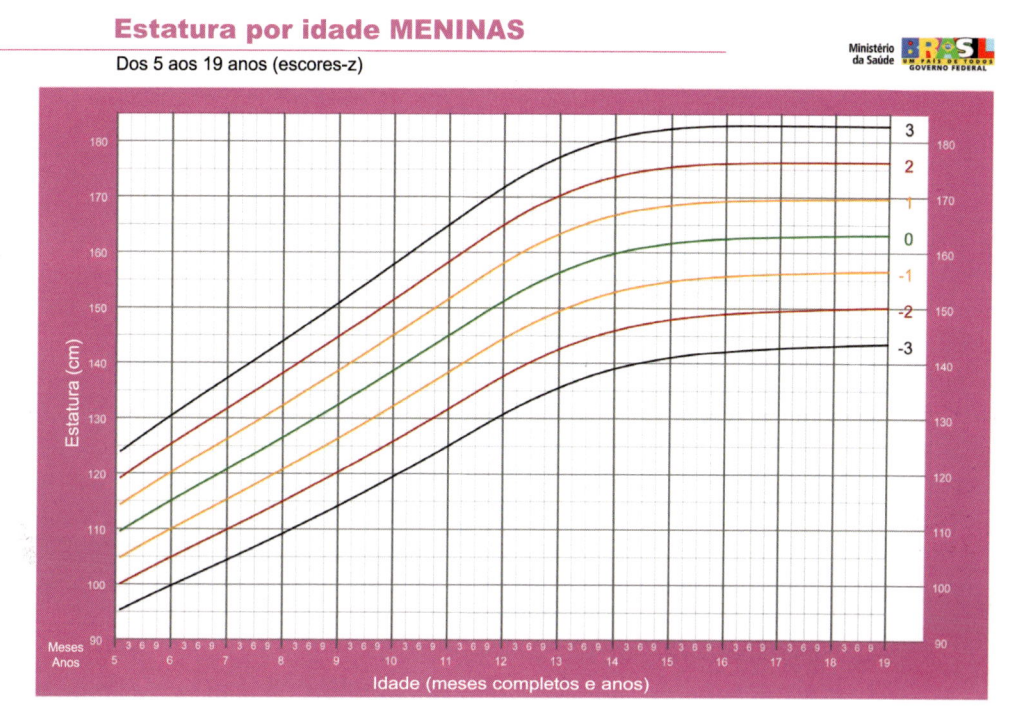

Figura 5.1 Curva de crescimento de meninas. (WHO Growth reference data for 5-19 years, 2007 – Disponível em:http://www.who.int/growthref/en/.)

coluna vertebral cresce mais lentamente. A estatura final do adulto é mediada pela produção dos esteroides sexuais, que, em níveis altos, promove o fechamento das epífises dos ossos longos. Nas meninas, aproximadamente 9 a 12 meses após o pico de velocidade de crescimento, ocorre ganho importante da massa óssea com pico em torno dos 17 aos 19 anos, mediado pela ação do GH, do estrogênio e dos esteroides adrenais. Com o crescimento somático ocorre também mudança na composição corporal com distribuição de gordura em um padrão feminino. A massa óssea é determinada por fatores genéticos, condições gerais de saúde e nutrição, peso corporal, tabagismo, atividade física, uso de medicamentos e condições hormonais.

A altura-alvo pode ajudar a verificar se a menina está crescendo dentro de seu padrão familiar. O cálculo pode ser obtido por meio da seguinte fórmula:

$$\text{Altura-alvo} = \frac{(\text{altura do pai [cm]} - 13) + \text{altura da mãe (cm)}}{2}$$

❑ CARACTERES SEXUAIS SECUNDÁRIOS

Os caracteres sexuais secundários são os sinais visíveis do desenvolvimento puberal, sendo descritos e estagiados pelo sistema de avaliação criado por Marshall e Tanner em 1969. São descritos cinco estágios distintos do desenvolvimento de mamas e pelos, indo de um aspecto pré-puberal até a configuração do adulto.

TELARCA

A telarca consiste no desenvolvimento mamário que se inicia com o aparecimento do broto mamário cerca de 2 anos antes da menarca. Não é incomum que a princípio o crescimento seja unilateral ou assimétrico, o que, em geral, é corrigido ao longo do processo. É importante registrar que o desenvolvimento de pelos e mamas pode não ser sincronizado, já que estes derivam de sistemas hormonais distintos, ovariano e suprarrenal, podendo, eventualmente, ser precedido pela pubarca. A sequência de desenvolvimento foi bem estudada por Marshall e Tanner na década de 1960 e ainda hoje é bastante usada no acompanhamento da puberdade (Figura 5.2).

MAMAS:

- **M1:** mama infantil sem desenvolvimento mamário.
- **M2:** broto mamário com pequeno desenvolvimento glandular subareolar.
- **M3:** maior aumento da mama e da aréola, sem separação de seus contornos. Tecido mamário extrapola os limites da aréola.
- **M4:** maior crescimento da mama e da aréola, que aparece destacada do corpo mamário, formando uma saliência acima do contorno da mama.
- **M5:** mama de aspecto adulto, em que o contorno areolar está novamente incorporado ao contorno da mama.

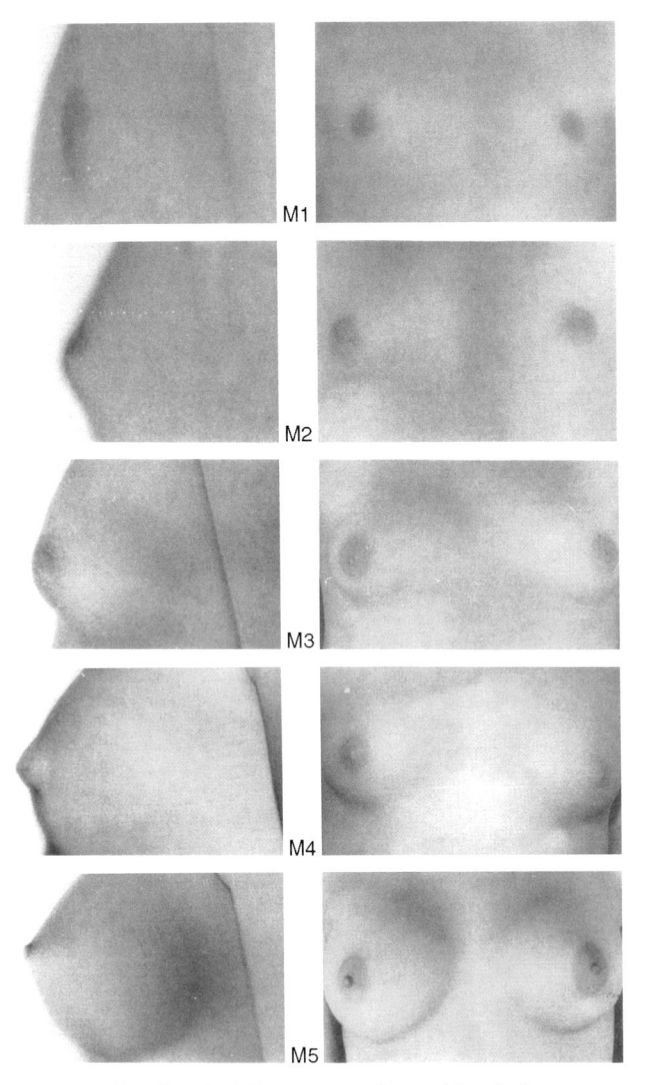

Figura 5.2 Classificação de Tanner para o desenvolvimento das mamas.

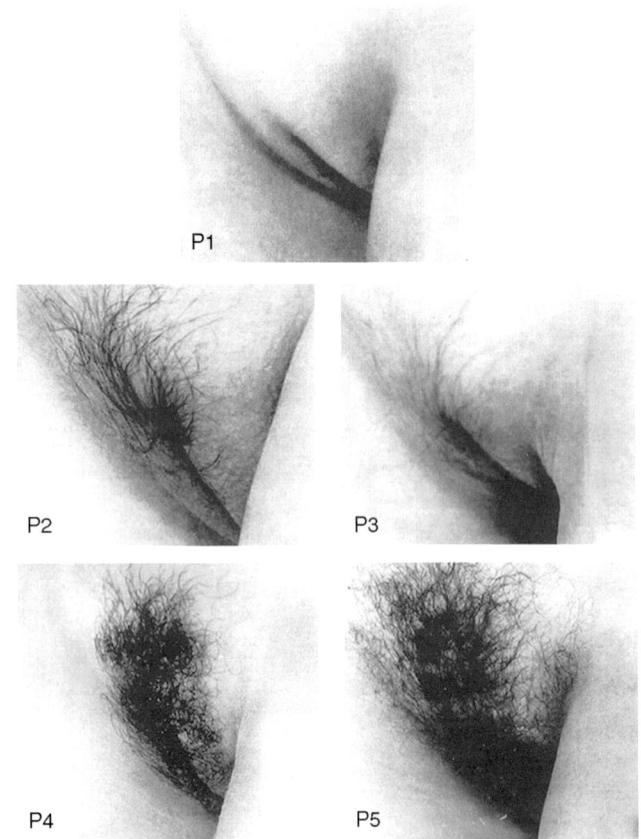

Figura 5.3 Classificação de Tanner para o desenvolvimento dos pelos pubianos.

PUBARCA

A pubarca é caracterizada externamente pelo aparecimento dos pelos pubianos, seguidos dos axilares. O aumento da secreção das glândulas sebáceas confere à adolescente odor peculiar, além do surgimento da acne. O desenvolvimento dos pelos pubianos foi também documentado pelo trabalho de Marshall e Tanner e serve como parâmetro no acompanhamento clínico (Figura 5.3):

PELOS:
- **P1:** ausência de pelos pubianos.
- **P2:** aparecimento de pelos longos e finos, levemente pigmentados, lisos ou pouco encaracolados, ao longo dos grandes lábios.
- **P3:** maior quantidade de pelos, mais grossos, escuros e encaracolados (pelos terminais), nos grandes lábios e na região pubiana.

- **P4:** pelos terminais cobrindo mais densamente os grandes lábios, a região pubiana e o períneo, sem atingir a face interna das coxas.
- **P5:** pelos terminais em grande quantidade e distribuição, invadindo a face interna das coxas.

DESENVOLVIMENTO DA GENITÁLIA INTERNA

Paralelamente às alterações esqueléticas, de mamas e pelos, alterações importantes ocorrem nos órgãos genitais internos e externos. Os ovários apresentam crescimento linear na infância, mas aumentam de volume a partir do início da puberdade e apresentam crescimento folicular. A vagina cresce em comprimento, partindo de cerca de 4cm ao nascimento para 7 a 8cm na puberdade. O útero experimenta crescimento e mudança de configuração; na infância, o comprimento uterino é de 2cm e a cérvice é mais proeminente que o corpo (relação corpo/colo < 1). Na menarca, o útero mede cerca de 6cm de comprimento e a cérvice e o corpo têm proporções semelhantes (relação corpo/colo = 1). Após a menarca, o útero continua crescendo e ao final do desenvolvimento puberal adquire a configuração adulta com o corpo uterino bem maior que a cérvice (relação corpo/colo > 2).

MENARCA

A menarca é o evento social mais relevante do processo puberal, sendo erroneamente encarada como o final do desenvolvimento. Ocorre em torno de 2,5 anos após o início do desenvolvimento puberal, geralmente no estágio IV de mamas e pelos pubianos. Resulta da estimulação endometrial pelos níveis crescentes de estrogênio e sua consequente descamação.

O estudo de Marshall e Tanner demonstrou que o tempo médio decorrido entre a telarca e a pubarca é de 2,3 anos, mas com grande variação individual em virtude, principalmente, de questões genéticas e também da melhora nas condições de saúde e nutrição. A idade da menarca apresentou queda importante no século XX, principalmente no período que sucedeu à Segunda Guerra Mundial, mas observa-se uma tendência à estabilidade nos últimos 30 anos. No Brasil, como em diversos países, a idade média da menarca observada tem sido em torno dos 12 anos com variação de 1 a 2 anos.

Os ciclos menstruais após a menarca tendem a ser anovulatórios e, portanto, irregulares. A ciclicidade da menstruação depende da maturidade do eixo HHO com o desenvolvimento do mecanismo de *feedback* bifásico entre estradiol e LH, sendo negativo em baixas doses e positivo em altas doses, levando a pico de LH no meio do ciclo, o que detona a ovulação.

A regularidade menstrual, que reflete a ocorrência de ovulação, aumenta com o passar do tempo, estando presente em cerca de 65% das meninas após o primeiro ano e em 90% após o terceiro ano depois da menarca. A ciclicidade da ovulação marca o final da puberdade.

❑ CONSIDERAÇÕES FINAIS

O desencadeamento do processo puberal nas meninas permanece obscuro. O complexo mecanismo neuro-humoral estabelecido durante a puberdade resulta em crescimento somático, maturação gonadal e desenvolvimento sexual com estabelecimento da função reprodutiva. As evidências indicam a participação de vias intrínsecas com início da secreção pulsátil do GnRH, liberação de gonadotrofinas e esteroides sexuais, mas também refletem alterações nutricionais, ambientais, psicossociais e geográficas que interferem diretamente nesse processo.

LEITURA COMPLEMENTAR

Cavallo A, Richards GE, Smith ER. Relation between nocturnal melatonin profile and hormonal markers of puberty in humans. Horm Res 1992; 37:185.

Costa MCO, Gomes WA. Crescimento e desenvolvimento na infância e na adolescência. In: Costa MCO, Souza RP (eds.) Semiologia e atenção primária à criança e ao adolescente. 2. ed. Rio de Janeiro: Revinter, 2005: 17-39.

Counts DR, Pescovitz OH, Barnes KM et al. Dissociation of adrenarche and gonadarche in precocious puberty and in isolated hypogonadotropic hypogonadism. J Clin Endocrinol Metab 1987; 64:1174.

Denzer C, Weibel A, Muche R, Karges B, Sorgo W, Wabitsch M. Pubertal development in obese children and adolescents. International Journal of Obesity 2007; 31:1509-19.

Donoso MA, Muñoz-Calvo MT, Barrios V, Garrido G, Hawkins F, Argente J. Increased circulating adiponectin levels and decreased leptin/soluble leptin receptor ratio throughout puberty in female ballet dancers: association with body composition and the delay in puberty. European Journal of Endocrinology 2010; 162:905-11.

Elias CF, Purohit D. Leptin signaling and circuits in puberty and fertility. Cell Mol Life Sci 2013; 70:841-62.

Fried RI, Smith EE. Postmenarcheal growth patterns. Pediatrics 1962; 61:562-5.

Frisch RE, McArthur JW. Menstrual cycles: fatness as a determinant of minimum weight necessary for their maintenance or onset. Science 1974; 185:949.

Fritz MA, Speroff L. Normal and abnormal growth and pubertal development. In: Fritz MA, Speroff L (eds.) Clinical gynecologic endocrinology and infertility. 8th ed. Philadelphia: Lippincott Williams & Wilkins, 2011: 391-434.

Harlan WR, Harlan EA, Grillo GP. Secondary sex characteristics of girls 12 to 17 years of age: the U.S. Health Examination Survey. J Pediatr 1980; 96:1074.

Herman-Giddens ME, Slora EJ, Wasserman RC et al. Secondary sexual characteristics and menses in young girls seen in office practice: a study from the PROS network. Pediatrics 1997: 99(4):505-12.

Hoyt LT, Falconi A. Puberty and perimenopause: reproductive transitions and their implications for women's health. Soc Sci Med. Author manuscript; available in PMC 2016 May 01.

Jin-Ho C, Han-Wook Y. Control of puberty: genetics, endocrinology and enviroment. Curr Opin Endocrinol Diabetes Obes 2013; 20: 62-8.

Lee PA. Neuroendocrinology of puberty. Semin Reprod Endocrinol 1988; 6:13.

Marinho MVFW. Desenvolvimento e crescimento. In: Magalhães MLC, Reis JTL (eds.) Ginecologia infanto-juvenil: diagnóstico e tratamento. Rio de Janeiro: Medbook, 2007: 17-25.

Marshall WA, Tanner JM. Variations in pattern of pubertal changes in girls. Arch Dis Child 1969; 44:291.

McDowell MA, Brody DJ, Hughes JP. Has age at menarche changed? Results from the National Health and Nutrition Examination Survey (NHANES) 1999-2004. J Adolesc Health 2007; 40:227-31.

Negrão AB, Licino J. Leptina: o diálogo entre adipócitos e neurônios. Arq Bras Endocrinol Metab 2000; 44(3):205-14.

Neinstein LS, Kaufman FR. Normal growth and development. In: Neinstein LS. Adolescent health care. A practical guide. 3 ed., 1996: 3-39.

Plant TM. Neuroendocrine control of the onset of puberty. Front Neuroendocrinol 2015; 38:73-88.

Reinehr T, de Souza G, Wabitsch M. Relationships of IGF-1and androgens to skeletal maturation in obese children and adolescents. J Pediatr Endocrinol Metab 2006; 19:1133-40.

Shahab M, Mastronardi C, Seminara SB, Crowley WF, Ojeda SR, Plant TM. Increased hypothalamic GPR54 signaling: a potential mechanism for initiation of puberty in primates. Proc Natl Acad Sci U S A 2005; 102(6):2129-34.

Stanhope R, Adams J, Jacobs HS et al. Pelvic ultrasound assessment in normal children, idiopathic precocious puberty, and during low dose pulsatile gonadotropin releasing hormone treatment of hypogonadotrophic hypogonadism. Arch Dis Child 1985; 60:116-9.

Styne DM, Grumbach MM. Puberty in the male and female: its physiology and disorders. In: Yen SSC, Jaffe RB (eds.) Reproductive endocrinology. Philadelphia: WB Saunders, 1986.

Tanner JM, Whitehouse RH, Marshall WA, Carter BS. Prediction of adult height, bone age, and occurrence of menarche, at age 4 to 16 with allowance for midparental height. Arch Dis Child 1975; 50:14-26.

Xi H, Zhang L, Guo Z, Zhao L. Serum leptin concentration and its effect on puberty in Naqu Tibetan adolescents. J Physiol Anthropol 2011; 30(3):111-7.

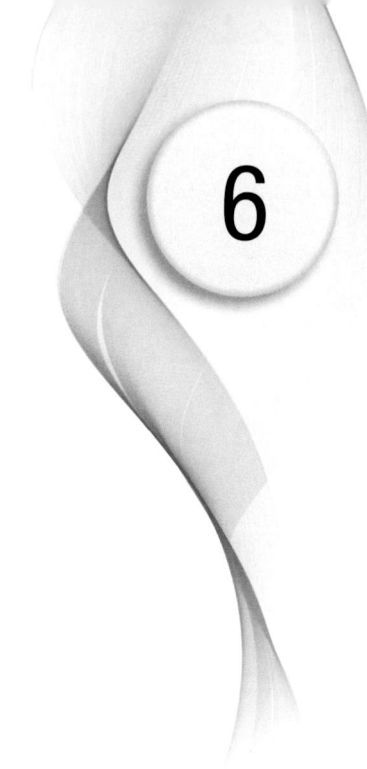

Puberdade Precoce

Liliane Diefenthaeler Herter
Cristiane Kopacek

❏ INTRODUÇÃO

A puberdade é um processo complexo que na menina costuma ter início entre os 8 e os 13 anos de idade (média de 10 anos). O aparecimento dos caracteres sexuais secundários é determinado pelo aumento fisiológico dos esteroides sexuais ovarianos (gonadarca) e suprarrenais (adrenarca). Esse processo é desencadeado por múltiplos fatores: genéticos, metabólicos, ambientais, psíquicos, geográficos e econômicos.

O estímulo hipotalâmico pulsátil do hormônio liberador das gonadotrofinas (GnRH) estimula a produção de gonadotrofinas hipofisárias (LH e FSH), as quais determinam a produção de estradiol (E2) pelo ovário (Figura 6.1). A manifestação clínica da gonadarca se faz através da presença do broto mamário, do escurecimento da aréola, dos pequenos e grandes lábios, do aumento do diâmetro do mamilo e da mucorreia vaginal e culmina com o sangramento vaginal.

A adrenarca, por sua vez, consiste na produção de androgênios pela zona reticular da suprarrenal, a qual é independente do estímulo do hormônio adrenocorticotrófico (ACTH) e costuma ocorrer antes da gonadarca. Suas manifestações clínicas incluem a presença de pelos pubianos, axilares ou perianais, seborreia, acne ou oleosidade capilar e odor axilar.

O estagiamento de Tanner (Figura 6.2) define a evolução do processo puberal normal.

Tanto os androgênios como os estrogênios provocam a maior liberação do hormônio de crescimento (GH) e do fator de crescimento semelhante à insulina (IGF-1), o que determina o aumento da velocidade de crescimento.

As crianças costumam crescer até 5cm ao ano e, ao iniciar a puberdade, a velocidade aumenta (estirão). No ano que precede a menarca, a menina cresce cerca de 10cm ao ano (pico do estirão de crescimento). Entretanto, após a menarca, a velocidade de crescimento diminui, e nos próximos 2 a 3 anos a menina cresce aproximadamente mais 5cm no total. Assim, as meninas, após iniciarem a puberdade, costumam crescer entre 20 e 25cm até atingirem a estatura final.

Além das modificações físicas (puberdade), os esteroides sexuais também provocam estímulos sensoriais que determinam mudanças comportamentais, iniciando conjuntamente o processo psicossomático denominado adolescência.

❏ CONCEITO

Nesse cenário, a puberdade precoce (PP) na menina pode ser definida como o surgimento dos caracteres sexuais secundários antes dos 8 anos de idade ou da menarca (primeira menstruação) antes dos 9 anos de idade. No entanto, estudos epidemiológicos têm sugerido um início mais precoce da puberdade, especialmente em meninas da raça negra.

❏ CLASSIFICAÇÃO

A puberdade precoce pode ser didaticamente dividida em:

PUBERDADE PRECOCE VERDADEIRA (PPV)

A PPV é determinada pelo aumento precoce do GnRH, o qual estimula a produção das gonadotrofinas (LH e FSH)

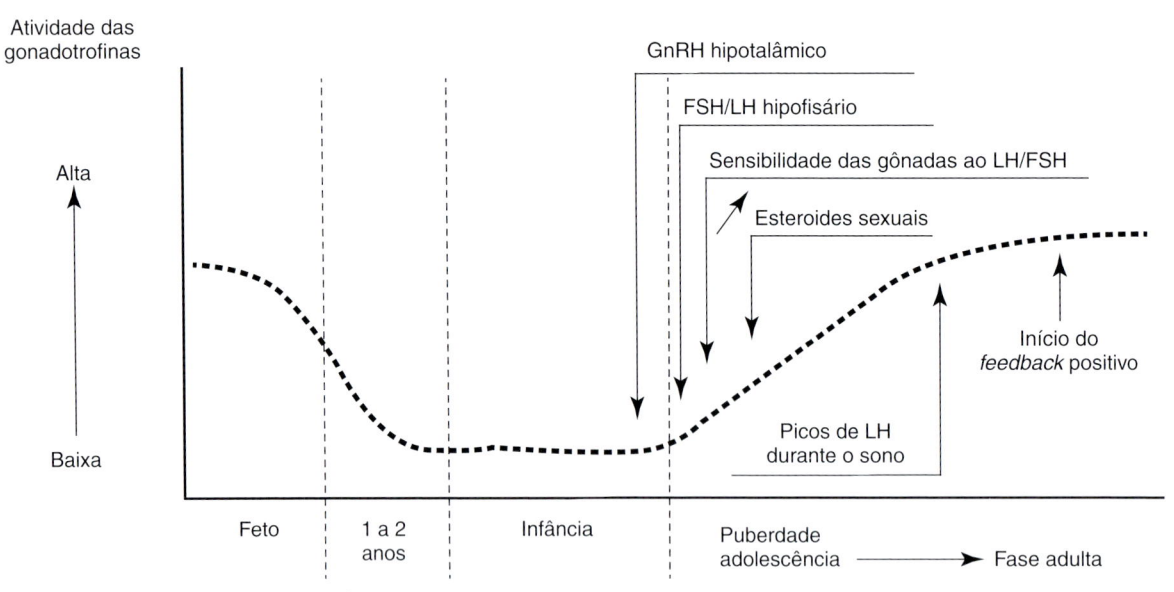

Figura 6.1 Eixo gonadotrófico ao longo do desenvolvimento. (Adaptada de Ducharme JR, Forest MG, 1993.)

e do estradiol, ou seja, trata-se de um fenômeno que inclui o aumento dos esteroides sexuais ovarianos e do GnRH (Figura 6.1).

Na maior parte das vezes (90%), a PPV em meninas tem causa idiopática. No entanto, pode ser decorrente de tumor hipotalâmico produtor de GnRH ou de outras anormalidades do sistema nervoso central (SNC), como outros tumores, malformações, traumas e infecções, causa genética, exposição crônica a esteroides sexuais ou causa psíquica (por exemplo, adoção internacional).

Cabe destacar que a PPV pode desenvolver-se com ritmos diferentes de progressão. Algumas pacientes apresentarão um ritmo acelerado (puberdade precoce rapidamente progressiva), mas outras poderão exibir um ritmo mais lento (puberdade precoce lentamente progressiva) com a ocorrência da menarca em idade normal e sem comprometer a altura final.

PSEUDOPUBERDADE PRECOCE (PPP)

A PPP ou puberdade precoce periférica é determinada pelo aumento dos esteroides sexuais independentemente do estímulo central do GnRH.

As causas que provocam o aumento de estrogênios incluem: cisto folicular autônomo isolado, síndrome de McCune-Albright, tumor ovariano produtor de estrogênios, fonte exógena de estrogênios (medicamentos) e hipotireoidismo.

As causas de aumento androgênico incluem a hiperplasia congênita da suprarrenal forma não clássica (HCSR--NC), tumores ovarianos ou suprarrenais produtores de androgênios, fonte exógena de androgênios, uso de corticoides etc.

VARIANTES DO DESENVOLVIMENTO PUBERAL NORMAL

As variantes do desenvolvimento puberal normal são formas isoladas, sem aumento patológico de esteroides sexuais, e que não iniciam a cascata de maturação da puberdade via GnRH. Por esse motivo, não comprometem a altura final, não aumentam a velocidade de crescimento, não determinam avanço de idade óssea superior a 2 desvios padrões (DP) ou 1 ano nem incluem a presença simultânea de gonadarca e adrenarca.

São provavelmente decorrentes do aumento da sensibilidade do receptor de esteroide sexuais ou do aumento transitório desses hormônios. Também não determinam avanço patológico da idade óssea nem comprometem a altura final.

Outras formas lembradas para estabelecer o diagnóstico diferencial de precocidade puberal:

- **Crise puerperal:** presença de broto mamário e até galactorreia na recém-nascida decorrente do estímulo estrogênico da placenta. O bebê pode apresentar também mucorreia, escurecimento e aumento dos pequenos e grandes lábios. Cerca de 10% podem apresentar sangramento vaginal dentro do primeiro mês de vida causado pela presença de um endométrio proliferado previamente e desestabilizado pela redução dos níveis estrogênicos decorrente da remoção da placenta.
- **Minipuberdade fisiológica:** após a remoção da placenta, os níveis de gonadotrofinas que estavam suprimidos pelos esteroides placentários (fenômeno chamado de *feedback* negativo) aumentam e estimulam o ovário a produzir estradiol, o que pode determinar o aparecimento do broto mamário. No entanto, esse

aumento das gonadotrofinas é transitório e costuma desaparecer até os 24 meses de idade, quando o mecanismo de *feedback* negativo estará mais maduro e promoverá baixos níveis de gonadotrofinas até o início da puberdade (Figura 6.1).

- **Telarca isolada:** presença isolada de broto mamário em razão do aumento da sensibilidade do receptor de estrogênio na mama e/ou do aumento transitório dos estrogênios. Entretanto, como cerca de 15% das telarcas isoladas podem progredir para PPV, essas pacientes devem ser acompanhadas periodicamente para reavaliação.

- **Variante da telarca (VT):** presença de broto mamário decorrente do aumento predominante do FSH sem aumento puberal do LH. Trata-se de um fenômeno intermediário entre a telarca isolada e a PPV. Os valores do FSH e do LH (basal ou após o teste do GnRH), do IGF-1 e da velocidade de crescimento são significativamente maiores nos casos de PPV do que na VT, mas ambas apresentam níveis semelhantes e aumentados de estradiol. Essas meninas costumam ter mamas mais desenvolvidas (estágio 3 ou 4 de Tanner - Figura 6.2) e ovários maiores, mas teste do GnRH pré-puberal.

- **Pubarca isolada:** presença de pelos pubianos em decorrência da adrenarca prematura. Podem coexistir outros sinais androgênicos fisiológicos (odor axilar, acne, pelos axilares), mas sem a presença de broto mamário, avanço patológico da idade óssea ou excesso de esteroides sexuais. O sulfato de desidroepiandrosterona (DHEA-S) encontra-se na faixa do estágio 2 de Tanner (Figura 6.2).

- **Menarca isolada:** sangramento menstrual isolado (sem outros sinais de puberdade) decorrente do aumento da sensibilidade do receptor estrogênico endometrial. Entretanto, esse é um diagnóstico de exclusão, devendo ser afastadas outras causas de sangramento genital (corpo estranho, tumor vaginal, infecções, trauma).

❑ QUADRO CLÍNICO

Os seguintes achados clínicos, antes dos 8 anos de idade na menina, podem sugerir um quadro de puberdade precoce:

- Broto mamário.
- Escurecimento da aréola e/ou dos pequenos ou grandes lábios.
- Mucorreia ou leucorreia fisiológica.
- Sangramento menstrual.
- Acne, seborreia ou oleosidade da pele.
- Odor axilar.
- Pelos pubianos, axilares ou perianais.
- Velocidade de crescimento > 6cm/ano.
- Percentil do crescimento ≥ 1 DP acima da altura-alvo.

❑ DIAGNÓSTICO

O diagnóstico visa determinar se o aparecimento dos sinais precoces de puberdade (antes dos 8 anos de idade) se deve ao aumento do GnRH (PPV – Figura 6.1), ao

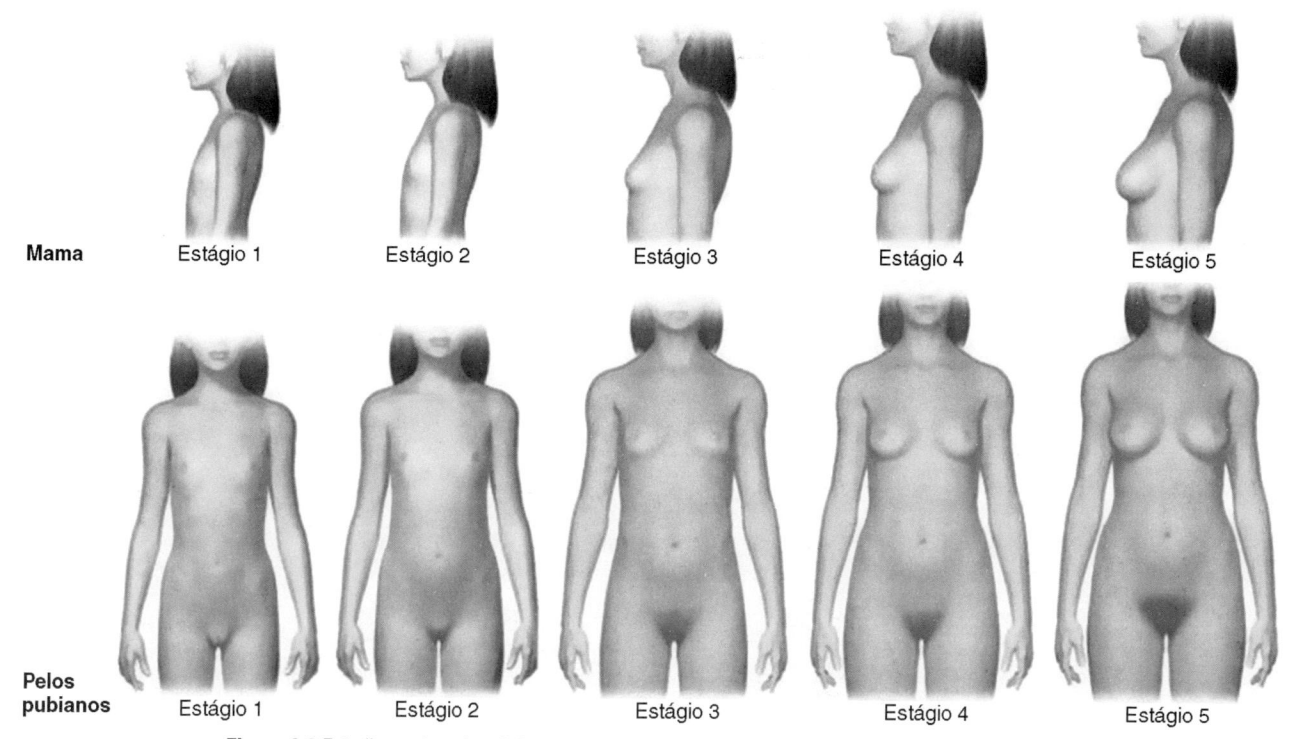

Mama Estágio 1   Estágio 2   Estágio 3   Estágio 4   Estágio 5

Pelos pubianos Estágio 1   Estágio 2   Estágio 3   Estágio 4   Estágio 5

Figura 6.2 Estadiamento puberal de tanner em meninas. (Adaptada de Carel & Leger. NEJM, 2008.)

aumento dos esteroides sexuais sem aumento do GnRH (PPP) ou a formas isoladas de puberdade (PI) decorrentes do aumento pequeno e transitório dos esteroides sexuais ou do aumento da sensibilidade do receptor de esteroide no órgão-alvo (telarca, pubarca ou menarca isolada), ao aumento isolado do estradiol sem aumento puberal do LH (variante da telarca), ao broto mamário decorrente do estrogênio placentário (crise puerperal) ou ao aumento do estradiol em virtude do aumento transitório de gonadotrofinas decorrente do mecanismo ainda imaturo de *feedback* negativo (minipuberdade fisiológica – Figura 6.1).

O diagnóstico diferencial baseia-se na seguinte avaliação:

1. **Anamnese:** história familiar de PPV, sintomas neurológicos compressivos (cefaleia, diplopia, convulsões, distúrbio de comportamento); doenças neurológicas prévias, altura-alvo (altura da mãe + altura do pai – 13cm)/2 não compatível com seu ritmo de crescimento .
2. **Exame físico:** caracteres secundários de Tanner ≥ 2 (Figura 6.2); altura, peso, índice de massa corporal, odor axilar, pelos pubianos ou axilares, presença de hiperandrogenismo (hirsutismo, clitoromegalia, acne); manchas café com leite, neurofibromatose, escurecimento dos mamilos, escurecimento dos pequenos e grandes lábios, mucorreia, bócio, pele seca, sangramento genital.
3. **Exames hormonais:**
   - LH, FSH e estradiol basais (são considerados puberais LH basal ≥ 0,3UI/L por ensaio de eletroquimioluminescência [ECLIA]/ensaio imunoquimiolumétrico [ICMA] ou ≥ 0,6UI/L por ensaio imunofluorimétrico [IFMA]).
   - Nos casos suspeitos de PPV, mas com exames basais normais, está indicado o teste dinâmico com 100µg IV de GnRH (teste com resposta puberal se pico de LH ≥ 5UI/L) ou com leuprorrelina (agonista de GnRH), 3,75mg IM (teste com resposta puberal se pico de LH ≥ 8UI/L por ICMA/ECLIA ou ≥ 10UI/mL por IFMA).
   - TSH e T4 livre são solicitados em caso de sinais de hipotireoidismo ou atraso da idade óssea.
   - Testosterona total, DHEA-S, androstenediona e 17-OHP serão necessários em caso de pubarca precoce.
4. **Exames radiológicos:**
   - Radiografia de mãos e punhos para idade óssea segundo atlas de Greulich & Pyle (são considerados alterados quando > 2DP ou > 1 ano).
   - Ecografia pélvica (são considerados achados sugestivos de PPV: volume uterino ≥ 3mL; área uterina ≥ 4,5cm²; comprimento uterino ≥ 3,4 a 4cm; volume ovariano ≥ 1 a 1,8mL; ≥ 6 folículos ovarianos por ovário).
   - Exames de imagem do SNC em caso de suspeita de puberdade precoce verdadeira (radiografia de crânio, tomografia ou, preferencialmente, ressonância magnética de sela túrcica e hipotálamo).
   - Em caso de suspeita da síndrome de McCune-Albright, indica-se a cintilografia óssea ou radiografia de ossos longos e do crânio para detecção da displasia osteofibrosa.
5. **Exames genéticos:** a pesquisa de mutação inativadora do gene *MKRN3* é recomendada em casos de PPV familiar, especialmente com história familiar positiva de origem paterna. Mutações ativadoras do gene da kisspeptina (*KISS1* e *KISS1R*) são causas raras de PPV isolada.

O Quadro 6.1 ilustra de maneira resumida os achados clínicos e laboratoriais dos diferentes tipos de puberdade precoce.

❏ TRATAMENTO

O tratamento depende da causa básica: tratamento do hipotireoidismo, remoção dos tumores, uso de corticoide nos casos de HCSR, uso de tamoxifeno e pamidronato nos casos da síndrome de McCune Albright etc.

Nos casos de PPV, o tratamento visa ajustar o desenvolvimento corporal à idade cronológica, minimizar a perda estatural e evitar a exploração sexual. Está indicado em todos os casos de meninas com menos de 6 anos. No entanto, nas meninas entre 6 e 8 anos, a indicação é individualizada, pois vai depender do ritmo de progressão (lenta ou rápida), da maturidade psicológica da criança, da altura-alvo e da adesão ao tratamento. Este poderá ser feito preferencialmente com análogos do GnRH (75 a 100µg/kg), que promovem maior ganho de estatura. O acetato de medroxiprogesterona (50 a 100mg IM a cada 15 dias) e o acetato de ciproterona (50 a 100mg/m² VO uma vez ao dia) são medicações de segunda linha, usadas em casos de intolerância ou reação adversa grave ao análogo de GnRH.

Usualmente, inicia-se o tratamento com acetato de leuprorrelina, 3,75mg IM a cada 28 dias. Após três ampolas, indica-se a dosagem do LH 30 a 120 minutos após a leuprorrelina. Um LH com bom controle laboratorial deve manter-se < 4UI/mL (ICMA, IFMA ou ECLIA). Se não houver bom controle, sugere-se aumentar a dose de leuprorrelina para 7,5mg IM a cada 28 dias. Casos mais graves podem precisar da dose de 7,5mg em intervalos inferiores a 28 dias. Em casos de bom controle clínico e laboratorial (LH após análogo do GnRH ≤ 4UI/mL, parada da progressão puberal, crescimento anual > 4cm),

Quadro 6.1 Achados laboratoriais para diagnóstico diferencial entre puberdade precoce verdadeira, pseudopuberdade precoce e formas isoladas de puberdade verdadeira

	Puberdade precoce verdadeira	Telarca isolada	Pubarca isolada	Menarca isolada	PPP isossexual	PPP heterossexual
LH (ICMA)	≥ 0,3UI/L	< 0,3UI/L	< 0,3UI/L	< 0,3UI/L	Normal ou suprimida	Normal ou suprimida
FSH	Púbere	Pré-púbere	Pré-púbere	Pré-púbere	Pré-púbere	Pré-púbere
E2	Púbere	Pré-púbere	Pré-púbere	Pré-púbere	Aumentada se cisto folicular autônomo ou síndrome de McCune-Albright	Pré-púbere
Teste GnRH-a (leuprorrelina)	LH ≥ 8UI/L por ICMA/ECLIA LH ≥ 10UI/L por IFMA	Pré-púbere	Pré-púbere	Pré-púbere	Pré-púbere	Pré-púbere
RXIO	≥ 1 ano ou 2DP	Normal	Normal	Normal	Normal ou avançado	Normal ou avançado
US pélvico	Volume uterino ≥ 3mL; área uterina ≥ 4,5cm², comprimento uterino ≥ 3,4 a 4cm; volume ovariano ≥ 1 a 1,8mL; ≥ 6 folículos ovarianos por ovário	Normal	Normal	Normal	Pode haver cisto ou tumor ovariano	Pode haver tumor ovariano
Tomo/RNM SNC	Pode haver tumor, cisto, malformação etc.	NA	NA	NA	NA	NA
Androgênios	Púbere ou normal	NA	Testosterona total e androstenediona compatível com estágio II de Tanner. DHEA-S ≥ 35µg/dL	NA	NA	17OHP basal ou após ACTH ≥ 10ng/mL se hiperplasia congênita da suprarrenal

NA: não se aplica

pode-se modificar o esquema terapêutico para leuprorrelina, 11,25mg IM a cada 84 dias. Com essa posologia, em caso de bom controle clínico e laboratorial, mantém-se o tratamento trimestral; caso contrário, retorna-se ao tratamento mensal. A radiografia para análise da idade óssea deve ser feita a cada 12 meses em caso de bom controle clínico e laboratorial e a cada 6 meses em caso de controle ainda inadequado.

O tratamento pode ser mantido até a idade cronológica de desenvolvimento puberal normal (+ 11 anos) ou a idade óssea de 12,5 anos. A menarca costuma acontecer entre 2 e 16 meses após a suspensão do tratamento.

Nos casos em que o crescimento for < 4cm ao ano, ou é suspenso o tratamento ou se acrescenta GH na dose de 0,15UI/kg/dia SC.

❏ AVALIAÇÃO COMPORTAMENTAL

O início puberal prematuro entra em confronto com o estado emocional pueril desse período da vida. Esses sentimentos contraditórios podem desencadear alterações comportamentais. Do ponto de vista psicossocial, observa-se que as meninas não submetidas ao tratamento medicamentoso para frear o processo puberal precoce apresentam sentimento de vergonha, autoestima rebaixada, retraimento e dificuldade de interação social em razão das discriminações sofridas, principalmente por seus pares, o que aumenta o nível de estresse emocional. Em contrapartida, o bloqueio puberal tem demonstrado ser efetivo em reduzir os indicadores de estresse, ajustando essas meninas à idade emocional adequada.

❏ CONSIDERAÇÕES FINAIS

A puberdade precoce tem importantes implicações físicas e psicossociais com potencial prejuízo do crescimento longitudinal e do desenvolvimento psicossomático. O reconhecimento e o tratamento adequados das situações determinantes de eventos precoces, assim como de suas causas básicas, são de suma importância para garantir à menina sua integridade física, seu bem-estar e um processo de maturação mais próximo do fisiológico.

LEITURA COMPLEMENTAR

Berberoglu M. Precocious puberty and normal variant puberty: definition, etiology, diagnosis and current management. Journal of Clinical Research in Pediatric Endocrinology 2009.

Brito VN et al. Update on the etiology, diagnosis and therapeutic management of sexual precocity. Arquivos Brasileiros de Endocrinologia e Metabologia Feb 2008; 52(1):18-31.

Brito VN, Spinola-Castro AM, Kochi C, Kopacek C, da Silva PCA, Guerra-Junior G. Central precocious puberty: revisiting the diagnosis and therapeutic management. Arch Endocrinol Metab 2016; 60(2):163-72

Carel JC, Eugster EA, Rogol A, Ghizzoni L, Palmert MR; ESPE-LWPES GnRH Analogs Consensus Conference Group et al. Consensus statement on the use of gonadotropin-releasing hormone analogs in children. Pediatrics 2009; 123(4):752-62.

Carel J-C, Leger J. Precocious puberty. New England Journal of Medicine May 29 2008; 358(22):2366-77.

Collins MT, Singer FR, Eugster E. McCune-Albright syndrome and the extraskeletal manifestations of fibrous dysplasia. Orphanet Journal of Rare Diseases May 2012; 7.

De Vries L et al. Premature thelarche: age at presentation affects clinical course but not clinical characteristics or risk to progress to precocious puberty. Journal of Pediatrics Mar 2010; 156(3):466-71.

Ducharme JR, Forest MG. Normal pubertal development. In: Bertrand J, Rappaport R, Sizonenko PC (eds.) Pediatric endocrinology: physiology, pathophysiology ans clinical aspects. 2. ed. 372-86. Baltimore, MD: Williams & Wilkins.

Eugster EA. Peripheral precocious puberty: causes and current management. Hormone Research 2009; 71:64-67.

Fuqua JS. Treatment and outcomes of precocious puberty: an update. Journal of Clinical Endocrinology & Metabolism Jun 2013; 98(6):2198-207.

Hermangiddens ME et al. Secondary sexual characteristics and menses in young girls seen in office practice: A study from the pediatric research in office settings network. Pediatrics Apr 1997; 99(4):505-512.

Herter LD et al. Ovarian and uterine findings in pelvic sonography: comparison between prepubertal girls, girls with isolated thelarche, and girls with central precocious puberty. J Ultrasound Med Nov 2002; 21(11):1237-46; quiz 1247-8.

Idkowiak J. Premature adrenarche: novel lessons from early onset androgen excess. European Journal of Endocrinology 2011.

Kopacek C et al. Puberdade precoce central. In: Picon PD, Gadelha MIP et al (eds.) Protocolo clínico e diretrizes terapêuticas: Portaria SAS/MS n. 111, de 23 de abril de 2010.

Macedo DB et al. Advances in the etiology, diagnosis and treatment of central precocious puberty. Arquivos Brasileiros de Endocrinologia e Metabologia Mar 2014; 58(2):108-17

Menk TAS et al. Assessment of stress levels in girls with central precocious puberty before and during longacting gonadotropin-releasing hormone agonist treatment: a pilot study. J Pediatr Endocrinol Metab 2017; 30(6): 657-62.

Pyle SI et al. Attributes of radiographic standard of reference for growing hand and and wrist prepared for us national health examination survey. American Journal of Physical Anthropology 1971; 35(2):293.

SU PH et al. A study of anthropomorphic and biochemical characteristics in girls with central precocious puberty and thelarche variant. Journal of Pediatric Endocrinology & Metabolism Mar 2008; 21(3):213-20.

Tanner JM. Growth at adolescence. 2. ed. Oxford: Springfield, 1962.

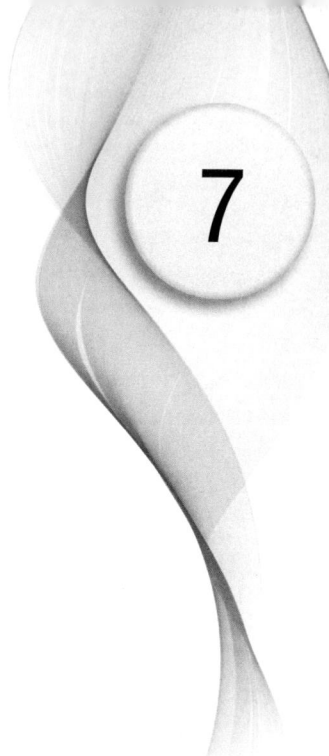

Puberdade Tardia

Marta Francis Benevides Rehme
Jaqueline Pedroso de Abreu
Henrique Álvaro Hoffmann

❏ INTRODUÇÃO

A puberdade feminina é considerada tardia quando não ocorre desenvolvimento dos caracteres sexuais secundários aos 13 anos ou quando a menarca não ocorre aos 16 anos nas meninas nas quais estão presentes esses caracteres.

Apesar de ser necessário afastar causas patológicas, pode tratar-se de uma variável biológica dentro dos limites da normalidade.

❏ ETIOLOGIA

ATRASO CONSTITUCIONAL DO CRESCIMENTO E DA PUBERDADE

O atraso constitucional do crescimento e da puberdade é a causa mais comum de puberdade tardia em meninas (30% dos casos) e é ainda mais prevalente em meninos (até 70% dos casos), sendo considerado, em ambos, um diagnóstico de exclusão. Trata-se de condição não patológica em que a puberdade ocorre no extremo do espectro normal. Observa-se retrição tanto do crescimento como do desenvolvimento puberal (baixa estatura, idade óssea menor que a cronológica e atraso no desenvolvimento dos caracteres sexuais). Em virtude da secreção baixa de GnRH, apresenta-se com níveis reduzidos de estradiol e elevados de FSH (padrão pré-púbere).

Apesar de tardio, em caso de atraso constitucional o desenvolvimento puberal ocorre de maneira espontânea. A estatura final tende a ser normal, embora muitos indivíduos permaneçam mais baixos do que o esperado. Não há repercussões na fertilidade.

Entre os fatores envolvidos no desencadeamento, estão história familiar semelhante (mutações associadas ao gene *IGSF10)*, doenças crônicas e desnutrição.

Essas pacientes apresentam risco de repercussões piscoemocionais em razão da ausência de desenvolvimeto dos caracteres sexuais secundários, o que as coloca em estágios diferentes das meninas de sua idade, além da baixa estatura.

HIPOGONADISMO HIPOGONADOTRÓFICO

O hipogonadismo hipogonadotrófico é decorrente da produção baixa ou ausente de gonadotrofinas secundária ao distúrbio hipotalâmico-hipofisário.

HIPOGONADISMO HIPOGONADOTRÓFICO FUNCIONAL (PODE SER REVERSÍVEL)

- Desnutrição (como anorexia nervosa ou magreza extrema – perdas de peso de até 50%).
- Exercício excessivo com ingestão calórica restrita, resultando em diminuição importante da gordura corporal.
- Doenças crônicas: doença de Crohn, anemia falciforme, doença celíaca, *diabetes mellitus* tipo 1, artrite reumatoide, asma grave, fibrose cística ou doença renal crônica, entre outras.
- Endocrinopatias: deficiência isolada de hormônio do crescimento, hipotireoidismo, doença de Cushing, endocrinopatia autoimune múltipla e hipertireoidismo.

Função prejudicada do eixo
hipotálamo-hipófise-gonadal (distúrbio
hipotalâmico ou pituitário idiopático
ou adquirido)

- Deficiência de hormônio de liberação de gonadotrofina isolada não ligada ao X, sendo o principal exemplo a síndrome de Kallmann: agenesia do bulbo olfatório, levando à falha na migração dos neurônios neurossecretores de GnRH através da placa olfatória para o hipotálamo. A ausência de GnRH gera ausência de pulsos de LH e FSH com consequente ausência do estímulo ovariano. A paciente apresenta anosmia ou hiposmia e ausência do desenvolvimento puberal.
- Síndromes genéticas: Prader-Labhart-Willi e Laurence-Moon-Biedl, entre outras.
- Hipopituitarismo congênito.
- Tumores cerebrais: craniofaringioma (mais comum), astrocitoma, germinoma, adenoma secretor de prolactina ou adenoma pituitário.
- Lesões do sistema nervoso central (SNC): doenças infiltrativas (como histiocitose de Langerhans), lesões granulomatosas ou pós-infecciosas, hidrocefalia, quimioterapia e radioterapia.

Hipogonadismo hipergonadotrófico

O hipogonadismo hipergonadotrófico ocorre em virtude da produção baixa ou ausente de esteroides ovarianos ou da incapacidade de resposta do organismo a eles. O hipotálamo e a hipófise funcionam normalmente, respondendo com níves mais altos de gonadotrofinas:

- **Disgenesia gonadal:** etiologia mais frequente do hipogonadismo hipergonadotrófico, significa ausência de células germinativas nas gônadas, as quais se encontram achatadas e destituídas de atividade endócrina:
  - **Síndrome de Turner (45X0):** anomalia cromossômica mais comum do ser humano; há perda parcial ou total de um dos cromossomos X. Os ovários se apresentam em fitas; clinicamente, os caracteres sexuais secundários são pouco desenvolvidos e há amenorreia primária na maioria dos casos. Há, ainda, baixa estatura e um conjunto de estigmas: tórax em armadura, hipertelorismo mamário, pescoço alado, implantação baixas das orelhas e dos cabelos, *cubitus valgus* e anormalidades renais e cardiovasculares. As pacientes são quase sempre inférteis.
  - **Disgenesia gonadal pura (46 XY):** o testículo não produz testosterona, estradiol nem hormônio antimülleriano, o que leva à formação de genitálias interna e externa femininas. Ocorrem amenorreia primária, baixo crescimento, útero normal ou rudimentar e pouco desenvolvimento puberal.
  - **Disgenesia gonadal mista:** o fenótipo é masculino, feminino ou ambíguo. O cariótipo é, em geral, 45X/46XY. Existem graus variados de anormalidades no desenvolvimento puberal.
- **Radioterapia ou quimioterapia.**
- **Falência primária ou autoimune dos ovários.**

❏ DIAGNÓSTICO

A investigação da puberdade tardia em meninas sem evidência de desenvolvimento de mama aos 13 anos de idade é o ponto de corte tradicionalmente adotado, embora o início da puberdade varie de um país para outro, bem como entre etnias. A presença ou não de pelos pubianos não faz parte da definição de puberdade tardia, uma vez que a adrenarca pode acontecer independentemente das demais alterações. O diagnóstico tem o objetivo de separar as causas constitucionais das doenças que podem ter repercussões ao longo da vida:

- **Anamnese:** averiguar se há história familiar semelhante e avaliar as curvas de crescimento e a presença de doenças crônicas, desnutrição, infecções, atividades físicas, práticas alimentares e o uso de medicamentos.
- **Exame físico:** estatura, peso e avaliação do desenvolvimento puberal e de estigmas.
- **Exames laboratoriais:**
  - Dosagem de gonadotrofinas: valores baixos normalmente indicam causas hipotalâmicas ou hipofisárias e valores altos apontam para causa ovariana.
  - Dosagem de outros hormônios: TSH e prolactina, androgênios (se aplicável).
  - Cariótipo para investigar disgenesia gonadal em caso de dosagem elevada de gonadotrofinas (FSH > 30mUI/mL).
- **Exames de imagens:**
  - **Ultrassonografia de pelve:** avaliar a presença ou não de útero e ovários; diagnosticar malformações da genitália interna.
  - **Idade óssea:** a diferença de 2 desvios padrões entre a idade óssea e a cronológica indica estímulo estrogênico deficiente.
  - **Ressonância nuclear magnética do crânio:** para afastar tumores e outras lesões do SNC.

❏ TRATAMENTO

Em linhas gerais, o tratamento da puberdade tardia consiste em hormonoterapia para induzir a formação dos caracteres sexuais secundários, favorecer o crescimento estatural e manter a massa óssea.

Em caso de atraso constitucional do crescimento e da puberdade, o tratamento pode depender da presença de desenvolvimento, da idade e da preferência familiar. Considera-se a administração de baixas doses de estrogênio por 6 a 12 meses a partir dos 13 anos de idade, seguida da observação da progressão puberal. A evidência de baixa mineralização óssea pode influenciar a decisão de tratar com estrogênio.

Em caso de hipogonadismo permanente, inicia-se a terapia com baixa dose de estrogênio (estrogênios conjugados, 0,3mg/dia VO, ou estradiol, 25μg/dia transdérmico) por 6 a 12 meses, aumentando gradualmente a dose (estrogênios conjugados até 1,25mg/dia VO ou estradiol transdérmico até 50μg/dia).

Considera-se a adição de progesterona (acetato de medroxiprogesterona, 5 a 10mg/dia) quando ocorre a menarca, na presença de endométrio espessado (+ 10 a 12mm) ou quando do aparecimento de mamas no estágio III de Tanner.

Contraceptivo hormonal combinado pode ser prescrito após o desenvolvimento completo das características sexuais e depois de estabelecida a idade óssea. Convém dar preferência aos esquemas hormonais com o menor período sem hormônio (evitando as "pausas") para manter o *status* hormonal. Em caso de hipogonadismo permanente, não ocorrem o desenvolvimento folicular nem a produção de estrogênio endógeno, de modo que pausas mensais de 7 dias ao longo do ano acarretam um período de até 84 dias sem hormônio, o que pode interferir negativamente sobre a massa óssea.

Em todos os casos de disgenesia gonadal em que existe o cromossomo Y, é necessária a gonadectomia para não haver riscos de malignização.

❑ CONSIDERAÇÕES FINAIS

Embora a principal causa de puberdade tardia seja o atraso constitucional do crescimento e desenvolvimento, as pacientes devem ser investigadas, uma vez que o

hipogonadismo permanente – se não adequadamente tratado – pode causar prejuízo à densidade mineral óssea e à função endócrina/reprodutiva.

LEITURA COMPLEMENTAR

Abitbol L, Zborovski, S Palmert MR. Evaluation of delayed puberty: what diagnostic tests should be performed in the seemingly otherwise well adolescent? Arch Dis Child 2016; 101(8):767-71.

American College of Obstetricians and Gynecologists (ACOG) Committee Opinion 651 on menstruation in girls and adolescents: using the menstrual cycle as a vital sign can be found. Obstet Gynecol 2015; 126(6):143.

Atta I, Ibrahim M, Parkash A, Lone AW, Khan YN, Raza J. Etiological diagnosis of undervirilized male/XY disorder of sex development. Journal of the College of Physicians and Surgeons Pakistan 2014; 24(10):714-8.

Dunkel L, Quinton R. Transition in endocrinology: induction of puberty. Eur J Endocrinol 2014; 170(6):229-39.

Freitas F, Accetta SG, Eduardo Pandolfi P, Salazer CC, Bilibio JP. Atraso do desenvolvimento puberal. In: Freitas F, Carlos Henrique M, Waldemar Augusto R, Eduardo Pandolfi P (eds.) Rotinas em ginecologia. Porto Alegre: Artmed, 2011: 628-35.

Guasti L, Ruiz-Babot G, Mancini A. IGSF10 mutations dysregulate gonadotropin-releasing hormone neuronal migration resulting in delayed puberty. Mol Med 2016; 8(6):626.

He F, Guan P, Liu Q, Crabtree D, Peng L, Wang H. The relationship between obesity and body compositions with respect to the timing of puberty in Chongqing adolescents: a crosssectional study. BMC Public Health 2017; 17:664.

Kaplowitz PB. Delayed puberty. Pediatr Rev 2010; 31(5):189-95.

Palmert MR, Dunkel L. Clinical practice. Delayed puberty. N Engl J Med 2012; 366(5):443-53.

Sedlmeyer I, Palmert M, Delayed puberty: analysis of a large case series from an academic center. The Journal of Clinical Endocrinology & Metabolism 2002; 87(4):1613-20.

Soliman AT, Sanctis V. An approach to constitutional delay of growth and puberty. Indian J Endocrinol Metab. 2012; 16(5):698-705.

Tanner JM. Growth at adolescence. Blackwell Scientific Publications, 1962.

Wehkalampi K, Widén E, Laine T, Palotie A, Dunkel L. Patterns of inheritance of constitutional delay of growth and puberty in families of adolescent girls and boys referred to specialist pediatric care. J Clin Endocrinol Metab 2008; 93:723-8.

Wei C, Crowne EC. Recent advances in the understanding and management of delayed puberty. Arch Dis Child 2016; 101(5):481-8.

Yingling VR. A delay in pubertal onset affects the covariation of body weight, estradiol, and bone size. Calcif Tissue Int 2009; 84:286-96.

Zhu J, Chan YM. Fertility issues for patients with hypogonadotropic causes of delayed puberty. Endocrinol Metab Clin North Am 2015; 44(4):821.

Zucchini S, Wasniewska M, Cisternino M. Adult height in children with short stature and idiopathic delayed puberty after different management. Eur J Pediatr 2008; 167:677-81.

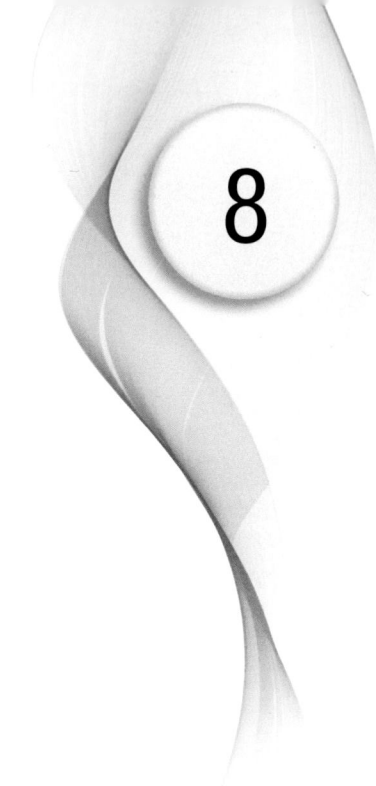

Síndrome dos Ovários Policísticos na Adolescência

Ricardo Mello Marinho
Leonardo Matheus Ribeiro Pereira
João Pedro Junqueira Caetano

❑ INTRODUÇÃO

A síndrome dos ovários policísticos (SOP) ou anovulação crônica hiperandrogênica é o distúrbio endócrino mais comum no sexo feminino, com prevalência variando de 6% a 10% das mulheres na menacme.

Existem diversas controvérsias no que diz respeito à etiologia, ao diagnóstico e ao tratamento, o que motiva a realização de diversos fóruns e consensos na tentativa de criação de recomendações uniformes.

Uma fase da vida da mulher que merece atenção especial é a puberdade, especialmente o período logo após a menarca, em que a anovulação e a irregularidade menstrual são comuns. Por isso, muitas vezes é difícil separar um quadro fisiológico e transitório da manifestação inicial da SOP, que também ocorre nesse período. Um diagnóstico intempestivo pode rotular uma adolescente como portadora de uma doença endócrina com preocupações desnecessárias quanto a seu futuro reprodutivo.

❑ QUADRO CLÍNICO

As principais manifestações clínicas da SOP são irregularidade menstrual, reflexo da ovulação ausente ou rara e sinais clínicos de hiperandrogenismo, como acne e hirsutismo. Muitas pacientes são também obesas e podem apresentar, mesmo quando jovens, distúrbios metabólicos relacionados com a resistência insulínica e a hiperinsulinemia resultante. A obesidade na adolescência também está relacionada com outras doenças, como puberdade precoce e aumento do risco de gravidez indesejada.

❑ DIAGNÓSTICO

O diagnóstico da SOP é cercado de controvérsias. Algumas reuniões organizadas por entidades científicas publicaram consensos com algumas variações. As dificuldades em estabelecer um critério único se devem inicialmente ao fato de as manifestações clínicas e laboratoriais serem heterogêneas por conseguinte, serem manifestações comuns a diversas causas de anovulação crônica.

Na tentativa de criação de critérios diagnósticos para a SOP, a American Society for Reproductive Medicine (ASRM) e a European Society of Human Reproduction and Embriology (ESHRE) publicaram em 2003 o Consenso de Roterdã, que ainda é o mais utilizado nas publicações científicas. O National Institute of Health (NIH) e outras sociedades científicas também publicaram seus critérios (Quadro 8.1). Cabe destacar que a prevalência de SOP na menacme (entre 4,6% e 6,6%), considerando os critérios do NIH, alcança até 21% quando se utiliza o consenso de Roterdã como diagnóstico.

Um dos problemas dessas recomendações é o agrupamento de pacientes com fenótipos muito diferentes em um mesmo diagnóstico, incluindo desde pacientes em amenorreia com ovários policísticos ao ultrassom, sem manifestações de hiperandrogenismo, até pacientes ovulatórias, desde que tenham hirsutismo e ovários preenchendo os critérios exigidos.

Na prática clínica, o diagnóstico de SOP é fundamentado na história e no exame físico: são mulheres com ciclos irregulares, oligomenorreicos ou mesmo com períodos longos de amenorreia que apresentam sangramento

Quadro 8.1 Critérios diagnósticos da síndrome dos ovários policísticos		
NIH/1990	**ASRM/ESHRE/2003 (Roterdã)**	**AES/2006 Androgem Excess Society**
Inclui todos os critérios abaixo:	Inclui pelo menos dois dos três critérios abaixo:	Inclui todos os critérios abaixo:
Hiperandrogenismo clínico e/ou bioquímico Disfunção menstrual	Hiperandrogenismo clínico e/ou bioquímico Oligo ou anovulação Aspecto policístico dos ovários à ultrassonografia	Hiperandrogenismo clínico e/ou bioquímico (obrigatório) Disfunção ovariana e/ou ovários policísticos

após o teste da progesterona com sinais clínicos de hiperandrogenismo (acne, hirsutismo), sendo muitas vezes obesas ou com sobrepeso. Cabe lembrar que as alterações no peso não fazem parte dos critérios diagnósticos.

A avaliação do hirsutismo pode ser feita por meio do índice de Ferriman & Gallwey, a partir do qual se observa a distribuição pilosa, conferindo-se 1 a 4 pontos para cada item avaliado. Quando a soma dos pontos é maior do que 8, a paciente é considerada hirsuta.

Mais importante do que se fixar em consensos e no aspecto policístico dos ovários é avaliar se a paciente apresenta anovulação crônica, hirsutismo severo ou virilismo e diagnosticar doenças que merecem uma abordagem específica, como hiperprolactinemia, hipotireoidismo, hiperplasia congênita da suprarrenal, síndrome de Cushing, causas hipotalâmicas ou mesmo o início de uma falência ovariana precoce. Além disso, é importante abordar as possíveis alterações metabólicas associadas à resistência insulínica.

Pacientes adolescentes, após a menarca, podem apresentar ciclos irregulares por imaturidade do eixo hipotálamo-hipófise-ovariano, especialmente dos mecanismos de *feedback*, levando a um quadro de anovulação, irregularidade menstrual e mesmo amenorreia. Cerca de 50% dos ciclos são anovulatórios nos primeiros 2 anos após a menarca. A presença de ciclos anovulatórios associados à produção androgênica suprarrenal, fisiológica da adrenarca, pode levar ao aparecimento de acne e mesmo ao aumento de pelos sexuais nessa fase. Embora em algumas dessas pacientes esse quadro se perpetue como anovulação crônica, na maioria delas o ciclo se regulariza (Quadro 8.2). Embora essas meninas devam

ser avaliadas e acompanhadas adequadamente, o diagnóstico de portadoras de SOP terá um impacto emocional importante para essas pacientes.

Devem ser avaliados também o peso, o índice de massa corporal (IMC), a presença de obesidade central com a medida da circunferência abdominal, a medida da pressão arterial e a presença de acantose nigricante, que pode ser sinal de resistência insulínica.

A propedêutica laboratorial consiste na dosagem de prolactina, TSH e 17-hidroxiprogesterona para afastar hiperprolactinemia, hipotireoidismo e hiperplasia congênita da suprarrenal de manifestação tardia. A determinação dos níveis séricos de FSH e LH é considerada de pouca valia no diagnóstico da SOP. Em casos selecionados, o FSH deve ser solicitado para afastar falência ovariana ou amenorreia hipotalâmica (Figura 8.1).

Estudos recentes recomendam a dosagem do hormônio antimülleriano (AMH) naqueles casos em que não há um aparelho ultrassonográfico disponível ou quando o profissional é pouco treinado para fazer o diagnóstico por imagem. Para alguns autores, quando a dosagem do AMH estiver > 4,5ng/mL, esse exame poderá substituir o ultrassonográfico. Apesar de servir como um marcador plasmático promissor, esse exame ainda não conta com uma padronização internacional para esse fim e, portanto, não deve ser incorporado à prática clínica diária.

Não é necessária a dosagem rotineira de androgênios plasmáticos. Seriam exceção os casos de hirsutismo acentuado, recente ou progressivo ou de virilização. Nessas situações é necessário afastar a presença de tumor ovariano, hiperplasia ou tumor de suprarrenal. Os hormônios a serem dosados são a testosterona total e o sulfato de desidroepiandrosterona. A testosterona livre, mesmo a calculada, embora possa ser útil quando o hiperandrogenismo não é evidente, apresenta problemas em sua execução e interpretação, não sendo recomendada rotineiramente. Não há indicação para a dosagem da diidrotestosterona (DHT) e da androstenediona na prática clínica.

Embora a resistência à insulina faça parte da fisiopatologia da SOP, não há consenso quanto à recomendação para seu diagnóstico, já que os exames disponíveis

Quadro 8.2 Critérios diagnósticos de SOP em adolescentes – Qualquer combinação
Sangramento uterino anormal a. Anormal para idade ou para idade ginecológica b. Sintomas persistentes por 1 a 2 anos
Evidência de hiperandrogenismo a. Elevação persistente da testosterona b. Hirsutismo moderado a grave c. Acne vulgar moderada a grave

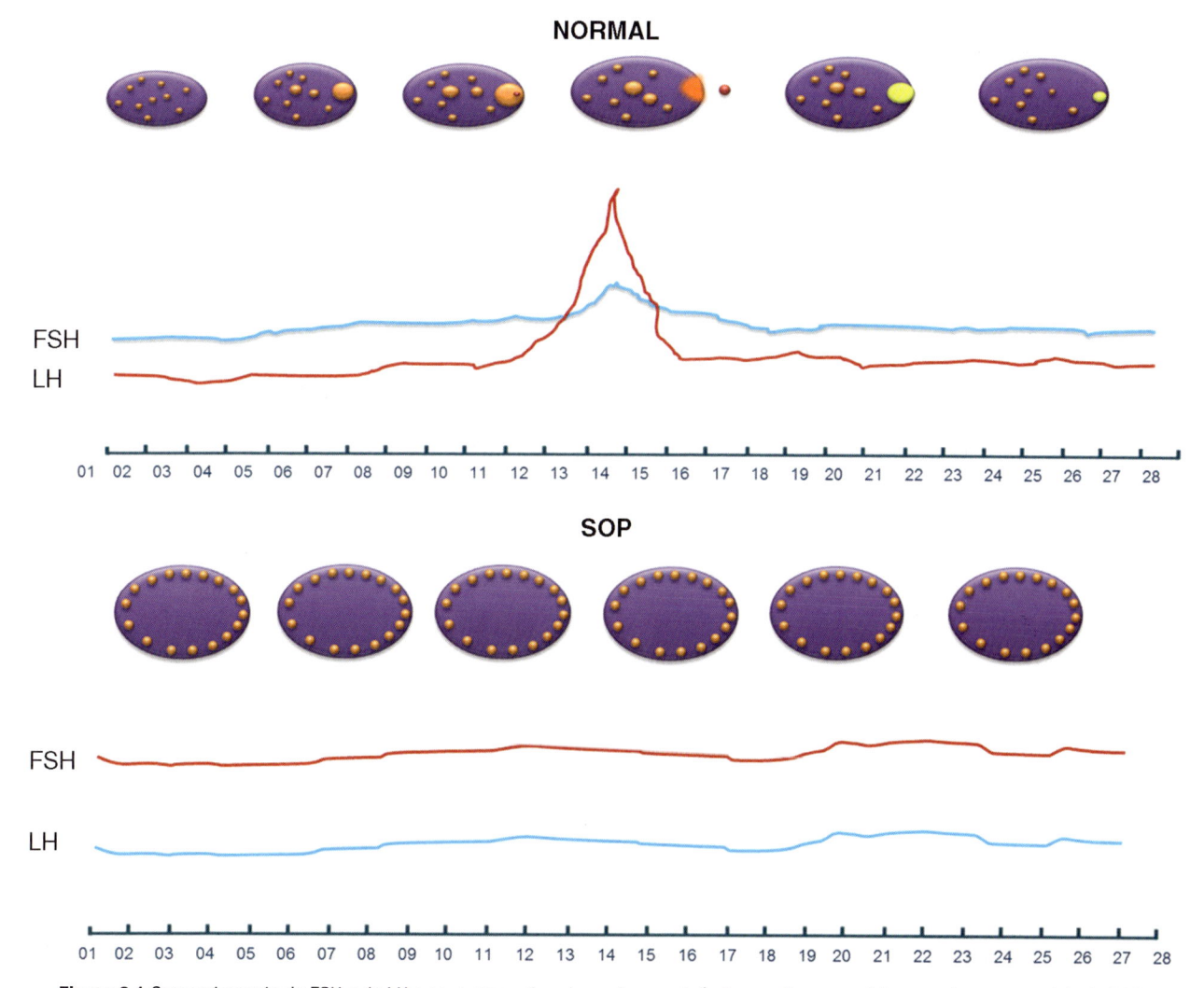

Figura 8.1 Comportamento do FSH e do LH e seus respectivos impactos nos folículos ovarianos no ciclo normal *versus* no ciclo de SOP.

não apresentam sensibilidade e especificidade adequadas, quando comparados com o padrão-ouro (clampe euglicêmico), é um exame complexo e utilizado somente em pesquisa.

Alguns autores sugerem, entretanto, o uso de índices calculados a partir da glicose e da insulina de jejum, como a relação glicose/insulina, insulina/glicose, QUICKI e HOMA-IR para o diagnóstico de resistência à insulina. Outros recomendam a dosagem de insulina 2 horas após a administração oral de 75g de dextrosol.

Mais importante do que a busca por um diagnóstico preciso da resistência insulínica é o rastreamento da síndrome metabólica (SM), que pode estar presente em até 40% das pacientes com SOP, mesmo nas jovens (Tabela 8.1). Para tanto devem ser solicitados a dosagem de glicemia de jejum ou 2 horas após a administração de 75g de dextrosol e o perfil lipídico. Dados do exame clínico, como circunferência abdominal e pressão arterial, completam essa avaliação.

A ultrassonografia vaginal deve ser feita por profissional experiente e familiarizado com os critérios diag-

nósticos. Segundo o Consenso de Roterdã, os ovários devem ter mais de 12 folículos com diâmetro médio entre 2 e 9mm ou volume > 10cm³. A ultrassonografia não estabelece o diagnóstico de SOP nas adolescentes, mas fornece evidências favoráveis, principalmente na presença de volume aumentado dos ovários. Não se deve esquecer de que em até 20% das ultrassonografias realizadas em adolescentes os ovários podem assumir uma aparência policística e que sua ocorrência não é essencial nem suficiente para o diagnóstico da SOP. Em adolescentes sem vida sexual o ultrassom pélvico pode

Tabela 8.1 Diagnóstico da síndrome metabólica (SM) segundo o NIH – presença de pelo menos três critérios	
Aumento da circunferência abdominal	Homens > 102cm e mulheres > 89cm
Triglicérides aumentados	>150mg/dL
HDL baixo	< 40mg/dL
Aumento da PA	>130 x 85mmHg
Níveis aumentados de glicemia	>100mg/dL

ser feito por via abdominal, mas os critérios diagnósticos para essa via não estão bem estabelecidos.

❏ TRATAMENTO

Em adolescentes, antes da definição de como tratar, é necessário definir quem tratar. Como se sabe, o diagnóstico é um pouco mais difícil e muitas vezes é estabelecido apenas após o seguimento da paciente. Isso não significa que ficarão sem tratamento as pacientes jovens com ciclos muito irregulares e hemorragia disfuncional com sangramento importante que levem à anemia ou a transtornos no dia a dia.

Mais do que tratar uma doença, deve-se abordar a paciente individualmente com seu quadro clínico, dificuldades e objetivos.

Ao contrário das pacientes adultas, entre a maioria das adolescentes não existe o desejo de gravidez, não estando indicada a indução da ovulação.

Independentemente do objetivo a ser alcançado, a abordagem inicial das pacientes obesas ou com sobrepeso consiste na orientação de mudanças nos hábitos, como dieta, atividade física e perda de peso. Aqui reside uma dificuldade, mas também uma oportunidade, já que a manutenção do quadro de obesidade poderá perpetuar o quadro de anovulação com todas as suas consequências metabólicas.

O principal motivo da consulta e a principal queixa nas adolescentes talvez seja a irregularidade menstrual, muitas vezes com sangramento abundante.

O controle do sangramento pode ser feito por meio do uso de progestogênios durante 10 a 14 dias por mês, devendo ser evitados derivados da 19-nortestosterona em razão de sua ação androgênica. Podem ser usados diidrogesterona, 10mg/dia VO, acetato de medroxiprogesterona, 5 a 10mg/dia VO, ou acetato de nomegestrol, 5mg/dia VO.

As adolescentes com vida sexual devem ser orientadas quanto ao risco de gravidez mesmo com suspeita de SOP. Além dos preservativos, pode estar indicado o uso de contraceptivos orais combinados (COC). O componente progestogênico inibe a proliferação endometrial, prevenindo a hiperplasia e o risco associado de carcinoma (duas a sete vezes maior nas portadoras de SOP do que nas que não têm SOP). O componente estrogênico reduz o excesso de andrógenos livres, corrige prontamente as anormalidades menstruais e melhora o hirsutismo e a acne.

Quando a melhora do hirsutismo constitui o objetivo principal do tratamento, a melhor opção passa a ser o uso de um COC com componente progestogênico antiandrogênico, como a ciproterona ou a drospirenona.

Devem ser evitados aqueles COC cujo progestogênio tenha ação androgênica. Um efeito do COC no hirsutismo pode ser observado após 3 a 6 meses de terapia; portanto, o tratamento cosmético por eletrólise ou *laser* deve ser realizado após o período mínimo de 6 meses de tratamento clínico. Os COC são considerados o tratamento de primeira linha para adolescentes que apresentam distúrbios menstruais e/ou patologias cutâneas relacionadas com a SOP (nível de evidência 2B).

Também podem ser associadas ao COC outros fármacos de ação antiandrogênica, como a espironolactona e a finasterida. A flutamida deve ser evitada em razão de sua elevada hepatotoxicidade.

❏ FÁRMACOS QUE ATUAM NA RESISTÊNCIA À INSULINA

O uso de fármacos que atuam na resistência à insulina, especialmente a metformina, tem sido muito estudado nos últimos anos. A metformina é uma biguanida que age inibindo a produção da glicose hepática, além de aumentar a sensibilidade periférica à insulina. Ela inibe a gliconeogênese hepática e reduz a absorção gastrointestinal da glicose, além de aumentar a sensibilidade periférica da insulina.

A utilização da metformina melhora o perfil hormonal metabólico das pacientes com SOP, reduzindo o hiperandrogenismo e melhorando a resistência à insulina e a hiperinsulinemia. Seu uso está relacionado também com o retorno da ciclicidade menstrual e da ovulação e a melhora do hiperandrogenismo.

A metformina estaria indicada para pacientes com SOP inférteis e com resistência à insulina que não responderam aos tratamentos considerados de primeira linha, como perda de peso, clomifeno e letrozol.

Estudos recentes demonstraram que a associação de saxogliptina à metformina parece ser ainda mais eficaz do que o tratamento isolado com metformina para as pacientes com SOP e intolerância associada à glicose.

Em adolescentes, a indicação estaria restrita àquelas que já apresentam intolerância à glicose ou diabetes, a critério do endocrinologista.

Não existem, até o momento, evidências definitivas para recomendar a metformina para pacientes sem desejo de engravidar com o propósito de regularizar os ciclos, melhorar o hirsutismo ou prevenir complicações futuras.

❏ CONSIDERAÇÕES FINAIS

A SOP é uma endocrinopatia comum em mulheres na menacme, manifestando-se como anovulação e hiperandrogenismo.

Os critérios diagnósticos foram se expandindo com o tempo, aumentando o número de mulheres rotuladas como portadoras de SOP e levantando preocupações sobre o excesso de diagnósticos (*overdiagnosis*).

Embora os sintomas geralmente se iniciem durante a puberdade, cuidado especial deve ser tomado ao se estabelecer o diagnóstico nessa fase da vida, pois o quadro se confunde com o amadurecimento fisiológico do eixo hipotálamo-hipófise-ovariano. Rotular uma adolescente como portadora de SOP pode levantar preocupações infundadas quanto à fertilidade e alterações metabólicas, gerando exames e intervenções desnecessárias.

Essas adolescentes devem ser acompanhadas de perto, observando-se a evolução do quadro menstrual e intervindo quando necessário, especialmente no sangramento anormal e no hiperandrogenismo que causem transtornos. Orientações dietéticas, estímulo à atividade física e controle do peso são muito importantes nessa fase da vida. Eventualmente, estará indicada a prescrição de um progestogênio ou COC.

Leitura complementar

Al Khalifah RA, Florez ID, Dennis B et al. Metformin or Oral contraceptives for adolescents with polycystic ovarian syndrome: a meta-analysis. Pediatrics 2016; 137.

Copp T, Doust J, Dokas A, McCaffery K. Are expanding disease definitions unnecessarily labelling women with polycystic ovary syndrome? BMJ 2017; 358:j3694.

Elci E, Kaya C, Cim N, Yildizhan R, Elci GG. Evaluation of cardiac risk marker levels in obese and non-obese patients with polycystic ovaries. Gynecol Endocrinol 2017 Jan; 33(1):43-47.

Elizondo-Montemayor L, Hernández-Escobar C, Lara-Torre E, Nieblas B, Gómez-Carmona M. Gynecologic and obstetric consequences of obesity in adolescent girls. J Pediatr Adolesc Gynecol 2017 Apr; 30(2):156-68.

Engmann L, Jin S, Sun F et al. Racial and ethnic differences in the polycystic ovary syndrome metabolic phenotype. Am J Obstet Gynecol 2017 May; 216(5):493.e1-493.e13.

Feldman RA, O'Neill K, Butts SF, Dokras A. Antimüllerian hormone levels and cardiometabolic risk in young women with polycystic ovary syndrome. Fertil Steril 2017 Jan; 107(1):276-81.

Krishnan A, Muthusami S. Hormonal alterations in PCOS and its influence on bone metabolism. J Endocrinol 2017 Feb; 232(2):R99-R113.

Lee I, Cooney LG, Saini S et al. Increased risk of disordered eating in polycystic ovary syndrome. Fertil Steril 2017 Mar; 107(3):796-802.

Lizneva D, Suturina L, Walker W et al. Criteria, prevalence and phenotypes of polycystic ovary syndrome. Fert Steril 2016; 106:6-15.

Machado LV. Ovários policísticos – Uma visão diferenciada. Rio de Janeiro: Medbook, 2007.

Marinho RM, Sabino SM, Melo M. Uso da metformina no tratamento da síndrome dos ovários policísticos. Femina 1999; 27:153-8.

McCartney CR, Marshall JC. Clinical practice: polycystic ovary syndrome. N Engl J Med 2016 Jul; 375(1):54-64.

Mioni R, Cà AD, Turra J et al. Hyperinsulinemia and obese phenotype differently influence blood pressure in young normotensive patients with polycystic ovary syndrome. Endocrine 2017 Feb; 55(2):625-34.

Özler S, Öztaş E, Tokmak A et al. Role of versican and ADAMTS-1 in polycystic ovary syndrome. J Clin Res Pediatr Endocrinol 2017 Mar 1; 9(1):24-30.

Patel SS, Truong U, King M et al. Obese adolescents with polycystic ovarian syndrome have elevated cardiovascular disease risk markers. Vasc Med 2017 Apr; 22(2):85-95.

Pecchioli Y, Oyewumi L, Allen LM, Kives S. The utility of routine ultrasound in the diagnosis and management of adolescents with abnormal uterine bleeding. J Pediatr Adolesc Gynecol 2017 Apr; 30(2):239-42.

Rosenfield RL. The diagnosis of polycystic ovary syndrome in adolescents. Pediatrics 2015; 136:1154.

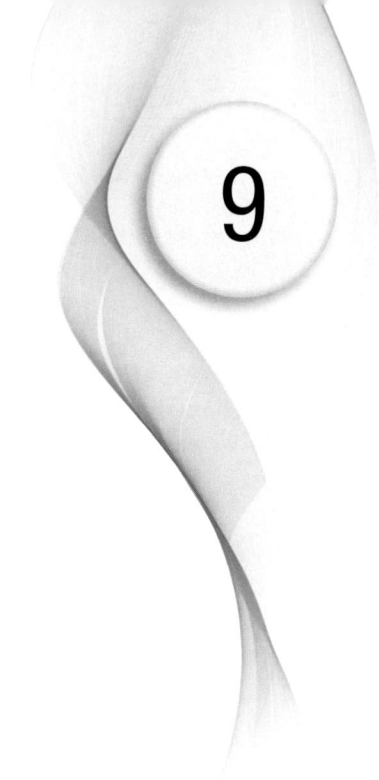

Amenorreia Primária e Secundária

Laura Maria Almeida Maia
Camila Pereira da Silva
Fernando Marcos dos Reis

❑ INTRODUÇÃO

O sangramento menstrual é um sinal vital que fornece informações a respeito da saúde da adolescente. A mulher deve estar atenta às características de seu ciclo menstrual, pois qualquer irregularidade pode indicar desde alterações hormonais até distúrbios alimentares graves. A amenorreia pode ser caracterizada como primária ou secundária. A primária ocorre antes da menacme e deve ser investigada em mulheres que até os 14 anos de idade ainda não desenvolveram caracteres sexuais secundários ou aos 16 anos naquelas com desenvolvimento sexual. A amenorreia secundária ocorre após a menarca e é caracterizada pela ausência de sangramento menstrual pelo tempo correspondente a três ciclos menstruais ou 6 meses. A distinção entre amenorreia primária e secundária, associada à avaliação do desenvolvimento dos caracteres sexuais, irá sinalizar diagnósticos diferenciais. Durante os primeiros anos após a menarca, é comum um padrão menstrual irregular com intervalos de até 90 dias. Entretanto, a amenorreia por mais de 3 meses exige avaliação cuidadosa até mesmo nas adolescentes.

Adolescência é o período compreendido entre 10 e 19 anos de idade, etapa de grandes mudanças físicas e mentais. Em mulheres, a menarca se destaca como evento mais importante, e a média de idade em que ocorre é de 12 anos. O desenvolvimento das mudanças corporais, como telarca e pubarca, inicia-se em média de 3 a 2 anos antes da menarca e, quando esta ocorre, o desenvolvimento mamário se encontra entre os estágios III e IV de Tanner.

❑ QUADRO CLÍNICO E DIAGNÓSTICO

A anamnese é o ponto de partida para investigação do distúrbio menstrual e deve incluir a história familiar, como, por exemplo, a idade da menarca da mãe da paciente. Deve-se investigar também a existência de doenças sistêmicas subjacentes e, durante o exame físico, atentar para sinais que possam indicá-las. Em pacientes com amenorreia primária, a presença de caracteres sexuais secundários indica que a síntese de esteroides sexuais foi preservada. Nesses casos, o exame ginecológico deve incluir a avaliação da permeabilidade himenal, e o toque bimanual (por via vaginal ou retal, a depender da integridade do hímen e da existência de vagina pérvia) pode auxiliar a avaliação uterina e a detecção de massas anexiais.

Em casos de amenorreia primária com ausência de desenvolvimento de caracteres sexuais secundários, a avaliação pode ser iniciada pela dosagem dos hormônios folículo-estimulantes (FSH) e luteinizante (LH). Níveis elevados dessas gonadotrofinas indicam que a causa da amenorreia é gonadal, enquanto níveis normais ou reduzidos podem indicar atraso constitucional e disfunção hipofisária ou hipotalâmica. As pacientes com níveis elevados de gonadotrofinas devem ser submetidas a exames de imagem pélvicos, como ultrassonografia, além do estudo do cariótipo para diagnóstico diferencial entre insuficiência ovariana, disgenesia gonadal, síndrome de Turner e síndrome de insensibilidade aos androgênios, as quais são as causas mais comumente encontradas.

As pacientes amenorreicas com desenvolvimento puberal normal devem ser submetidas a exames de imagem para exclusão de defeitos anatômicos congênitos.

A avaliação das pacientes com amenorreia secundária deve ser iniciada pela exclusão da possibilidade de gravidez. Em seguida, devem ser procurados sinais clínicos de hiperandrogenismo, como acne, hirsutismo ou clitoromegalia. Em caso de hiperandrogenismo clínico, deve ser realizada a dosagem de testosterona total e sulfato de desidroepiandrosterona (DHEA-S) para exclusão de neoplasias produtoras de androgênios, especialmente se os sintomas tiverem início súbito e progressão rápida. Outra dosagem relevante em caso de hiperandrogenismo é a de 17 OH-progesterona, marcador de hiperplasia congênita da suprarrenal por deficiência de 21-hidroxilase.

A amenorreia secundária, além da ausência de sinais clínicos de hiperandrogenismo, exige a avaliação dos níveis de estradiol (sinais clínicos e ecográficos e/ou dosagem sérica), gonadotrofinas, hormônio estimulante da tireoide (TSH) e prolactina. Se os níveis estrogênicos estiverem baixos e pelo menos o FSH (não obrigatoriamente o LH) estiver aumentado, caracteriza-se o quadro de insuficiência ovariana primária. Caso contrário, o estrogênio baixo com gonadotrofinas normais ou baixas indica hipogonadismo de origem central. No entanto, se o estrogênio estiver normal tanto por parâmetros clínicos como laboratoriais, trata-se de anovulação normoestrogênica. Hipotireoidismo primário (detectado por elevação do TSH) e hiperprolactinemia podem produzir quadros tanto de hipogonadismo central como de anovulação normoestrogênica, dependendo da gravidade da doença.

As principais causas de amenorreia podem ser divididas em:

1. Defeitos anatômicos do trato de saída.
2. Hipogonadismo hipergonadotrófico (insuficiência ovariana primária).
3. Hipogonadismo hipogonadotrófico (central):
   - Atraso de desenvolvimento constitucional.
   - Causas hipotalâmicas.
   - Causas hipofisárias.
4. Outras endocrinopatias
5. Causas multifatoriais

Os defeitos anatômicos do trato de saída incluem agenesia mülleriana (síndrome de Mayer-Rokitansky-Küster-Hauser), resistência completa aos androgênios, sinéquias uterinas (como a síndrome de Asherman, incomum entre adolescentes), hímen imperfurado, septo vaginal transverso, agenesia cervical isolada, agenesia vaginal isolada e hipoplasia endometrial congênita.

A síndrome de Mayer-Rokitansky-Küster-Hauser é uma agenesia mülleriana cuja incidência varia entre 1:4.000 e 1:10.000 nascimentos. Caracteriza-se pela ausência completa ou hipoplasia dos derivados dos ductos müllerianos, que compreendem o útero, as tubas uterinas e a parte superior da vagina. O cariótipo é 46XX, e a função ovariana está normal, assim como o desenvolvimento puberal. Manifesta-se através da amenorreia primária e em alguns casos em que existe um útero rudimentar pode ocorrer dor abdominal cíclica. Com frequência, a síndrome é acompanhada de malformações nos sistemas urinário, esquelético e cardíaco e do ouvido médio.

A resistência completa aos androgênios ou síndrome da insensibilidade androgênica é uma síndrome rara com incidência estimada em 1 a cada 60.000 nascimentos. Pacientes com essa síndrome apresentam cariótipo 46XY, porém manifestam fenótipo feminino. A genitália externa é feminina, porém a vagina é curta com ausência do útero. As gônadas (histologicamente testículos com graus variados de comprometimento estrutural e funcional) estão situadas na cavidade abdominal ou no canal inguinal. O desenvolvimento das mamas é resultado da conversão periférica de androgênios em estrogênios. Há ausência de pilificação pubiana e axilar. O hormônio antimülleriano fetal é secretado normalmente e, consequentemente, inibe a formação do útero e dos dois terços superiores da vagina.

O hímen imperfurado ocorre em 1 a cada 1.000 nascimentos. Classicamente, a adolescente apresenta dor abdominal cíclica e progressiva, podendo ocorrer hematocolpo ou hematométrio.

O septo vaginal transverso pode ser completo ou incompleto, podendo se situar no terço proximal, médio ou distal da vagina. A grande maioria dos septos se situa no terço proximal ou médio e, em caso de septo completo, as manifestações mais comuns são amenorreia e dor pélvica, podendo ocorrer também hematocolpo e/ou hematométrio. A ressonância nuclear magnética da pelve auxilia a localização do septo e também os diagnósticos diferenciais de malformações müllerianas.

A disgenesia/agenesia de colo pode se manifestar mesmo em casos em que a vagina apresenta desenvolvimento normal. O quadro clínico consiste em dor pélvica cíclica e amenorreia.

O hipogonadismo primário ocorre quando as gônadas não produzem níveis adequados de esteroides capazes de suprimir os níveis de FSH e LH. Pode resultar de agenesia, disgenesia ou insuficiência ovariana primária, cujos mecanismos e causas são resumidos no Quadro 9.1.

Na disgenesia gonadal, o cariótipo pode ser normal ou apresentar uma série de variações. A anormalidade cromossômica mais comum é 45X (síndrome de Turner). Indivíduos cromossomicamente XY com gônadas

> **Quadro 9.1** Mecanismos de insuficiência ovariana primária e suas etiologias mais conhecidas
>
> **Atresia folicular acelerada**
>   Defeitos genéticos
>   Síndrome de Turner
>   Pré-mutações do X frágil
>   Deleções e translocações do cromossomo X
>   Galactosemia
>   Síndromes raras
>   Agentes tóxicos externos
>   Quimioterapêuticos
>   Irradiação
>   Infecções viróticas
>   Toxinas industriais
> **Disfunção folicular**
>   Doença autoimune
>   Ooforite isolada ou síndrome poliglandular
>   Mutações com perda funcional
>   Fatores de crescimento
>   Enzimas esteroidogênicas
>   Receptores de gonadotrofinas
>   Proteína G (subunidade Gs alfa)

inativas (síndrome de Swyer) apresentam genitália externa feminina, além de vagina e útero, pois estão prejudicadas tanto a produção de testosterona como a de hormônio antimülleriano fetal. Existe risco de malignização gonadal e, como não há produção hormonal, a gonadectomia deverá ser realizada assim que for estabelecido o diagnóstico.

Insuficiência ovariana primária se caracteriza por amenorreia, níveis elevados de gonadotrofinas e deficiência estrogênica em mulheres com menos de 40 anos de idade. A prevalência entre as mulheres é de 0,9% a 1,2%. Na maioria dos casos, a etiologia não é conhecida. A expressão *insuficiência ovariana primária* é mais adequada do que *falência ovariana prematura*, pois ovulação esporádica e até mesmo gestação podem ocorrer em alguns casos. Em adolescentes, são possíveis as seguintes causas: cirurgia, quimioterapia, irradiação, desordens cromossômicas envolvendo o cromossomo X, como síndrome de Turner, cariótipo 47XXX ou deleções e anomalias estruturais do cromossomo X (Quadro 9.1). Avaliação de pré-mutações no gene *FMR1*, cuja mutação completa causa a síndrome do X frágil, deve ser feita nos casos com história familiar de insuficiência ovariana primária ou atraso de desenvolvimento em indivíduos do sexo masculino.

A insuficiência ovariana primária se associa a risco aumentado de doenças autoimunes, como hipotireoidismo, diabetes tipo 1, hipoadrenalismo e hipoparatireoidismo. A abordagem de adolescentes com insuficiência ovariana deve ser focada em três pontos: a abordagem psicológica, a deficiência estrogênica e a infertilidade. Existe risco maior de osteoporose e doença cardiovascular em razão da deficiência estrogênica,

além de sintomas vasomotores, ressecamento vaginal e dispareunia. Em alguns casos há a possibilidade de concepção, pois em 5% a 10% das pacientes pode ocorrer o retorno espontâneo da função ovariana; logo, a paciente deve ser informada sobre a necessidade de métodos contraceptivos de barreira.

O hipogonadismo central (hipogonadotrófico) se caracteriza por função ovariana reduzida e níveis de gonadotrofinas (FSH e LH) basais reduzidos ou normais – neste último caso, estão insuficientes a frequência e a intensidade dos pulsos de gonadotrofinas, que não são avaliados nos exames de rotina. O hipogonadismo central apresenta diferentes causas, como síndromes genéticas e distúrbios adquiridos ou idiopáticos do sistema nervoso central (SNC). Entretanto, a causa mais comum tem caráter transitório e é uma variação normal do desenvolvimento denominada *atraso constitucional de crescimento e puberdade*, quando a puberdade se inicia tardiamente, mas segue seu curso fisiológico. O diagnóstico é estabelecido retrospectivamente, após acompanhamento do desenvolvimento normal das adolescentes, associado à história familiar. Apesar de a idade óssea ser atrasada em comparação à idade cronológica no momento do diagnóstico, as adolescentes alcançam o potencial genético para a altura.

A amenorreia hipotalâmica é causada pela insuficiência na produção de hormônio liberador de gonadotrofina (GnRH). Trata-se da causa mais comum de amenorreia na adolescência. Os casos de amenorreia hipotalâmica funcional são normalmente reversíveis com deficiência da produção de FSH, LH e estrogênios. Trata-se de um diagnóstico de exclusão, cujas causas podem estar relacionadas com estresse, nutrição ou exercício físico. Existem dois grupos específicos de adolescentes nas quais a desordem é comum: atletas profissionais e adolescentes que sofrem com distúrbios alimentares, principalmente anorexia. Esses indivíduos estão expostos a risco maior de desenvolver osteoporose no futuro.

Dentre as etiologias hipotalâmicas de hipogonadismo (Quadro 9.2), a mais conhecida é a síndrome de Kallmann, uma desordem genética que associa deficiência de GnRH a anosmia ou hiposmia. Além da amenorreia primária, não há desenvolvimento de caracteres sexuais secundários. A avaliação de imagem do SNC pode identificar hipoplasia do bulbo olfatório.

A causa mais comum de amenorreia hipofisária é a hiperprolactinemia. Níveis elevados de prolactina podem inibir a liberação de GnRH pelo hipotálamo e desencadear anovulação normoestrogênica/irregularidade menstrual (por bloqueio do pico de LH) ou anovulação com hipoestrogenismo/amenorreia (em caso de

Quadro 19.2 Causas de amenorreia hipotalâmica

Disfuncional
  Distúrbios alimentares
  Atividade física
  Estresse
Deficiência na produção de gonadotrofinas
  Idiopática
  Doenças genéticas – síndrome de Kallmann
Tumores cerebrais
Doenças crônicas

bloqueio mais intenso do eixo gonadotrófico). A hiperprolactinemia é responsável por 1% dos casos de amenorreia primária e 15% dos de amenorreia secundária.

A elevação transitória da prolactina pode ser uma resposta ao estresse, porém um aumento persistente pode indicar um prolactinoma. Portanto, em caso de hiperprolactinemia não explicada por fatores fisiológicos (gravidez, lactação) ou farmacológicos (medicamentos com ação antidopaminérgica), a ressonância nuclear magnética é importante para avaliar lesões hipofisárias, como adenoma secretor, assim como lesões extra-hipofisárias que causam compressão da glândula ou da haste hipofisária. Hipoterireoidismo primário também é causa importante de hiperprolactinemia porque cursa com aumento do hormônio liberador de tireotrofina (TRH), que, por sua vez, estimula a liberação hipofisária de prolactina. Independentemente desse mecanismo, distúrbios tireoidianos devem ser investigados como possível etiologia de distúrbios ovulatórios, irregularidade menstrual e amenorreia (Quadro 9.3).

A síndrome dos ovários policísticos (SOP) é a causa mais comum de amenorreia normoestrogênica com anovulação crônica. Evidências sugerem que a SOP tem diversas causas com contribuições hereditárias e de fatores ambientais que afetam a esteroidogênese ovariana. A resistência à insulina pode estar relacionada com a obesidade coexistente. As interações complexas geralmente imitam uma doença autossômica dominante com penetrância variável. A prevalência da síndrome metabólica é alta nas pacientes com SOP, assim como nos familiares de primeiro grau.

Segundo os critérios definidos em 2003 pelas Sociedades Americana e Europeia de Medicina Reprodutiva, dois dos seguintes componentes são necessários para o diagnóstico: (1) oligo/anovulação crônica; (2) hiperandrogenismo clínico ou laboratorial; (3) imagem ultrassonográfica de ovários policísticos. A SOP é um diagnóstico de exclusão e, portanto, exige investigação clínica e/ou laboratorial de outras causas de hiperandrogenismo, como síndrome de Cushing, hiperplasia congênita da suprarrenal e tumores secretores de androgênios. Também devem ser excluídos hipotireoidismo e hiperprolactinemia.

Existe grande dificuldade em se estabelecer o diagnóstico dessa síndrome entre as adolescentes porque as alterações usadas como critérios diagnósticos são muito comuns nessa população e podem fazer parte das alterações fisiológicas inerentes ao período da puberdade. Entretanto, existe um erro conceitual muito difundido, o de que qualquer tempo de amenorreia ou irregularidade menstrual poderia ser aceito como normal na adolescência. O ciclo menstrual nesse período difere da idade adulta, mas ciclos < 19 dias e > 90 dias devem ser considerados anormais em qualquer idade. Na verdade, 75% dos ciclos menstruais têm intervalo de 21 a 45 dias durante o primeiro ano após a menarca e 95% das meninas têm ciclos com intervalos regulares de 21 a 40 dias nos 5 anos subsequentes à menarca.

Recentemente, a Pediatric Endocrine Society reuniu representantes de sociedades internacionais de pediatria e adolescência e publicou, em 2015, critérios adequados para o diagnóstico da SOP na adolescência. O objetivo desse consenso é evitar equívocos comuns que criaram uma barreira ao diagnóstico precoce e ao tratamento da SOP. O consenso sugeriu a adoção dos critérios de oligo/anovulação, hiperandrogemismo persistente e anormalidades menstruais com base na idade e na pós-menarca (Quadro 9.4).

❏ TRATAMENTO

O tratamento da amenorreia deve ser diferenciado de acordo com as possíveis causas: primária anatômica, primária sem alterações do trato de saída ou secundária.

Quadro 9.3 Endocrinopatias que podem causar amenorreia

Doenças suprarrenais
  Hiperplasia congênita da suprarrenal
  Síndrome de Cushing
Doenças da tireoide
  Hipotireoidismo
  Hipertireoidismo
Tumores ovarianos
  Cistoadenomas
  Tumores de células da granulosa-teca

Quadro 9.4 Critérios diagnósticos para SOP em adolescentes

1. Irregularidade menstrual
  a. Sangramento anormal para idade ou para o tempo após menarca
  b. Sintomas persistentes após 1 a 2 anos
2. Hiperandrogenismo
  a. Dosagem elevada de testosterona (valores de referência para adulto)
  b. Hirsutismo moderado/grave é evidência clínica de hiperandrogenismo
  c. Acne vulgar moderada/grave é uma indicação para realização de dosagem laboratorial de androgênios

Fonte: Witchel et al. Horm Res Paediatr 2015; 83:376-89.

Algumas pacientes com defeitos estruturais do trato genital têm indicação de cirurgia, como correção de hímen imperfurado, septo vaginal transverso, agenesia ou disgenesia cervical. Já as pacientes com cariótipo 46XY, que possuem gônadas intra-abdominais, devem ser submetidas à gonadectomia em virtude do risco de malignização.

Nos casos de agenesia mülleriana, o tratamento consiste basicamente em acompanhamento psicológico e, quando da pretensão do início da vida sexual, a neovagina deve ser indicada, preferentemente através de dilatadores vaginais e em casos bem selecionados por meio de cirurgia realizada por equipe experiente e utilizando a técnica menos invasiva possível, seguida por período de manutenção com dilatadores, sempre que necessário, para evitar estenose da neovagina. Em raros casos de útero rudimentar e dor cíclica crônica pode ser necessária a realização de histerectomia.

Adolescentes com diagnóstico de síndrome de insensibilidade aos androgênios devem ser orientadas sobre a necessidade de suporte psicológico e aconselhamento sobre o tratamento da neovagina. A gonadectomia deve ser realizada, em razão do risco de malignização, em torno dos 20 anos de idade, época em que já ocorreu o desenvolvimento mamário e foi atingida a estatura adulta.

A correção cirúrgica do hímen imperfurado consiste na abertura da membrana himenal em forma triangular.

O septo vaginal transverso pode ser corrigido por meio de excisão cirúrgica e ressecção.

Não existe consenso quanto ao manejo cirúrgico ideal nos casos de disgenesia/agenesia cervical. Pode ser realizada histerectomia ou canalização do colo uterino.

O tratamento específico da hiperprolactinemia se faz com agonista dopaminérgico (cabergolina ou bromocriptina) e está indicado nos casos de macroadenoma, na presença de galactorreia que incomoda a paciente ou quando a paciente deseja engravidar e não apresenta outro fator de infertilidade que impeça a concepção natural. Na maioria das vezes ocorre redução do adenoma hipofisário e dos níveis séricos de prolactina com retorno da função ovariana.

A hiperprolactinemia secundária ao hipotireoidismo deve ser corrigida com o tratamento da doença de base, e aquela secundária ao uso de fármacos deve ser abordada solicitando ao especialista que avalie a possibilidade de suspender ou substituir a medicação com efeito antidopaminérgico. Nos casos de imagem hipofisária normal ou de microadenoma, sem intenção imediata de engravidar, que são a maioria, é possível não usar agonista dopaminérgico e tratar os sintomas menstruais com contraceptivos hormonais. Em todos os casos de adenoma hipofisário (macro ou micro), independentemente da conduta, é prudente o controle periódico com ressonância nuclear magnética da hipófise e, sobretudo, o encaminhamento da paciente ao endocrinologista.

Apesar das diferentes causas do hipogonadismo, o tratamento deve consistir na terapia estrogênica, que objetiva a estimulação da progressão da puberdade e possibilita que as adolescentes alcancem seu alvo genético de altura.

A terapia hormonal (TH) deve ser iniciada para indução da puberdade com o desenvolvimento das mamas. Recomenda-se iniciar com doses baixas de estrogênio e aumentar gradualmente, conforme avaliações subsequentes. A idade para início da terapia deve ser individualizada, sendo avaliados fatores como idade cronológica, idade óssea, altura e questões psicossociais. Associam-se progestogênios 12 a 14 dias por mês, 1 a 2 anos após o início do estrogênio ou após sangramento endometrial, o que possibilita o adequado desenvolvimento das mamas e do útero.

Em meninas com a síndrome de Turner, as doses iniciais recomendadas de estrogênio devem representar 1/8 a 1/10 das usadas em adultos, de acordo com a formulação utilizada. Doses iniciais muito baixas têm demonstrado efeito benéfico sobre o crescimento dessas crianças.

Várias formulações de estrogênio se encontram disponíveis: estradiol oral, estrogênio conjugado oral, adesivos de estradiol transdérmico e estradiol percutâneo em gel. Na terapia oral, a biodisponibilidade do medicamento pode variar em função da primeira passagem hepática. Esse mesmo fenômeno pode alterar as funções hepáticas e de coagulação, o que se deseja evitar em algumas pacientes. As doses de 0,625 e 1,25mg de estrogênios conjugados orais são equivalentes a 50 e 100µg de estradiol transdérmico por 24 horas, respectivamente.

Na comparação do estrogênio transdérmico com o estrogênio oral foram observados níveis significativamente maiores de 17β-estradiol com estrogênio oral. No entanto, não há diferenças nos efeitos metabólicos, incluindo lipólise, metabolismo de lipídios e carboidratos, e gasto de energia no repouso.

Em contraste, em estudo sobre o uso de estrogênio transdérmico *versus* conjugado oral em meninas com síndrome de Turner foram observados melhores acúmulo de massa óssea e desenvolvimento uterino no grupo transdérmico. O gel percutâneo de estradiol também foi investigado para indução puberal em meninas com síndrome de Turner, na dose inicial de 0,1mg por noite com aumentos de 0,1mg por ano adicional até 5 anos. Os efeitos secundários da terapia percutânea com gel incluem irritação local da pele, que pode levar à descontinuidade do tratamento.

Para as mulheres com diagnóstico de hipogonadismo, a terapia hormonal estrogênica é necessária durante toda a vida reprodutiva, podendo ser individualizada após o período considerado a idade média da população para a menopausa. Convém investigar e orientar a ingesta de leite e derivados nessa população em razão do maior risco de ganho insuficiente de massa óssea e, quando necessário, suplementar cálcio e vitamina D.

O aconselhamento sobre o futuro reprodutivo faz parte do tratamento dessas pacientes, as quais deverão ser informadas assim que demonstrarem interesse pelo assunto. Nos casos de hipogonadismo hipogonadotrófico, a gestação é possível mediante indução de ovulação com uso de gonadotrofinas exógenas. Já nos casos de hipogonadismo hipergonadotrófico, o tratamento exige técnicas de reprodução assistida com a utilização de óvulos de doadoras.

Para o tratamento da amenorreia normoestrogênica, cuja principal causa é a SOP, devem ser abordados os seguintes pontos: a anovulação crônica e o consequente déficit de progesterona, que se manifesta por irregularidade menstrual e pode levar à hiperplasia e até à neoplasia endometrial; o hiperandrogenismo, cujos sintomas podem gerar grande prejuízo emocional; o risco metabólico e de resistência insulínica, que aumenta o risco futuro de dislipidemia, esteatose hepática e diabetes tipo 2; e a infertilidade. Devem ser avaliados perda de peso, exercício físico regular e mudança de hábitos alimentares, associados ao uso de anticoncepcionais orais combinados.

❑ CONSIDERAÇÕES FINAIS

1. Nas amenorreias primárias, a avaliação do trato de saída deve constituir a primeira parte do exame físico, pois, nos casos de identificação de imperviedade, deve ser indicada cirurgia para correção de alterações estruturais, como hímen imperfurado, septo transverso e disgenesias cervicais.

2. Convém solicitar exame de imagem (ultrassonografia pélvica) para identificação de útero e ovários.

3. Em pacientes com agenesia mülleriana, devem ser realizados exame de imagem do trato urinário e radiografia de vértebras da região cervicotorácica, em virtude da possibilidade de diagnóstico da associação MURCS (anomalias mülleriana, renal e cervicotorácica), assim como cariótipo para o diagnóstico diferencial com insensibilidade aos androgênios.

4. Cabe realizar a dosagem de estradiol para diferenciar as amenorreias normoestrogênicas das hipoestrogênicas e a dosagem de gonadotrofinas (FSH e LH), hormônios tireoidianos e prolactina, visando à identificação das possíveis causas.

5. Amenorreias normoestrogênicas são decorrentes de anovulação crônica, sendo a SOP a principal causa, porém seu diagnóstico deve ser estabelecido após a exclusão de outras doenças que cursam com hiperandrogenismo e amenorreia.

6. Hipogonadismo/hipoestrogenismo pode ser atribuído a causas primárias (ovarianas) ou centrais (hipófise e hipotálamo) por meio da dosagem de gonadotrofinas.

7. Os quadros hipergonadotróficos exigem a realização de cariótipo para a identificação de possíveis alterações cromossômicas. Na presença de cromossomo Y está indicada a remoção das gônadas criptorquídicas. História familiar de atraso de desenvolvimento em indivíduos do sexo masculino justifica a pesquisa de pré-mutações para o gene *FMR1*.

8. Os quadros hipogonadotróficos necessitam de avaliação de imagem do SNC (regiões hipofisária e hipotalâmica).

9. Pacientes com hipogonadismo e idade correspondente à menacme devem receber terapia hormonal desde o momento do diagnóstico para promover o desenvolvimento puberal oportuno e/ou diminuir os riscos cardiovasculares e de perda de massa óssea.

10. Convém oferecer acompanhamento psicológico para todas as pacientes que receberem diagnóstico de agenesia mülleriana, insuficiência ovariana ou desordens relacionadas com o sexo, assim como realizar aconselhamento sobre diagnóstico e futuro reprodutivo.

LEITURA COMPLEMENTAR

Adams Hillard PJ. Menstruation in adolescents: what do we know? And what do we do with the information? J Pediatr Adolesc Gynecol 2014; 27: 309-19.

Deligeoroglou E, Athanasopoulos N, Tsimaris P, Dimopoulos KD, Vrachnis N, Creatsas G. Evaluation and management of adolescent amenorrhea. Ann N Y Acad Sci 2010; 1205:23-32.

Gordon CM, Ackerman KE, Berga SL et al. Functional hypothalamic amenorrhea: an Endocrine Society Clinical Practice Guideline. J Clin Endocrinol Metab 2017; 102:1413-39.

Jamieson MA. Disorders of menstruation in adolescent girls. Pediatr Clin North Am 2015; 62:943-61.

Kanj RV, Ofei-Tenkorang NA, Altaye M, Gordon CM. Evaluation and management of primary ovarian insufficiency in adolescents and young adults. J Pediatr Adolesc Gynecol 2017. doi: 10.1016/j.jpag.2017.07.005.

Rosenfield RL. The diagnosis of polycystic ovary syndrome in adolescents. Pediatrics 2015; 136:1154-65.

Sullivan SD, Sarrel PM, Nelson LM. Hormone replacement therapy in young women with primary ovarian insufficiency and early menopause. Fertil Steril 2016; 106:1588-99.

Witchel SF, Oberfield S, Rosenfield RL et al. The diagnosis of polycystic ovary syndrome during adolescence. Horm Res Paediatr 2015; 83:376-89.

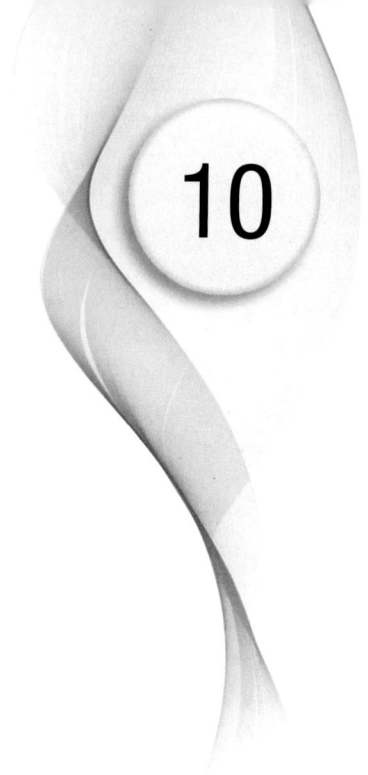

Anomalias do Desenvolvimento Genital nas Adolescentes

José María Méndez Ribas

❏ INTRODUÇÃO

Não pretendemos esgotar aqui este tema complexo, mas fornecer elementos de compreensão para o médico que atende adolescentes não só com relação à falha anatômica do aparelho genital, mas também quanto ao significado que as malformações têm para a saúde emocional e reprodutiva da paciente. Aprendemos ao longo desses anos que é muito importante estabelecer um diagnóstico correto e oportuno (Quadro 10.1) e saber como se adequar ao tempo e às palavras no relato desse diagnóstico tanto para a adolescente como para seus pais. Esse conceito é válido também para o gerenciamento terapêutico e os testes subsequentes, de modo que os cuidados devem ser extremados para não causar efeitos iatrogênicos.

❏ ASPECTOS PSICOLÓGICOS DO PROBLEMA

A grande aquisição da medicina consiste em ter determinado de maneira objetiva que os conflitos não resolvidos da psique se traduzam, a curto ou médio prazo, na manifestação de doenças orgânicas.

Quadro 10.1 Métodos auxiliares de diagnóstico
Cariótipo
Vaginometria, vaginoscopia, vaginografia
Ecografia pélvica e renal
Ressonância nuclear magnética
Exame sob anestesia
Laparoscopia, histeroscopia

No que se refere à saúde pessoal da criança, existe a saúde do núcleo familiar: *a saúde de cada um influencia a saúde dos outros.* A doença de um membro da família pode desintegrar a relação familiar ou, ao contrário, pôr a prova e fortalecer o vínculo. Esse processo é claramente visível no caso das malformações congênitas.

A saúde é uma força muito contagiosa; portanto, se estiver presente, pode evitar o agravamento, e todo médico experiente sabe que nenhuma doença prolongada ou crônica de uma criança é mantida se o núcleo familiar, por sua vez, não sustentar as tensões do agravamento, visto que a criança tende a impor seu sofrimento ao ambiente familiar e desorganizá-lo.

O exercício da prática psicoterapêutica fortalece gradativamente a convicção de que a doença somática não tem uma existência independente das vicissitudes da vida inconsciente. A possibilidade de recobrar a saúde em um paciente malformado é o resultado de *um trabalho em conjunto médico-psicológico* para avaliar as possibilidades que o paciente tem de recobrar ou adquirir um novo padrão de normalidade; além de tratar de um órgão especificamente, cuida do corpo todo. Dentro dessa conduta será útil distinguir a influência de um movimento transferencial que se desenvolve como produto espontâneo ou direcionado para uma relação médico-paciente e a influência de tornar conscientes significados inconscientes (identidade feminina, imagem corporal, fantasia de castração, sentimento de culpa).

Em síntese, diríamos que o papel da psicologia na abordagem das malformações consiste não apenas em tratar da paciente, mas *também oferecer apoio profissional ao médico assistente* (frequentemente oprimido pela situação) e à família para a aceitação e a compreensão dessa patologia. Na fase diagnóstica, será na preparação para os exames auxiliares, alguns deles cruentos (laparoscopia, exame sob anestesia) e em seguida no retorno do mesmo, que deverá ser gradual e adequado ao caso, levando em consideração também a fase evolutiva da paciente e as características da família. Finalmente, na fase terapêutica será útil na preparação pré-cirúrgica, esclarecendo, informando os passos cirúrgicos e, posteriormente, no seguimento pós-operatório, especialmente naqueles casos de resolução não imediata.

Neste capítulo vamos nos referir somente às malformações que se manifestam na infância e adolescência, sejam elas descobertas pela paciente, pelos pais ou pelo médico. Não incluiremos aquelas que se manifestam clinicamente em uma etapa posterior, quando a consulta é realizada por motivo de esterilidade ou infertilidade.

❏ CONCEITOS EMBRIOLÓGICOS

Nos textos correspondentes, os interessados poderão aprofundar seus conhecimentos sobre a complexa embriologia do trato genital, que ainda hoje apresenta pontos obscuros em seu desenvolvimento e que têm de ser resolvidos pela biologia molecular. Para a compreensão do presente capítulo bastará recordar os seguintes conceitos atualizados:

* Os tecidos que formam os tratos genitais feminino e masculino têm origem comum e passam por um *período indiferenciado* antes de alcançarem seu desenvolvimento definitivo.
* A presença do cromossomo Y com seu gene SRY determina que a gônada ainda indiferenciada até a sétima semana do desenvolvimento embrionário rapidamente se transforme em testículo. Este, depois, produzirá dois hormônios: o antimülleriano (AMH), liberado pelas células de Sertoli e que inibirá a formação do ducto de Müller, e a testosterona, produzida pelas células de Leidyg e que estimulará o desenvolvimento do ducto de Wolff (aparelho genital masculino).

    Por outro lado, a ausência do gene SRY e a presença do cromossomo X com seus determinantes genéticos farão que a gônada indiferenciada se transforme em ovário e, caso não haja o AMH nem a testosterona, o ducto de Müller poderá se desenvolver plenamente, dando origem ao canal genital (trompa, útero e os dois terços superiores da vagina).
* Desse modo, o aparelho genital feminino e os ovários têm origens diferentes: o ducto de Müller é derivado do mesoderma, e o ovário, do endoderma. Assim, ová-

rios normais e funcionais podem coexistir com o canal genital não desenvolvido e vice-versa (Figura 10.1).
* As vias genitais formam-se na mulher a partir dos *ductos de Müller*, em torno da sexta semana de vida intrauterina. Entre a sexta e a nona semana ocorre a etapa da formação tubária, uterina e cervicovaginal. A partir da nona semana os ductos de Müller, ainda sólidos, se unem, e a partir desse momento até a 17ª semana ocorre a reabsorção do tecido embrionário, estendendo-se e transformando-se em um verdadeiro tubo, processo este que ocorre de baixo para cima. O terço inferior da vagina e o futuro hímen formam-se de baixo para cima através de uma evaginação do seio urogenital (endoderma), que terminará se unindo com a extremidade inferior do ducto de Müller que já formou, como vimos, os dois terços superiores do canal vaginal. A maioria das malformações genitais obstrutivas ocorre nesse período (Figuras 10.2 e 10.3).
* Em mulheres cromossomicamente normais, as anomalias congênitas do aparelho genital manifestam-se *por ausência (disgenesia)* e *anormalidades na fusão ou na posterior canalização tissular do ducto de Müller (lateral/vertical)*. Esses problemas de desenvolvimento podem aparecer em um ou em ambos os lados, e a falha afeta todo o tecido ou parte dele.
* A proximidade no tempo e no lugar do desenvolvimento do sistema urinário (mesonefros, ducto de Wolff) explica a frequente *simultaneidade das malformações geniturinárias* (provável ação teratogênica que atua entre a sexta e a nona semana).
* No que se refere à genitália externa, cabe lembrar que, ao ter início a organogênese, os aparelhos urinário,

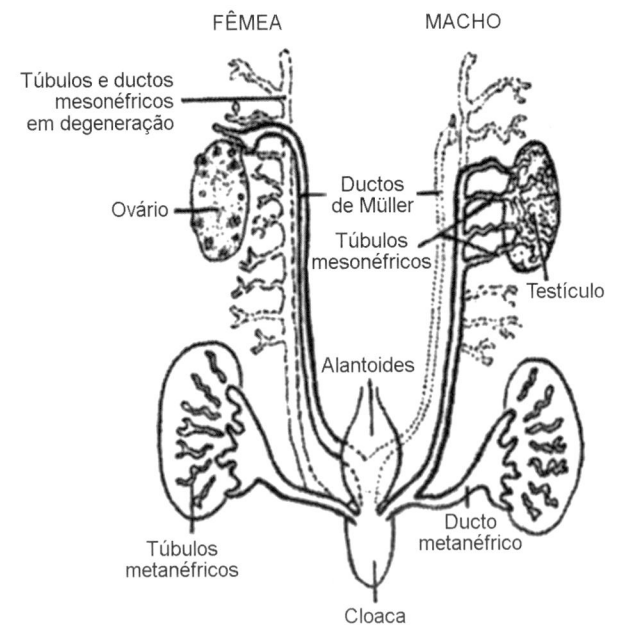

Figura 10.1 Início da diferenciação do aparelho genital interno.

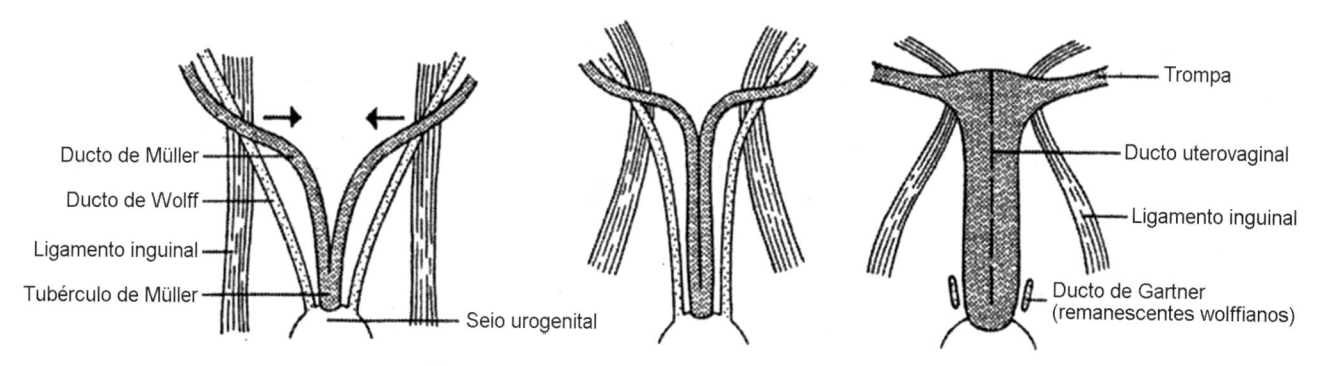

Figura 10.2 Reprodução e união dos ductos de Müller.

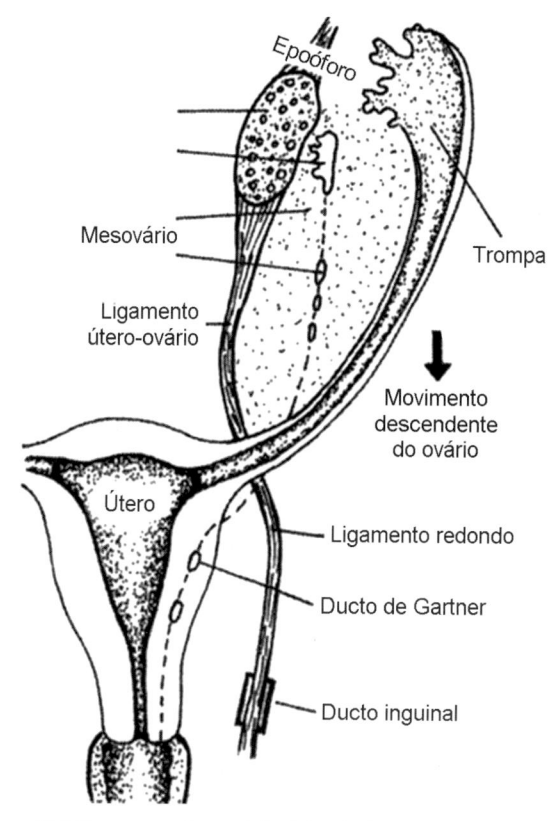

Figura 10.3 Remanescentes embrionários do ducto de Wolff que podem causar patologia.

genital e digestório desembocam em uma única estrutura: a *cloaca*, o que explica as diferentes anomalias que podem ocorrer nesses aparelhos nesse nível.

- Esses defeitos não têm sido atribuídos às anormalidades cromossômicas estruturais; no entanto, o gene humano que codifica a síntese do AMH, que desempenha um papel essencial no desenvolvimento dos órgãos genitais e no embrião masculino, está localizado *no braço curto do cromossomo 19* e não, como se esperava, no cromossomo sexual. O gene deste hormônio, cuja existência data de 1947, só foi isolado em 1984.

DEFINIÇÃO E CLASSIFICAÇÃO

Entende-se por malformação congênita a alteração da estrutura anatômica de um órgão específico em algum momento de seu desenvolvimento ou seu hipodesenvolvimento na vida intrauterina (hipoplasia).

Para fins didáticos, dividiremos as malformações que afetam a genitália externa e interna, sendo o limite o *introito vaginal*.

GENITÁLIA EXTERNA

- Genitália ambígua.
- Persistência do seio urogenital.
- Pequenos lábios (agenesia, hipertrofia).
- Uretra (epispádias, hipospádias).
- Hímen (imperfurado, malformado).
- Ânus (imperfurado, vestibular, vaginal).

Convém deixar claro que a abordagem desse grupo de malformações não é domínio exclusivo do ginecologista infanto-juvenil. As anomalias da uretra, uma vez diagnosticadas, devem ser tratadas pelo urologista infantil e as do ânus pelo cirurgião pediátrico, com quem os ginecologistas podem colaborar. É também de grande ajuda o endocrinologista pediatra para estabelecer os diagnósticos diferenciais em caso de persistência do seio urogenital. Em ambiente institucional, o ideal é que esse grupo de profissionais trabalhe de maneira interdisciplinar.

As malformações dos *pequenos lábios*, embora sejam achados raros e geralmente assintomáticos, causam preocupação na adolescente. A *hipertrofia* muitas vezes causa desconforto com o uso de calças muito apertadas ou ao andar de bicicleta. Nesse caso, pode ser indicada a ressecção parcial do lábio com sutura estética. A hipertrofia pode ser uni ou bilateral (Figura 10.4).

As *anomalias da uretra* (epispádias, hipospádias) são geralmente diagnosticadas em idade pediátrica e, como ressaltado, uma vez identificadas.

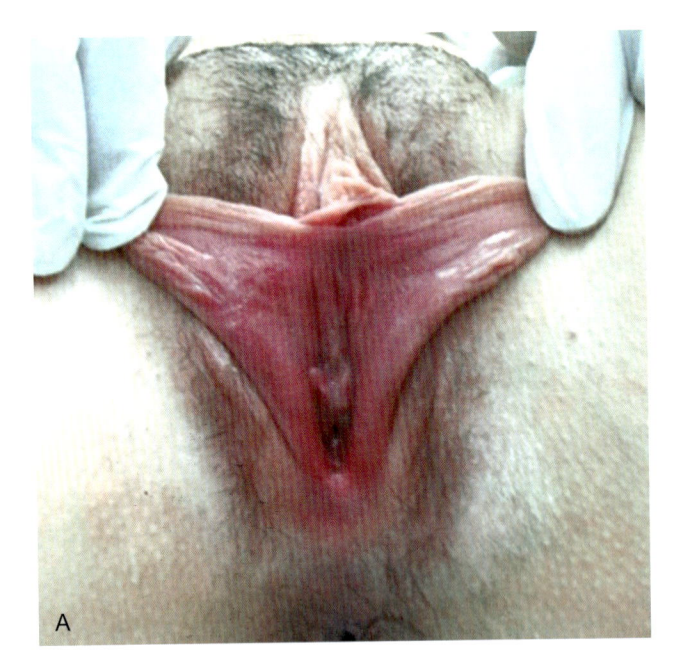
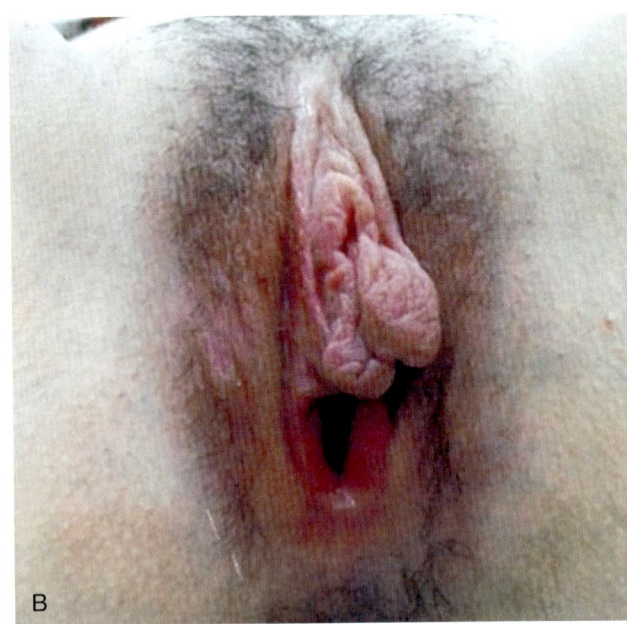

Figura 10.4A e **B** Hipertrofia dos pequenos lábios.

As malformações mais comuns da genitália externa e que o médico de adolescentes deve conhecer detalhadamente são as do *hímen*. Quando este estiver malformado, mas com abertura, a consulta ocorrerá quando a adolescente tentar colocar um tampão durante a menstruação ou iniciar a atividade sexual. A insistente tentativa do homem de conseguir a penetração produzirá intensa dor na adolescente, que consequentemente contrairá os músculos levantadores e "fechará" a vagina. Isso pode ser confundido com uma disfunção sexual (vaginismo) com a indicação errônea pelo ginecologista de uma psicoterapia ou tratamento sexológico por não realizar um exame ginecológico adequado. Este conceito, como veremos mais adiante, se repetirá em outras malformações obstrutivas do aparelho genital baixo.

Para observar bem o hímen convém segurar os grandes lábios com o polegar e o indicador e tracioná-los em direção ao examinador com o objetivo de fazer a membrana himenal aparecer completamente (*manobra de Capraro* – Figura 10.5). Nem sempre é fácil visualizá-lo bem. Com um cotonete, respeitando o pudor da paciente, são examinadas a fenda himenal e a cavidade vaginal. Variedades anatômicas do hímen são detectadas (Figuras 10.6 e 10.7), e todas deixam passar a menstruação sem inconvenientes.

Esclarecido o diagnóstico, explica-se à paciente e à mãe a anomalia com um desenho compreensível que incluirá a afirmação de que o hímen pode ser reconstruído por meio de cirurgia, não sendo perdida a virgindade anatômica. Excepcionalmente, as malformações do hímen são acompanhadas de outras anomalias; de qualquer maneira, aproveita-se a anestesia para realizar

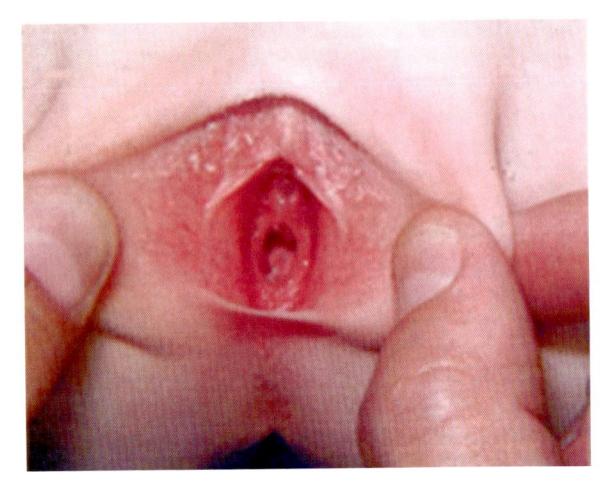

Figura 10.5 Manobra de Capraro.

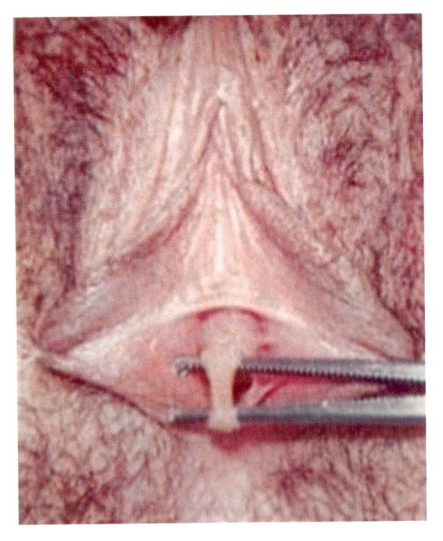

Figura 10.6 Septo himenal (dificuldade à penetração ou para colocação de tampão).

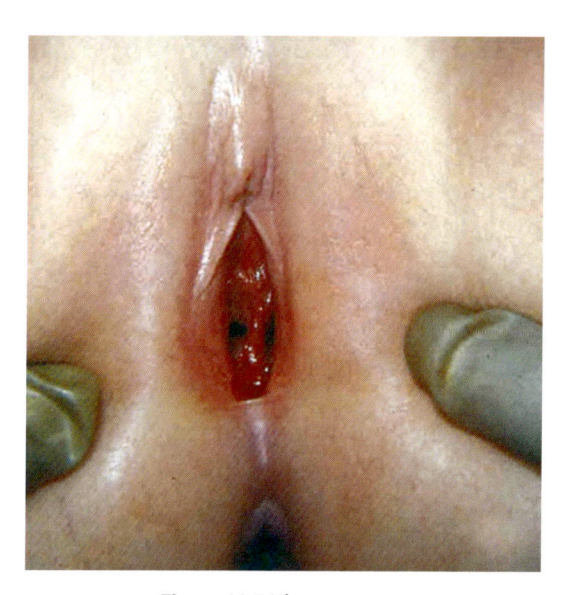

Figura 10.7 Hímen septado.

um exame completo do aparelho genital, que incluirá o exame com espéculo.

No caso de *hímen imperfurado*, o problema é diferente (Figura 10.8). Um pediatra cuidadoso pode diagnosticá-lo em idades precoces mesmo quando a anomalia é assintomática. Também cabe lembrar que em idades pré-menarca é possível a formação de *mucocolpo* (secreção mucosa na vagina de origem cervical), às vezes grande, que pode ser confundido com cisto de ovário. Infelizmente, ainda existem pediatras que não examinam os genitais da criança. Isso faz com que a paciente com hímen imperfurado alcance a adolescência com essa anomalia e seja diagnosticada com *menarca tardia* acompanhada por leves dores mensais no hipogástrio. Na realidade, o que está ocorrendo é o acúmulo de sangue menstrual na vagina que, por ser muito elástica, pode receber numerosas menstruações antes de apresentar sintomas (*hematocolpos*). Se este for muito grande, pode

causar compressão da uretra e retenção vesical, e o motivo da consulta poderá ser a dificuldade em urinar. Em outras ocasiões, as adolescentes procuram atendimento motivadas por cólicas uterinas (hematometra) ou reação peritoneal (hematossalpinge, hemoperitônio), consultando-se nos plantões de emergência. Esses casos se apresentam como um "tumor" no abdome inferior que surpreende o médico, o qual deve descartar gravidez ou cisto de ovário (Figura 10.8).

O diagnóstico diferencial de hímen imperfurado também deve ser feito com a ausência congênita da vagina e os grandes *cistos paravaginais de Gartner* (restos do ducto de Wolff – Figura 10.9). Nesse caso, a ultrassonografia com transdutor perineal auxilia o diagnóstico juntamente com o toque retal ao se notar uma coleção líquida lateralizada. Por meio de uma punção, é possível observar que o conteúdo não é sangue, mas sim um líquido sero-hemático característico dos restos embrionários incrustados. Em outras ocasiões o diagnóstico é estabelecido na sala de cirurgia, visto que com a remoção do cisto aparece a vagina normal, que estava comprimida.

A *ausência congênita uterovaginal* também aparece como diagnóstico diferencial. Nessa situação, a uretra é mais central, a área himenal costuma estar mais achatada do que arredondada (não há coleção de líquido) e ao toque retal não é encontrado o cordão de tecido espesso observado quando existe a vagina. Um ultrassonografista treinado pode visibilizar a luz vaginal e a presença ou não do útero ao posicionar o transdutor no períneo. Como último recurso, resta a punção cuidadosa com agulha fina através do hímen em busca de uma possível cavidade.

Se o diagnóstico clínico for de hímen imperfurado com hematocolpos, deve-se concluir o estudo com uma ultrassonografia pélvica para verificar a existência ou não de hematometra pélvica e a altura do *stop* inferior (diagnóstico diferencial com septo vaginal baixo – Figura 10.10).

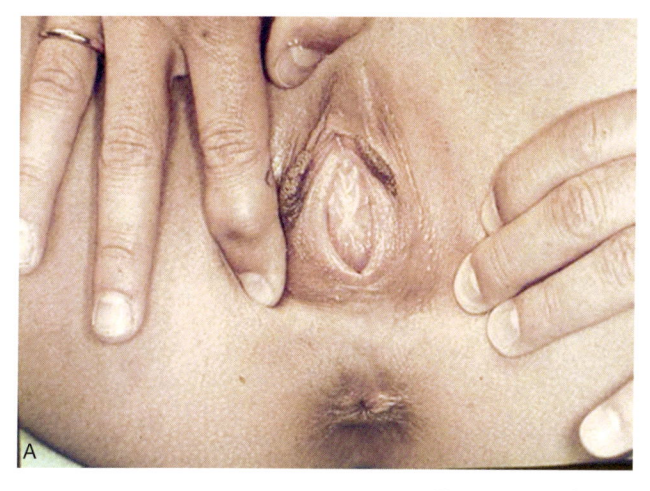

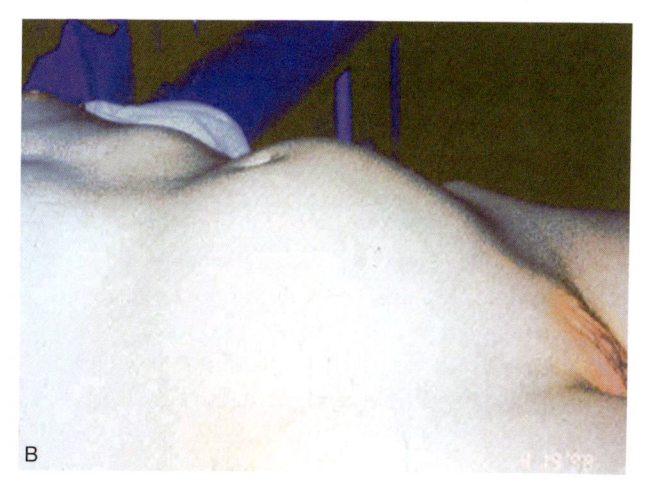

Figura 10.8A Hímen imperfurado. **B** Hematometra.

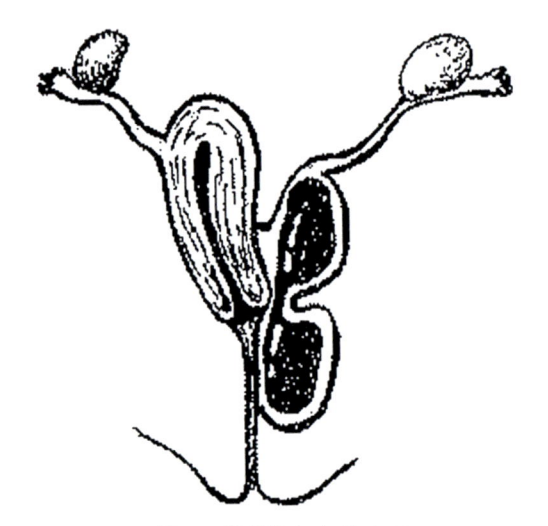

Figura 10.9 Cisto de Gartner.

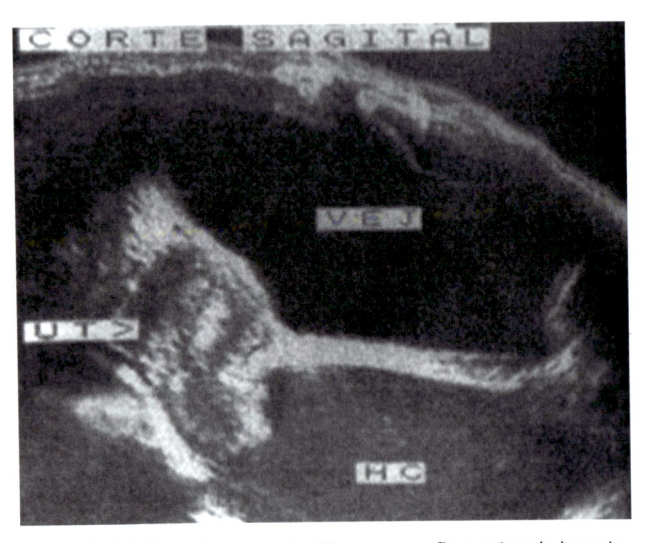

Figura 10.10 Hímen imperfurado. Ultrassonografia mostrando hemato-colpos e leve hematometra.

Realizada a abertura cirúrgica (corte em cruz com ressecção da borda excedente e sutura com agulha de ponta romba com 000 Dexon), drena-se o sangue acumulado sem fazer lavagens ou toques vaginais subsequentes para evitar infecção (a vagina apresenta, nesses casos, epitélio inapropriado com pouca proliferação de bacilos de Döderlein). São indicados antibióticos profiláticos e, se houver hematometra e hematossalpinge, a paciente deve ficar na posição de Trendelenburg invertida para drenagem espontânea correta. No caso de hemoperitônio, recomenda-se uma lavagem do sangue menstrual derramado por via translaparoscópica de modo a evitar futuros implantes endometriais.

Deve ser compreendido que, embora a operação seja simples, a adolescente deve estar *preparada e informada* para receber sua primeira menstruação como resultado da intervenção cirúrgica. O cirurgião tende a minimizar essa situação sem perceber a importância que tem para a paciente. Por isso, é essencial conhecer a personalidade da adolescente e seus conceitos de feminilidade, além do papel que a menstruação desempenha. De acordo com esses dados, o cirurgião deve atuar cuidadosamente na consulta, quando detectados sentimentos negativos em relação à menstruação, geralmente transmitidos consciente ou inconscientemente pela mãe.

Para concluir, lembramos que a primeira conduta de um médico de adolescentes na consulta por menarca tardia de uma paciente fenotipicamente normal consiste em constatar se existe uma vagina permeável com útero funcional. Também é importante lembrar os três casos encaminhados por pediatras com diagnóstico de tumor pélvico que haviam ignorado um hímen imperfurado por não examinarem a genitália externa.

As *malformações anais e retais* de modo geral se manifestam em idades pediátricas e geralmente são resolvidas pelo cirurgião infantil (Figuras 10.11 e 10.12). O ginecologista contribui para descartar anomalias genitais associadas ou quando se forma uma fístula retovaginal. No entanto, o ânus que se comunica com o períneo pode ser funcionalmente adequado e não ser diagnosticado até que a criança esteja maior, como tivemos a oportunidade de observar em duas adolescentes já com ciclos menstruais. A maioria das malformações anorretais consiste em uma bolsa retal que termina em um fundo de saco cego a uma curta distância do ânus imperfurado. Isso ocorre em razão da migração defeituosa do intestino quando a cloaca se divide em seio urogenital e reto. No exame, encontra-se uma depressão no nível do ânus frequentemente com o esfíncter presente, já que este é derivado do mesênquima do assoalho

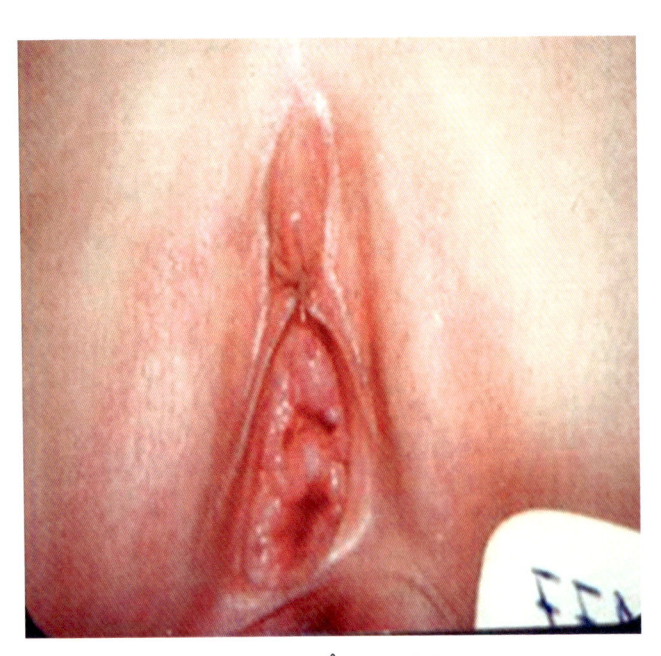

Figura 10.11 Ânus vestibular.

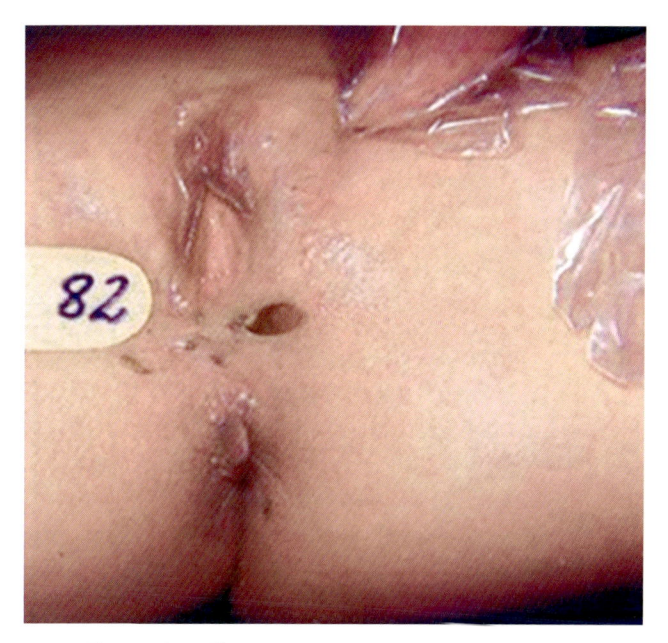

Figura 10.12 Fístula retal paravaginal (estenose do reto).

pélvico. As fístulas retais congênitas podem desembocar em qualquer parte da vagina, mas geralmente o fazem no terço inferior. Localizam-se na fossa navicular ou no períneo, não apresentam incontinência e passam despercebidas durante a infância. De qualquer maneira, se o caso não for urgente (obstrução, incontinência), convém aguardar a estrogenização das mucosas genitais e o desenvolvimento do períneo para proceder à correção cirúrgica adequada.

Essa alteração pode fazer parte da síndrome malformativa de regressão caudal e ser associada a defeitos vertebrais, atresia de esôfago e displasia do rádio, conhecida como síndrome VATER. Atendemos três casos, um deles com agenesia uterovaginal.

As malformações da *genitália interna* serão sintomáticas na adolescência são discutidas a seguir.

GENITÁLIA INTERNA

Os *septos vaginais transversos* podem aparecer em qualquer nível acima do hímen e são decorrentes de um defeito na canalização da vagina na parte que deriva do seio urogenital. Como vimos, o germe mesodérmico do ducto de Müller desce em sentido cefalocaudal e se une com o germe do seio urogenital, de origem ectodérmica, cujo sentido é caudal-cefálico. *No limite da união de ambos os epitélios pode se originar o defeito que forma os septos em diferentes níveis.* Os que estão localizados nos terços inferior e médio geralmente são completos e os superiores costumam estar perfurados (incompletos). Como se pode ver, esses últimos permanecem assintomáticos até que a adolescente tente colocar um tampão ou inicie sua vida sexual, já que menstrua normal-

mente. Por outro lado, os completos (Figura 10.13) se comportam como hímen imperfurado, retendo o sangramento menstrual com o agravante de que, ao exame externo, a garantia do introito e a frequente presença do hímen retardam o diagnóstico (Figura 10.14). Isso apoia a hipótese de que o hímen e a vagina se originam em estruturas embriológicas diferentes. Aparentemente, constitui uma boa prática na entrevista clínica antes da menarca *explorar o canal vaginal* com um cotonete desde o hímen até o colo uterino. Essa manobra, executada suavemente, respeitando o pudor e explicando detalhadamente o procedimento, tranquiliza a adolescente com relação à normalidade de seu aparelho genital baixo (Figura 10.15).

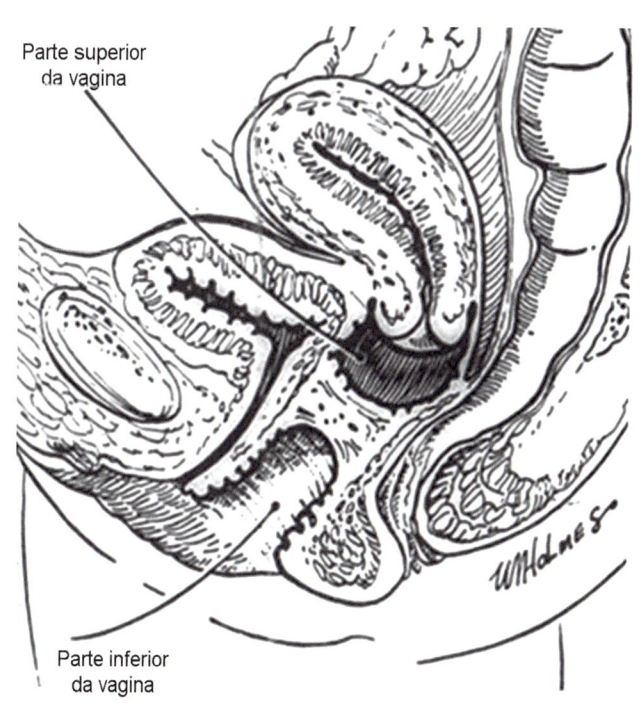

Parte superior da vagina

Parte inferior da vagina

Figura 10.13 Esquema do septo vaginal transverso.

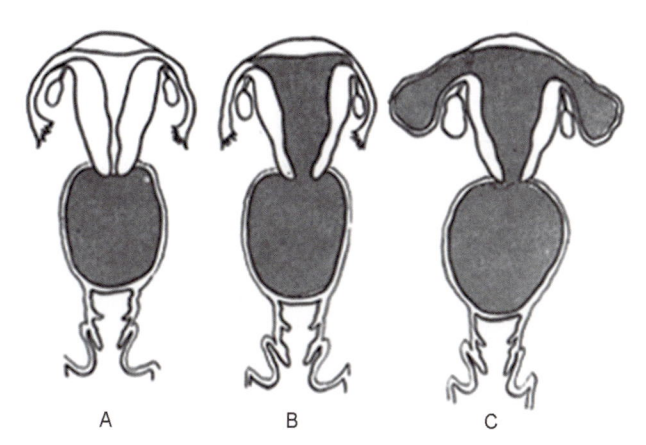

A   B   C

Figura 10.14 Septo vaginal transverso-completo. Hematocolpos (**A**), hematometra (**B**) e hematossalpinge (**C**).

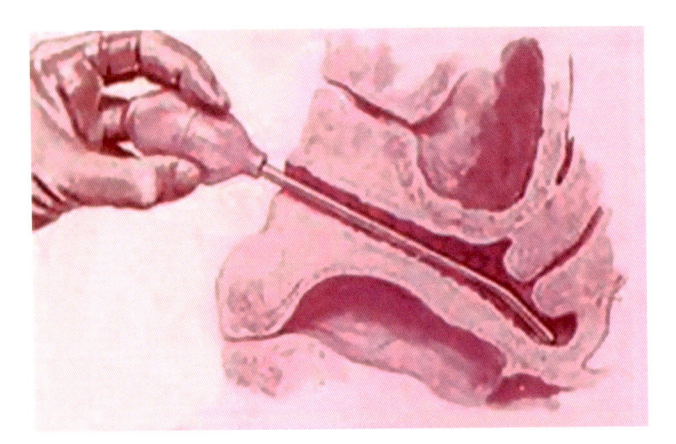

Figura 10.15 Exploração de permeabilidade do canal vaginal em adolescentes virgens.

Quando se suspeita de uma menarca represada por um septo transversal, é muito importante confirmar o diagnóstico por meio da ultrassonografia a fim de avaliar a *altura do septo*. Para isso, coloca-se o transdutor no introito e mede-se a distância entre a coleção hemática e o hímen. Essa conduta orienta o cirurgião sobre a espessura do septo e facilita a tática cirúrgica, adequando a abordagem (Figura 10.16). Se for diagnosticado em uma criança, deve-se aguardar o desenvolvimento genital para depois realizar sua plástica. Não se deve confundir um septo transverso baixo com um hímen imperfurado, já que a espessura é muito diferente, assim como a técnica cirúrgica.

Os septos transversos altos incompletos ocasionam sérias dificuldades coitais, e sua correção cirúrgica não é simples. Pode-se tentar dilatar o orifício, caso seja frouxo, como um dilatador tipo vela de Hegar até o nº 10. Caso contrário, a técnica mais conveniente é a zetaplastia, na tentativa de expandir a luz vaginal nesse nível, uma vez que, se a abertura for "desordenada", pode gerar uma cicatriz fibrosa no pós-operatório isolado, causando uma dispareunia de difícil correção. Por isso, imediatamente após a cirurgia, é conveniente a colocação de um molde intravaginal (preservativo preenchido com borracha) até a dissolução dos pontos. É recomendável, dependendo da experiência cirúrgica do ginecologista infanto-juvenil, que ele seja assistido por um cirurgião plástico. Em todos os casos em que o diagnóstico do septo tenha sido estabelecido em razão da dificuldade no coito, o médico deverá reafirmar a sexualidade normal da paciente, fornecendo a ela e a seu parceiro elementos para a compreensão de seu defeito anatômico, tendo em vista que a correção cirúrgica nem sempre deixa os canais vaginais perfeitos.

Os *septos vaginais longitudinais* podem ser completos ou incompletos e são causados por uma falha na reabsorção do septo medial formado pela justaposição dos ductos de Müller. Também podem ser simétricos (duas vaginas iguais) ou assimétricos, acompanhados ou não de úteros duplos (Figura 10.17). Em geral, são achados no exame ou quando a adolescente manifesta alguma dificuldade para ter relações sexuais ou tentar colocar um tampão. Deve-se concluir o estudo com uma ultrassonografia uterina para avaliação do prognóstico reprodutivo. Estabelecido o diagnóstico, disseca-se o septo com tesoura e pontos delicados ou com bisturi elétrico.

Os casos duplos, *quando um dos canais vaginais não se comunica com o meio externo*, são raros, mas de difícil diagnóstico. Quando acontece a menarca, uma das vaginas começa a dilatar com o sangue menstrual e comprime lentamente a outra, até que a luz desta acabe desaparecendo (Figuras 10.18 e 10.19).

A duplicidade completa do canal uterovaginal, associada à obstrução de uma das duas hemivaginas, está sempre acompanhada de agenesia renal homolateral,

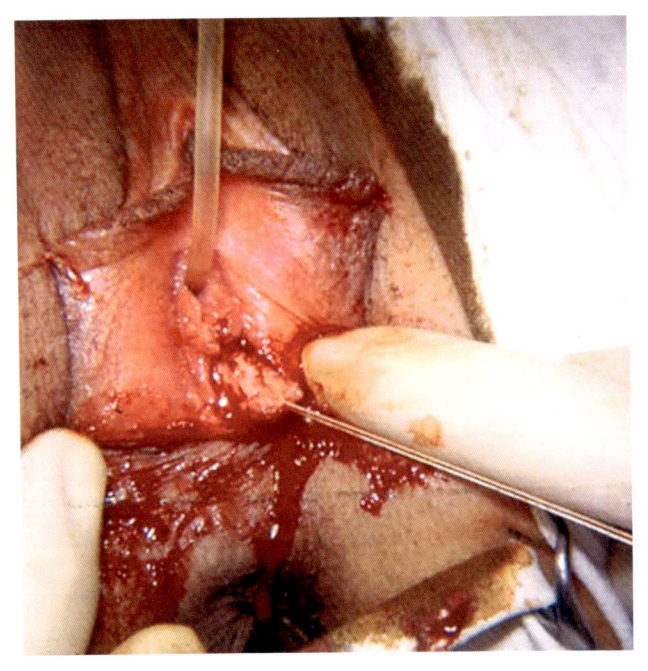

Figura 10.16 Extirpação de septo vaginal baixo.

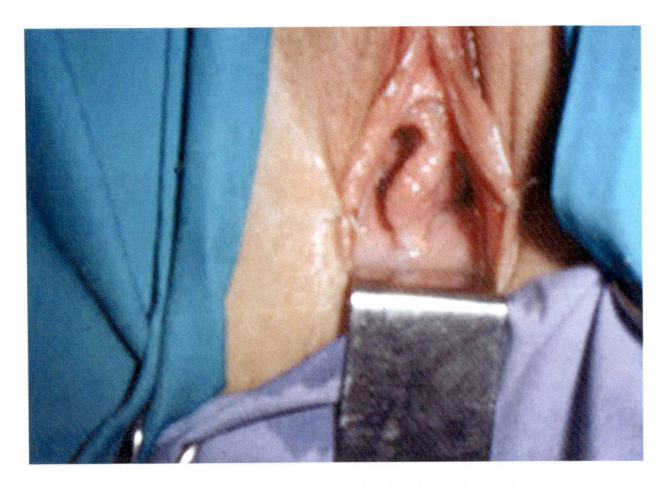

Figura 10.17 Septo vaginal longitudinal total: vagina dupla.

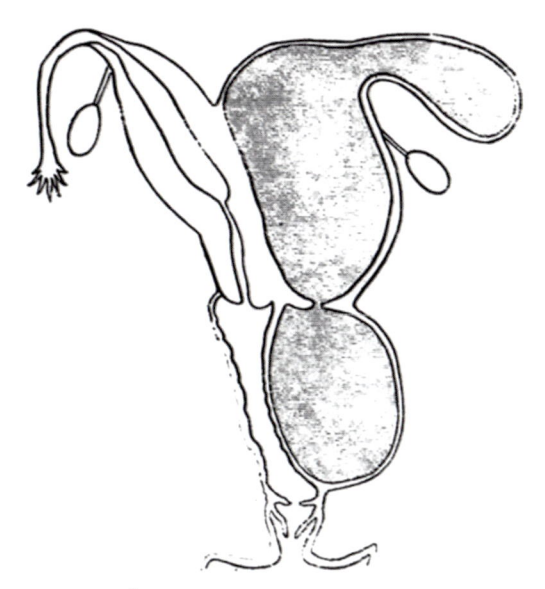

Figura 10.18 Útero duplo com hemivagina não comunicante.

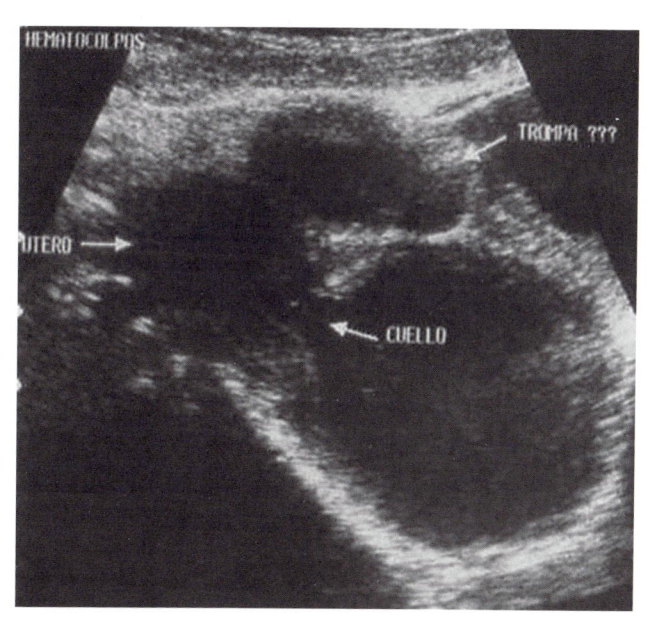

Figura 10.19 Ultrassonografia em caso de síndrome de Wunderlich. Deformação anatômica por hematocolpos, hematometra e hematossalpinge.

conhecida como *síndrome de Wunderlich-Herlyn-Werner*, que a descreveram sucessivamente (1922). Apesar de ser uma malformação mülleriana incomum, na última década surgiram numerosas publicações. Até o fechamento desta edição, já havíamos atendido 29 casos desde 1992.

Como a paciente menstrua normalmente pelo lado que tem comunicação, o diagnóstico é tardio e complexo, já que ela só se consultará quando o "tumor" abdominopélvico estiver formado (hematocolpos, hematometra, hematossalpinge unilateral) (Figura 10.20). Dessa maneira, não é rara a busca por uma emergência de plantão em razão da dor intensa (hemoperitônio) com um quadro de abdome agudo, sendo a paciente submetida

a uma laparotomia exploradora. Se o cirurgião não tiver experiência, pode cometer sérios erros táticos (anexectomia, histerectomia, drenagem etc.). O tratamento correto consiste simplesmente em ressecar o septo vaginal da maneira mais ampla possível por via perineal. O ideal é fazê-lo sob controle laparoscópico para extrair todo o sangue intrapélvico derramado (prevenção de endometriose) e, além disso, avaliar o tamanho dos dois hemiúteros quanto à futura fertilidade. Se o septo estiver fistulado, a situação se complica porque habitualmente ocorre uma infecção secundária (pelviperitonite). Em geral, quando isso acontece, antes se produz um notável *spotting* intermenstrual que leva à suspeita de uma malformação. Como a anatomia está muito deformada, o diagnóstico é estabelecido ao ser conhecida a existência dessa malformação e por meio de uma ressonância nuclear magnética (RNM), que ajuda a interpretar a grande distorção da anatomia intrapélvica (Figura 10.21). Como conselho básico, não se deve fazer uma laparotomia de urgência em uma adolescente sem antes um bom exame retovaginal.

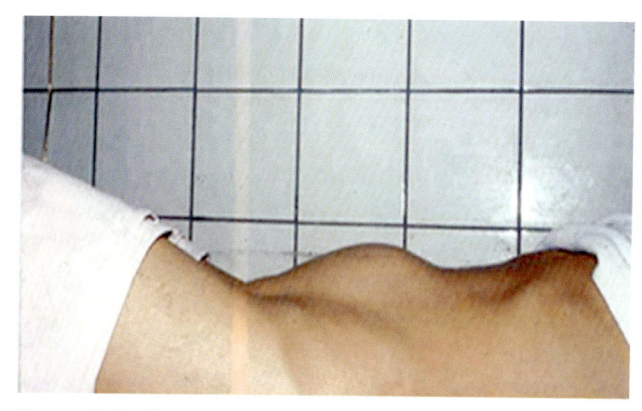

Figura 10.20 "Tumor" no hipogástrio que corresponde à hematometra unilateral com hematossalpinge.

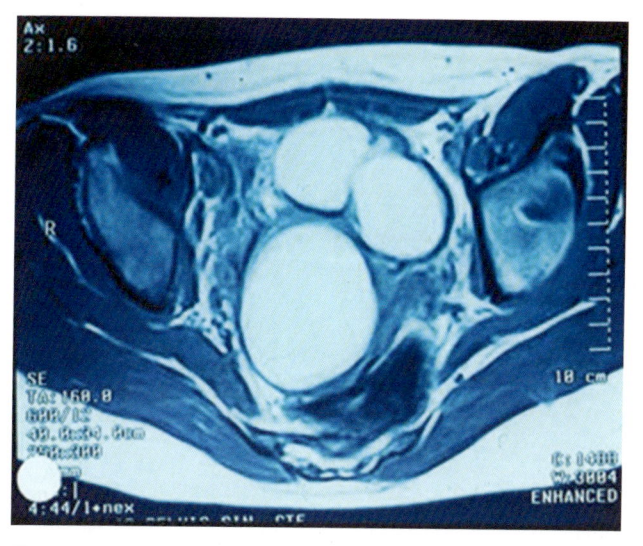

Figura 10.21 RNM. Observa-se com nitidez um hematocolpo unilateral com hematometra.

Aberto o septo vaginal e drenado o hematocolpos, o prognóstico reprodutivo é bom, já que os hemiúteros geralmente têm tamanho moderado. Cinco de nossas pacientes que queriam engravidar o fizeram sem dificuldades (uma cesariana). Por outro lado, se um dos hemiúteros for muito pequeno, é melhor removê-lo de modo a evitar complicações futuras.

A *agenesia vaginal* se deve à atresia da placa vaginal ou à falha da proliferação da união uterovaginal. Em quase todos os casos está associada à agenesia de útero, e essa associação é conhecida na literatura como *síndrome de Rokitansky-Kuster-Hauser*, uma vez que é acompanhada com uma frequência característica de malformações urinárias (agenesia ou ectopia renal, duplicidade uretral) e osteoarticulares (espinha bífida, sacralização da quinta lombar – Figura 10.22). O diagnóstico é estabelecido quando a menina é pequena e apresenta dificuldades no diagnóstico diferencial com hímen imperfurado ou septo transverso baixo, como já descrito.

Como a ausência de vagina também se apresenta em indivíduos intersexuais (síndrome de feminização testicular), é uma boa prática, nos casos de dúvida, estudar o cariótipo. Os ovários são funcionais, de modo que a criança desenvolverá normalmente as características sexuais secundárias e seu ritmo de crescimento será o esperado. Se a falha não for diagnosticada na infância, a menina se consultará por menarca tardia. Nessa etapa, um bom exame clínico e uma ultrassonografia que revelará a ausência de útero serão suficientes para o diagnóstico

inicial. Caso persista a dúvida, é lícito indicar RNM. Atendemos dois casos em que por meio da ultrassonografia foi diagnosticada agenesia de útero e depois se verificou tratar de *hipoplasias transitórias*, e poucos anos depois as pacientes menstruaram normalmente.

Em outras oportunidades, hemiúteros rudimentares de diversos tamanhos são observados por meio de ultrassonografia como dois nódulos lateralizados próximos aos ovários. Às vezes, apresentam endométrio em seu interior, que pode funcionar e causar dor cíclica mensalmente.

Feito o diagnóstico, o estudo deve ser complementado com uma urografia excretora e uma radiografia da coluna lombossacra em busca de malformações associadas. Nesses casos, o exame da genitália externa mostra o clitóris e os lábios normais. Com frequência, o meato uretral é deslocado para o terço médio ou inferior do introito, o períneo é curto, existe um hímen ou parte dele, e em mais da metade dos casos costuma-se encontrar um contorno de vagina, entre 1 e 3cm, que termina em um fundo de saco (*seio urogenital*). Essa é uma das malformações em que *o cuidado com a adolescente e sua família* é mais difícil do que o diagnóstico e o tratamento.

Aqui se observa com clareza a necessidade da presença do psicólogo na equipe, ajudando o médico e a paciente a lidar com a situação. Cabe compreender que essa malformação afeta, a princípio, a relação sexual e as funções menstrual e reprodutiva da paciente. A divulgação desse diagnóstico deve ser muito bem elaborada, levando em consideração as caraterísticas pessoais da adolescente e sua família, como já explicado na Introdução. Com uma abordagem prática, nossa experiência nos ensinou que devemos ir do saudável ao doente progressivamente.

Especificamente em caso de síndrome de malformação, diremos que não há a perda da saúde de modo geral e que a presença dos ovários garante um desenvolvimento feminino normal. Além de sua função hormonal, os ovários mostram à ultrassonografia uma quantidade normal de óvulos passíveis de serem fecundados pelo futuro parceiro, embora atualmente a decisão final acerca do implante do óvulo ainda não esteja definida. Finalmente, por meio de diferentes técnicas é possível resolver muito satisfatoriamente a atividade sexual, que será normal na maioria dos casos, podendo ser formado um casal sem inconvenientes. Assim, a única coisa que o médico não pode oferecer à sua paciente é a descamação menstrual. Essa informação deve ser explicada separadamente aos pais em uma consulta, mas a adolescente deve ser informada progressivamente de acordo com suas necessidades. É muito provável que uma paciente de 14 anos não esteja preocupada nesse momento com sua atividade sexual nem com uma futura gravidez.

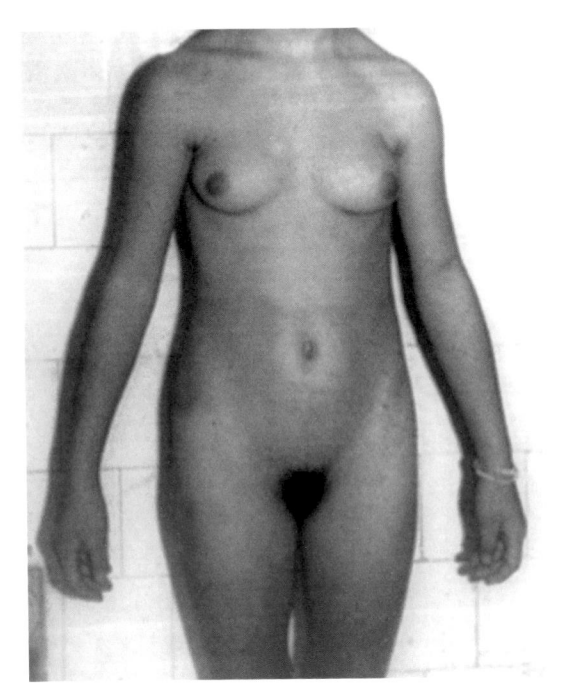

Figura 10.22 Agenesia uterovaginal – 15,9 anos. Consulta decorrente de menarca atrasada. Observa-se o desenvolvimento de características sexuais secundárias.

O recente relato (2013) dos primeiros sucessos dos transplantes uterinos (mães que doaram às suas filhas) oferece esperanças reprodutivas à paciente jovem e a seus pais com essa preocupação.

Estabelecido o diagnóstico da maneira mais simples e eficiente possível, é à necessária a preparação para um longo seguimento e acompanhamento da adolescente no futuro (primeiro namoro, início da vida sexual, consolidação do casal etc.), ficando o profissional como um médico de referência. O tempo nos permitiu avaliar à distância os inúmeros sucessos (casamentos estáveis com um, dois ou até três filhos adotados), mas também grandes esforços para refazer diagnósticos malfeitos por colegas não suficientemente preparados e que nos obrigaram a longas terapias psicológicas, nem sempre com bons resultados.

Finalmente, não devemos nos esquecer de apoiar as mães, que muitas vezes se culpam por terem gerado uma criança malformada.

TRATAMENTO DA AGENESIA VAGINAL

Existem duas metodologias: uma incruenta e a outra cruenta. A *incruenta* foi descrita há muito tempo por Robert Frank (1938), ao observar algumas pacientes com coto vaginal curto e que desenvolveram uma vagina aceitável apenas pela insistência de seus parceiros para realizarem o coito. Consiste na introdução no pequeno seio vaginal de um tubo (vidro, plástico ou, de preferência, acrílico) com 0,10mm de diâmetro e 15cm de altura com ponta romba, inicialmente no sentido horário anteroposterior, até conseguir formar uma fosseta. O médico deverá explicar pacientemente a mecânica da manobra, untando o dilatador com creme de xilocaína e estrogênios. Em sua casa, a adolescente repetirá o exercício, de preferência três vezes ao dia, durante meia hora. Obtidos os primeiros centímetros do canal, altera-se a orientação da manobra, seguindo o eixo vaginal e aumentando progressivamente o diâmetro do tubo até alcançar os 2cm (Figura 10.23).

Esse procedimento, que pode levar vários meses, *exige uma preparação psicológica prévia* e uma paciente emocionalmente estável e disposta a cooperar, o que nem sempre é fácil de se conseguir de uma adolescente. A família deve estar envolvida com o tratamento e respeitar os momentos de intimidade que a paciente necessita para seus exercícios. Se a adolescente tiver um relacionamento estável e já houver programado o início das relações sexuais, o namorado é incluído no tratamento, devendo ser explicadas as caraterísticas da falha anatômica e como ele pode contribuir no desenvolvimento final do canal vaginal. Se tudo evoluir bem, dentro de

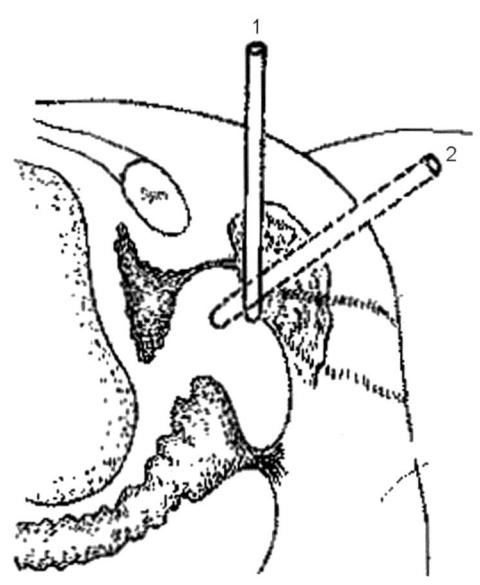

Figura 10.23 Método de Frank para dilatar a vagina com moldes (acrílico). (*1:* posição inicial para formar a fosseta, *2:* posição de dilatação.)

6 meses a vagina já estará desenvolvida (8 a 9cm). Esse é o nosso método de eleição e o primeiro a ser tentado.

Os métodos *cirúrgicos* estão indicados quando o de Frank não progride, não há coto vaginal para iniciar as dilatações ou a paciente se recusa a fazer a automanipulação. Em outras ocasiões, complementa o método incruento, quando o resultado deste foi insatisfatório. Todas as técnicas são similares quanto à obtenção do espaço vaginal entre a bexiga e o reto, o que é possível com uma dissecção muito cuidadosa do tecido frouxo ali existente. Por outro lado, variam de acordo com o material utilizado para revestir o espaço obtido. Wharton (1938) deixava que o espaço sofresse epitelização apenas com moldes (resultados desfavoráveis), além de poderem ser utilizados intestino (Baldwin, 1907), membranas fetais (Brindeau, 1934), atualmente desaconselhadas em virtude do perigo da AIDS, e *enxerto de pele* aplicado sobre um molde (Mac Indoe, 1950).

Foram descritas técnicas mais modernas: por via laparoscópica, deslizando o peritônio do fundo de saco de Douglas para a vulva (Vechietti), desdobrando e unindo os grandes lábios (Creatsas), ou a que foi introduzida pelos cirurgiões plásticos orientais (Hwang), *desdobrando os pequenos lábios*. Utilizamos esta última técnica nos últimos oito casos com bom resultado anatômico e funcional. O lábio inferior é o tecido mais próximo à vagina, bem irrigado e com grande quantidade de receptores estrogênicos, razão pela qual, uma vez desdobrado, é unido e introduzido como um dedo de luva no canal vaginal previamente manipulado. Essa técnica, em virtude das características anatômicas dos pequenos lábios explicadas anteriormente, não exige dilatações posteriores nem atividade sexual imediata para manter o espaço aberto. Pode-se então indicar a cirurgia em qualquer idade (Figuras 10.24 e 10.25) independentemente do início das relações sexuais. Exige apenas um lábio de tamanho médio ou grande. Se forem muito pequenos, pode ser utilizado o lábio maior (dois casos), mas sua depilação deve ser feita previamente com raios *laser*.

A *atresia da vagina* ocorre por causa de uma falha total ou parcial da canalização do ducto vaginal. Como resultado, a vagina é representada por um sólido cordão epitelial. Se o defeito for parcial, o segmento não canalizado pode ser do terço inferior ou superior. Ao contrário da agenesia, *quase sempre coincide com um útero funcio-*

nal, razão pela qual esses casos, felizmente infrequentes, têm resolução complexa. Se a falha estiver localizada no terço inferior e for diagnosticada a ausência de vagina em uma recém-nascida, é muito difícil diferenciá-la de agenesia.

Quando a paciente é maior, a presença ecográfica do útero e uma luz vaginal superior esclarecerão o diagnóstico, mas a terapêutica deverá ser postergada à espera da estrogenização do canal. Em uma paciente com diagnóstico de hímen imperfurado, na qual tentamos abrir a vagina inferior pouco tempo depois do nascimento, esta voltou a fechar e, ao formar uma cicatriz firme, isso dificultou muito a operação definitiva que tivemos de fazer na puberdade. Esses são os casos típicos em que o diagnóstico e o tratamento devem ser feitos por etapas, acompanhando o desenvolvimento da paciente. Se essa falha não for diagnosticada, como é fácil compreender, ao se produzir a menarca terá início o acúmulo de sangue menstrual no terço superior da vagina (hematocolpos), ocasionando então hematometra e hematossalpinge sem abaulamento externo, diferentemente do hímen imperfurado (Figura 10.26).

Quando a falha ocorre no *terço superior com vagina inferior permeável*, é muito difícil o diagnóstico na idade pré-menarca, e a anomalia será detectada quando a menina começar a menstruar. No entanto, se, como de costume, for adotada a verificação do canal genital com a manobra do cotonete ou outro instrumento longo, fino e rombo, essas anomalias poderão ser detectadas antes do desenvol-

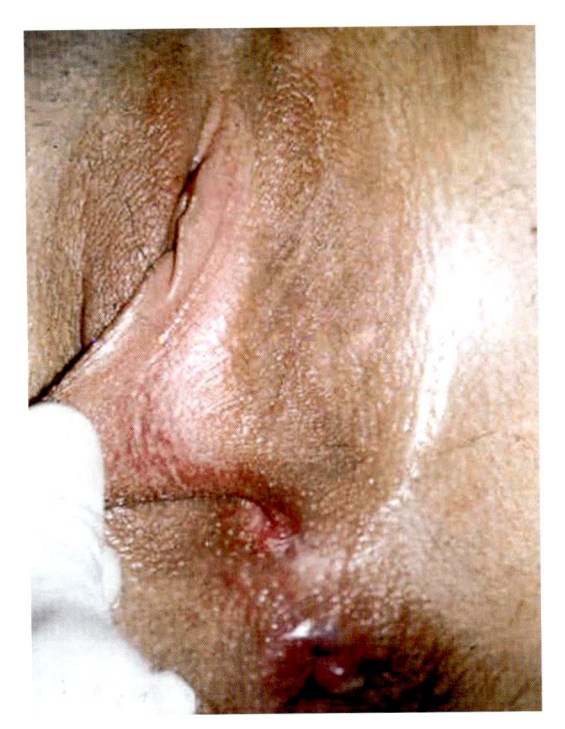

Figura 10.24 Agenesia de vagina. Os pequenos lábios são usados para sua substituição.

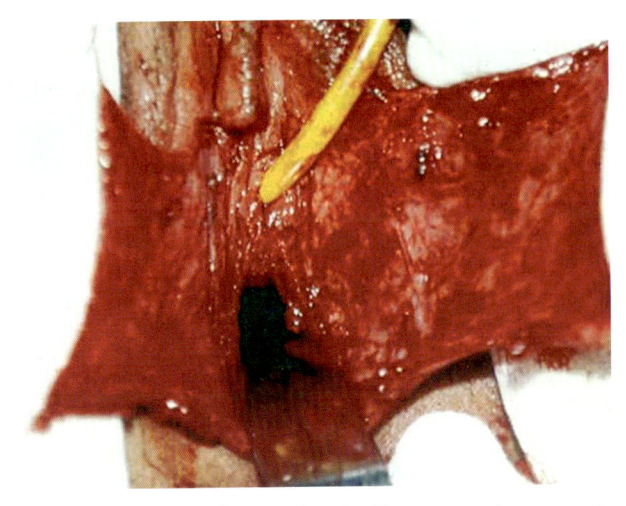

Figura 10.25 Pequenos lábios deslocados. Unem-se e entram na cavidade vaginal.

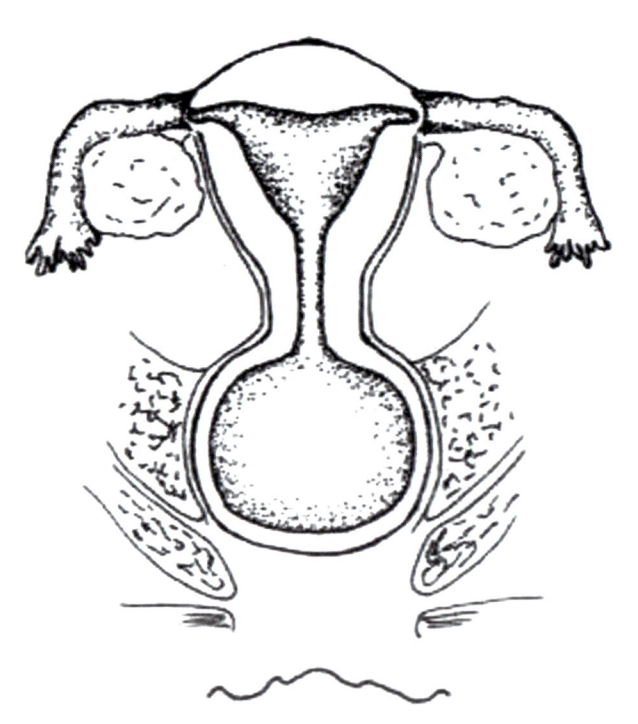

Figura 10.26 Agenesia do terço inferior da vagina (não confundir com hímen imperfurado).

vimento final. O tratamento é cirúrgico e tende a comunicar a vagina com o meio externo de modo a permitir a saída da menstruação, mas, além disso, também deverá ser deixado um canal o mais aceitável possível para o coito.

Uma vez diagnosticada a altura do *stop*, temos de adaptar a estratégia cirúrgica. Se for baixa, é possível tentar baixar a mucosa vaginal, que é muito elástica, até o introito e suturar (*possível até 4cm da vagina ausente*). Se em vez disso a agenesia vaginal for média ou alta, deve-se usar a via combinada (para evitar lesões do reto ou da bexiga) e completar o tecido ausente com a técnica do lábio inferior ou enxerto de pele.

As *malformações corporais uterinas* raramente ocasionam sintomas durante a infância e a adolescência (Figuras 10.27 e 10.28). A maioria dos problemas está relacionada com esterilidade ou infertilidade, que não são temas deste capítulo. As que podem se manifestar nessa idade

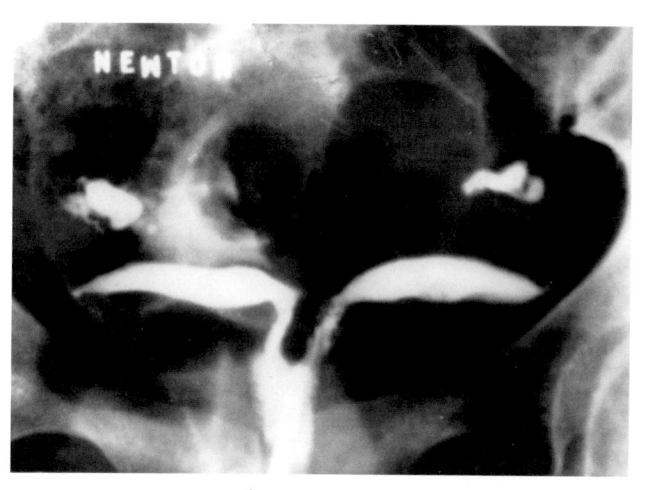

Figura 10.27 Histeroscopia. Útero bicorno. Paciente de 17 anos e 8 meses.

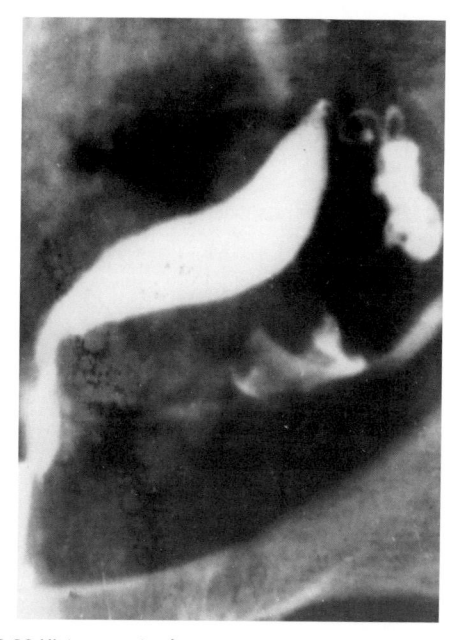

Figura 10.28 Histeroscopia: útero unicorno assintomático. Observação.

são, felizmente, muito raras e correspondem à agenesia (já considerada), à hipoplasia, às malformações cervicais e ao útero unicorno com trompa rudimentar. A *hipoplasia* caracteriza-se por ter o colo uterino com comprimento maior do que o corpo, isto é, conserva as características infantis. Os casos extremos podem ser não funcionais e a paciente se consultar em razão da menarca tardia. Se por outro lado a falta de desenvolvimento se dá por déficit da gônada, responderá ao estímulo estrogênico. De qualquer modo, é necessário muito cuidado com esse diagnóstico, já que muitos úteros "infantis" foram depois capazes de manter uma gestação. Deve-se esperar até os 3 anos de idade ginecológica para o diagnóstico definitivo e, se a paciente menstrua normalmente, não se deve fazer nada até o momento em que ela tentar engravidar.

As *malformações cervicais* (agenesia, atresia), infelizmente, têm prognóstico reservado no que diz respeito ao futuro reprodutivo. A atresia se deve a uma falha da canalização da porção cervical dos ductos paramesonéfricos fundidos e, por outro lado, a agenesia se deve à falta de desenvolvimento desses ductos. No entanto, apresentam-se clinicamente da mesma forma: menarca com intensas cólicas periódicas em razão da rápida formação de hematometra, hematossalpinge e hemoperitônio. À ultrassonografia observa-se, nitidamente, o *stop* nesse nível, mas por meio da RMN é preciso determinar se estamos na presença de uma *atresia cervical* (tratável) ou uma *agenesia* (intratável). Inclusive não podemos reproduzir o colo uterino inexistente, que não é meramente a passagem entre o corpo uterino e a vagina, mas que cumpre numerosas funções imunológicas e reprodutivas (capacitação dos espermatozoides). Por outro lado, *podemos tentar abrir uma atresia*.

A complexa abordagem cirúrgica deve ser feita por via combinada, formando duas vias: uma perineal e outra abdominal. Por laparotomia será feita uma histerectomia e, através dela, com uma vela de Hegar, tenta-se a abertura do canal cervical, chegando até o nº 10, sempre monitorando a direção correta pela vagina. Uma vez aberto, deve-se colocar um molde. Nós utilizamos uma sonda de Foley, deixando o balão inflado dentro da cavidade uterina durante 10 a 15 dias (Figuras 10.30 e 10.31). Ao retirá-lo, resta um trajeto fistuloso suficiente para a drenagem menstrual. Operamos assim cinco casos e nos dois últimos adicionamos um pequeno enxerto de pele sobre o canal trabalhado com boa evolução isolada. O acompanhamento deve ser rigoroso, já que, como refere a literatura, a falta de muco cervical pode facilitar as infecções ascendentes e produzir quadros sérios de pelviperitonite (indicar histerectomia). *Já foram publicados os primeiros casos de gravidez após o tratamento dessa grave anomalia* (Horejsi). Infelizmente, nos outros três casos foi impossível a união e efetuamos a corporectomia (ausência de colo).

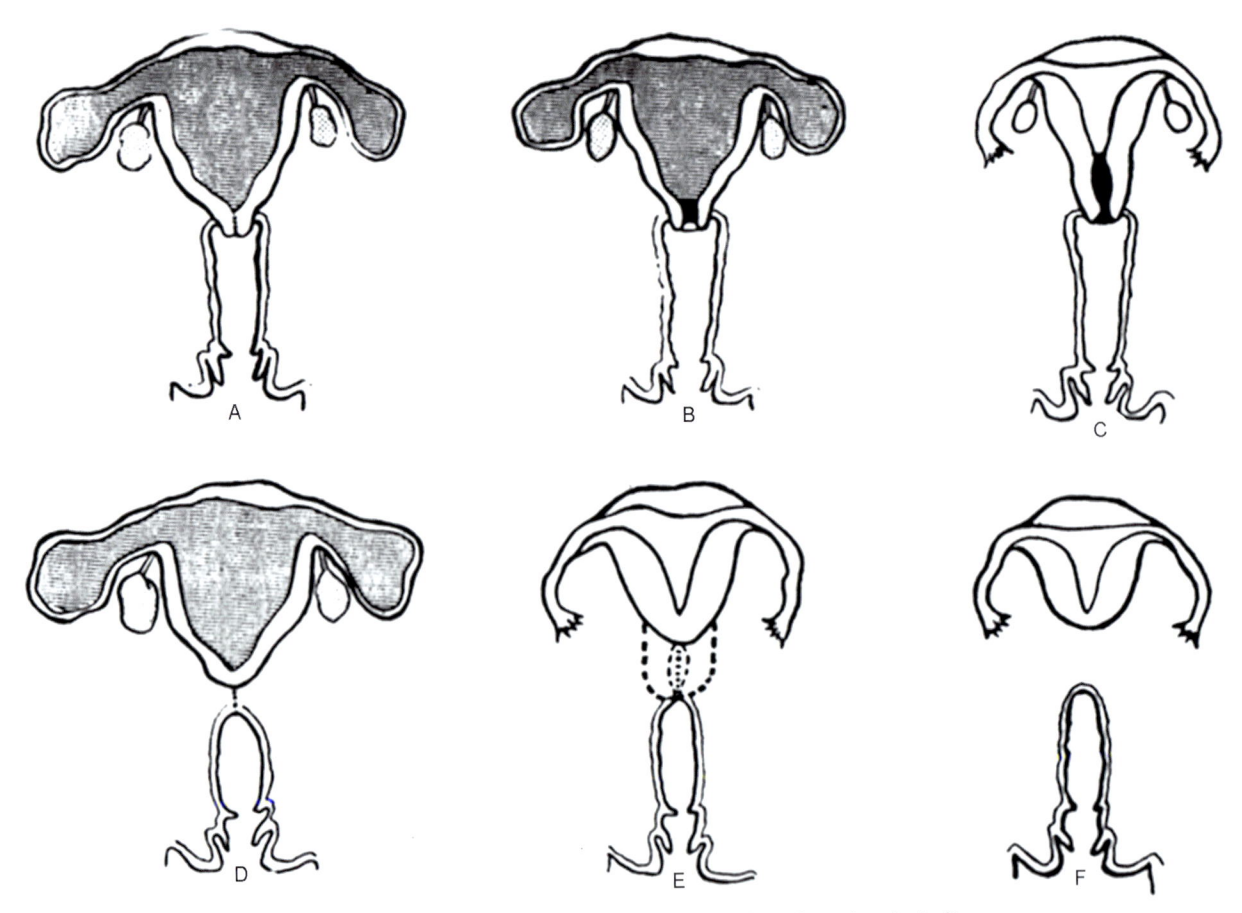

Figura 10.29A a **F** Malformações do terço superior da vagina e do colo do útero.

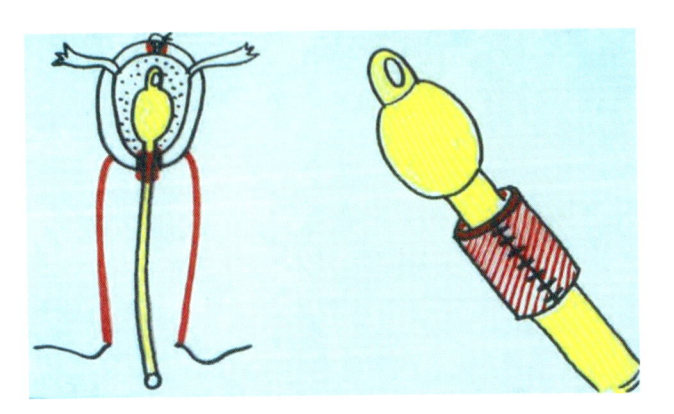

Figura 10.30 União uterovaginal e colocação de sonda de Foley invertida.

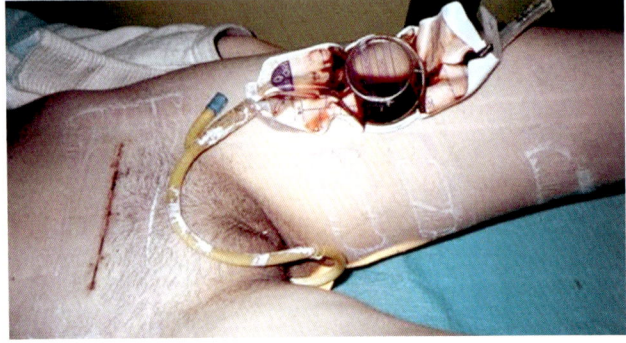

Figura 10.31 Estenose cervical. Depois de operada a paciente, deixamos a sonda de Foley durante 15 dias.

A atresia ou agenesia de colo, a falta do terço superior de vagina, um septo transverso alto completo ou a agenesia vaginal com útero funcional constituem o que chamamos *malformações complexas*, já que rapidamente, após a menarca, se formam hematometra e hemoperitônio sem acesso fácil por via perineal. Nesses casos, *a primeira medida é frear o ciclo* para que a equipe cirúrgica possa pensar, com o decorrer do tempo, no tratamento adequado que, nesses casos, deve ser realizado em duas etapas (primeiro, construir a neovagina e, depois, uni-la com o útero). Para frear a menstruação indicamos a pseudogestação com anticonceptivos orais (econômico) ou, melhor ainda, análogos do GnRH de depósito (caro), uma injeção a cada 21 dias nos meses em que for necessária.

A fusão imperfeita dos ductos paramesonéfricos leva a uma *duplicação parcial ou completa do útero*, que também pode induzir, como vimos, a duplicação da parede vaginal. Esse defeito pode ocasionar inúmeras variantes de malformações combinadas. De todas elas, as que podem ser sintomáticas na adolescente são as que apresentam cavidades fechadas, com a menstruação não podendo exteriorizar-se, como, por exemplo, *o útero unicorno com trompa rudimentar não comunicante* (Figura 10.32). Nesse caso, forma-se a menstruação, mas, por não haver saída, ocorrem cólicas intensas. Embora seja infrequente, é uma das causas de *algomenorreia orgânica intensa* desde a menarca. À ultrassonografia, pode ser confundida com cisto de ovário endometriótico, já que a trompa lateralizada com sangue retido localiza-se ao lado da gônada. Nosso último caso foi operado com esse diagnóstico (Figura 10.33).

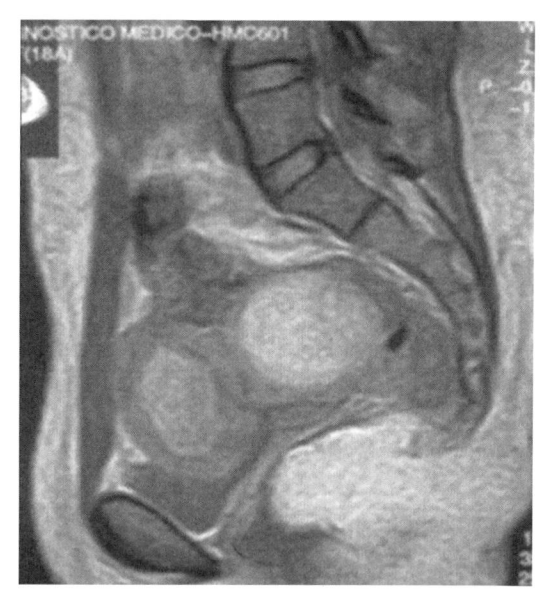

Figura 10.32 RNM: Observa-se um corno uterino não comunicante.

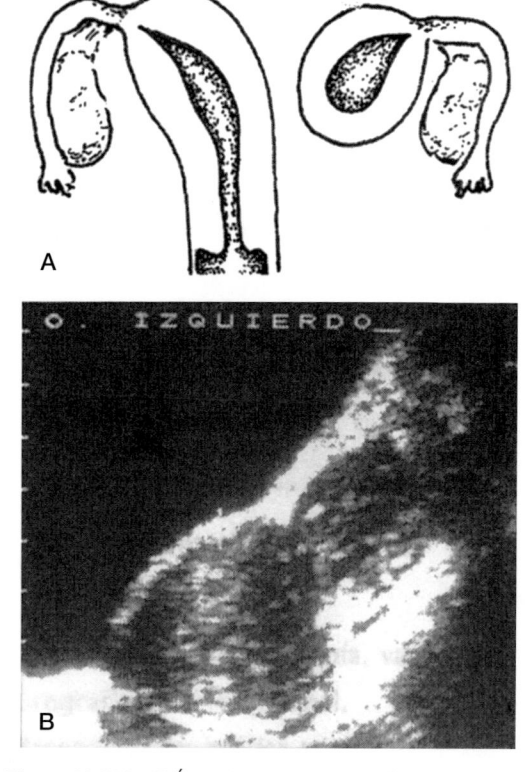

Figura 10.33A e **B** Útero duplo com corno não comunicante.

❏ CONSIDERAÇÕES FINAIS

Este capítulo relata a experiência de 40 anos com o tratamento de crianças e adolescentes com malformações genitais tanto no setor privado como no setor público (172 casos). Aprendemos mais com os erros do que com os acertos, já que o cirurgião encontra excelente sustentação bibliográfica no que se refere à correção anatômica do defeito, mas pouquíssimo a respeito do manejo do tempo e do entendimento do problema da paciente e de seus pais.

Nos últimos anos, três fatores contribuíram para a melhor resolução dessas anomalias: a presença dos cirurgiões plásticos, que contribuem com toda sua criatividade nos casos difíceis; a ressonância magnética, que esclarece notavelmente o local do defeito; e o saber frear o ciclo para não tomar medidas apressadas e incompletas nos casos agudos.

Além disso, destacamos a importância do apoio psicológico para o médico, a paciente e sua família tanto na avaliação inicial como na terapêutica.

Nesse sentido, valorizamos a adequação do tempo e a linguagem na explicitação das malformações. Como conselhos práticos, afirmamos que o médico deve reforçar a identidade feminina (*"não só se é mulher pelo aparelho genital"*) e manipular adequadamente as culpas dos pais ("nós a fizemos assim?") e da paciente ("por que me toco?"). Nesse aspecto, deve-se evitar a palavra "genético", que dá ao problema conotações hereditárias, e dar à adolescente a "permissão" de ter alguma patologia ("seu problema se dá com certa frequência" ou "eu em seu lugar sentiria o mesmo").

Finalmente, deve-se saber esperar o momento para instituir a terapêutica e, ao fornecer o diagnóstico, *se envolver emocionalmente* com a adolescente para que o relatório seja plausível e aceito, além de ser muito afetivo para contornar o bloqueio que a malformação causa na paciente, especialmente em casos muito complexos.

Desse modo, é muito provável que, além da correção anatômica, alcancemos no futuro uma mulher psicologicamente mais adaptada em seu papel feminino e socialmente mais bem integrada para, em um futuro próximo, ser capaz de se casar e ter um relacionamento estável.

LEITURA COMPLEMENTAR

Buni V, Dei M Pediatric and Adolescent Ginecology. Itália: Ed. CIC Internazionali, 2003.

Emans, J, Laufer M. Ginecología en la Infancia y la adolescencia. 6. ed. Lippincott, 2012.

Manual de la Sociedad Argentina de Ginecología Infantojuvenil (SAGIJ). Ed. Journal. Bs.As. 2015.

Méndez Ribas JM et al. Enfoque actual de la adolescente por el ginecólogo. Argentina: 3. ed. Ascune, 2015.

Sanchez Bestalia. Ginecología infantojuvenil. Ed. Panamericana. 2011.

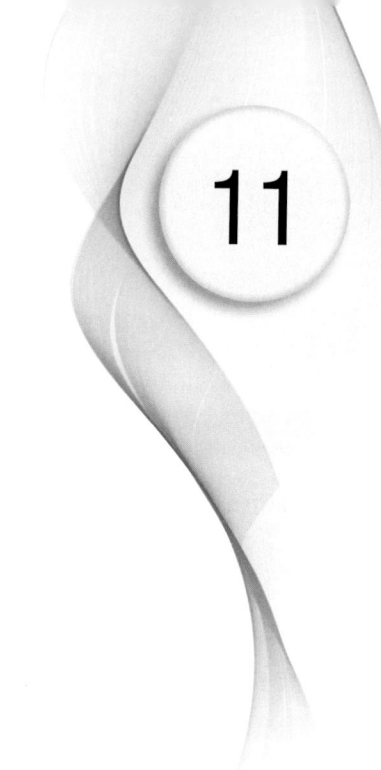

Anticoncepção na Adolescência

João Tadeu Leite dos Reis
Cláudia Barbosa Salomão

❏ INTRODUÇÃO

A anticoncepção na adolescência é um tema complexo por envolver aspectos demográficos, econômicos, socioculturais, médicos, psicológicos, éticos e religiosos. Os avanços técnicos na anticoncepção não foram acompanhados pelas questões éticas, morais e legais relacionadas com a prescrição dos vários métodos anticonceptivos, especialmente quando se abordam pacientes na adolescência.

Existem motivos para se preocupar especificamente com a anticoncepção entre as adolescentes? Existem vários, muitos deles ligados às mudanças sociais pelas quais a sociedade passa atualmente. Entre os mais tradicionais e bem conhecidos, vale lembrar o excesso de estímulos externos, contribuindo para um desenvolvimento puberal cada vez mais precoce e fazendo as adolescentes se tornarem férteis mais cedo e por mais tempo em suas vidas, e a prática do "ficar", às vezes de maneira competitiva e em série, comportamento potencialmente associado a práticas sexuais sem a proteção adequada. Não se deve esquecer dos sentimentos de onipotência e invulnerabilidade e das pressões dos grupos sociais característicos da adolescência e que permanecem apesar das mudanças comportamentais da sociedade. A mídia, em suas diversas formas, por sua força especialmente entre os adolescentes, poderia contribuir para a maior conscientização do exercício da sexualidade, ajudando a prevenir a gravidez não planejada.

Ao mesmo tempo, no Brasil, a gravidez não planejada na adolescência é considerada um problema de saúde pública, sendo bem conhecidos seus desdobramentos: interferência na formação individual dos adolescentes e em seus projetos de vida, repercussões clínicas maternas e fetais de pré-natais realizados de maneira incompleta e consequências reprodutivas de abortamentos clandestinos. Ao contrário do acontece em relação à população brasileira, há pelo menos duas décadas a taxa de fecundidade entre as adolescentes aumentou 26%, especialmente entre as jovens menos escolarizadas, mais pobres e residentes em área urbana. Dados do *DataSus* mostram que, apesar dos esforços empregados em diversas regiões do país, a taxa de parto entre as adolescentes caiu de 21,9% em 2004 para 19,3% em 2013, o que representa um recuo discreto diante da gravidade do problema.

Muitas adolescentes têm vida sexual sem proteção anticonceptiva adequada e outras tantas abortam de maneira intencional e clandestina. Não se deve esquecer da orientação anticonceptiva no período pós-parto, assim como que implicações são mais impactantes na faixa etária de 10 a 14 anos. Para preencher essa lacuna, o uso de contraceptivos reversíveis de longa ação (LARC) é como opção fortemente recomendada na literatura em razão de sua alta efetividade e continuidade de uso.

A população mundial de adolescentes é de 1,2 bilhão de indivíduos, o que representa 18% da população mundial. Avaliações recentes mostram queda nos percentuais de gravidez na adolescência (em média, de 23,3% para 20,1%) em todo o mundo, com exceção da América Latina e do Caribe, onde os percentuais aumentaram tanto entre aquelas com menos de 18 anos como entre as com 10 a 14 anos de idade, com consequências mais evidentes para as mais pobres com pior educação e que moram em áreas rurais. Evidenciou-se também que na América Latina apenas metade das adolescentes sexualmente ativas faz uso de anticoncepção. Bitzer enfatiza que, apesar de as taxas de gravidez e aborto entre adolescentes terem diminuído em vários países, o número de gravidezes não planejadas permanece inaceitavelmente alto e lembra que complicações associadas a essas gravidezes representam a segunda causa de morte materna entre as mulheres de 15 a 19 anos.

Os brasileiros de 10 e 19 anos de idade constituem hoje uma população de cerca de 34 milhões de indivíduos (IBGE – Censo 2010) que, em sua maioria, têm início prematuro da via sexual, com proteção anticonceptiva irregular, incorreta ou ausente e com grande risco de uma gravidez não planejada logo no primeiro ano de atividade sexual. Poucos métodos anticonceptivos são disponibilizados pelo sistema público de saúde, o acesso dos adolescentes a esses métodos é difícil, e a orientação de como utilizá-los é insuficiente e falha. Cabe refletir sobre a qualidade dos programas de educação sexual nas escolas, a influência de tabus ou preconceitos religiosos sobre a sexualidade, a distância que separa a realidade dos jovens da de seus pais, a falta de diálogo dentro de casa e entre alunos e professores, a falta de informações sobre regulação da fecundidade e o pouco conhecimento dos jovens sobre si próprios e sobre o mundo que os cerca.

Seria necessário ampliar o debate sobre sexualidade, uma vez que os adolescentes recebem informações de maneira incompleta ou equivocada e verbalizam algum conhecimento, mas permanecem com dúvidas, curiosidades e falhas em suas concepções. Também se observa que o êxito da anticoncepção na adolescência depende muito do modo de entrega do método, com aconselhamento e confidencialidade. A aceitabilidade é o mais importante e para isso deve contar com um custo razoável e a facilidade de obtenção do anticonceptivo. Entre os adolescentes de 14 anos ou menos, os indicadores apresentam mais fracassos do que êxitos, e a excelência da tecnologia anticonceptiva, apesar de moderna, não se reflete em seu uso pelas adolescentes em razão de seu alto custo e da falta de informação disponível.

O profissional médico com frequência se sente inseguro e vulnerável ao abordar e orientar uma adolescente em relação à anticoncepção, principalmente quando ela tem menos de 18 anos e mantém vida sexual sem o conhecimento de seus pais. O documento *Diretrizes: Contracepção, Adolescência e Ética,* desenvolvido pela Federação Brasileira das Sociedades de Ginecologia e Obstetrícia (FEBRASGO) e pela Sociedade Brasileira de Pediatria (SBP), mostra que a prescrição de método anticonceptivo para adolescentes não fere nenhum princípio ético ou legal e vai mais além ao garantir o *direito* do adolescente à prescrição de contracepção, independente-

mente da idade. O documento *Marco Teórico e Referencial – Saúde Sexual e Reprodutiva de Adolescentes e Jovens*, do Ministério da Saúde (MS), respalda a prescrição médica ao reforçar direitos anteriormente definidos pelo Estatuto da Criança e do Adolescente e pela Organização das Nações Unidas (ONU). Os principais são a privacidade e a confidencialidade quando do atendimento médico, além do direito ao sigilo profissional, à educação sexual e à prescrição de métodos contraceptivos. Considerando que a inserção de LARC em adolescentes é um procedimento médico em uma paciente cuja idade pode ser considerada um ponto polêmico, a FEBRASGO apoia a recomendação do Conselho Federal de Medicina (Recomendação CFM 1/2016), que sugere que nas decisões sobre assistência à saúde dos pacientes os médicos devem levar em consideração o documento Consentimento Livre e Esclarecido.

❑ ESCOLHA DO MÉTODO ANTICONCEPTIVO

A Organização Mundial da Saúde (OMS) preconiza que os adolescentes, como indivíduos saudáveis, podem fazer uso de qualquer método, desde que se respeitem os fatores sociais, familiares e comportamentais avaliados de maneira individualizada, além de recomendar a apreciação de pontos como:

- Aceitação e motivação: esse é um método que a paciente usará regularmente?
- O parceiro participará? São casados?
- Eficácia: esse método protege contra a gravidez em coito não planejado?
- Número de parceiros sexuais.
- A paciente terá condições financeiras de manter o método por muito tempo?
- Segurança/risco: há contraindicações? Interage com outros medicamentos que a paciente já utiliza?
- Frequência de atividade sexual.
- Aspectos pessoais, familiares, religiosos, éticos e filosóficos influenciarão o uso do método?
- Manter a dupla proteção: uso concomitante do preservativo (DST).

Ampla revisão coordenada por Bitzer identificou como barreiras na América Latina para uma anticoncepção efetiva na adolescência sua não aceitação social para essa faixa etária, aspectos morais e religiosos, abuso e violência intrafamiliar, educação insuficiente sobre sexualidade, saúde reprodutiva e opções anticonceptivas, além de mitos e informações inadequadas sobre os métodos. Em relação ao Brasil, apontou como exemplos que reforçam a saúde reprodutiva programas de algumas universidades e recomendações propostas pelo MS, FEBRASGO e SBP.

O documento *Medical Eligibility Criteria for Contraceptive Use,* da OMS, estabelece que a idade não é razão suficiente para o atraso no uso de qualquer método, salientando que o uso de métodos que não exigem um regime diário pode ser o ideal para adolescentes, que as adolescentes casadas são menos tolerantes em relação aos efeitos adversos com índices maiores de abandono do método escolhido, que a escolha do método pode ser influenciada por fatores como relações sexuais esporádicas e necessidade de esconder a atividade sexual ou uso de anticoncepção e que se deve evitar que o custo do atendimento médico e do método em si limite sua utilização.

A *Faculty of Sexual & Reproductive Healthcare* (FSRH) apoia a OMS e reforça os benefícios dos métodos anticonceptivos reversíveis de longa ação, assim como a importância de acompanhamento médico próximo, principalmente no primeiro ano de uso, período em que são altas as taxas de descontinuidade do método originalmente escolhido.

O uso ou não de anticoncepção na primeira relação sexual e nas subsequentes é influenciado por vários fatores individuais, como informação, atitude, aspirações, percepção de risco e apoio do parceiro, e por outros gerais, como estrutura familiar, condição socioeconômica, normas sociais e acesso aos serviços de saúde. A confidencialidade das informações prestadas quando do atendimento garante uma opção livre com base em informações técnicas e características individuais. Há diferença entre as eficiências teórica e real de cada método, e a possibilidade de abandono está relacionada com a motivação e o nível de instrução da adolescente.

A FEBRASGO apoia a proposição de Bitzer dessas posturas-chave quando do aconselhamento anticonceptivo para adolescentes pelo profissional de saúde:

- **Acolher:** respeitar sua individualidade e privacidade, e esclarecer que não há necessidade de exame ginecológico inicial.
- **Conversar:** usar uma linguagem que elas entendam, escutar sem julgar, e identificar suas necessidades pessoais, sociais e familiares.
- **Informar:** orientar uma escolha técnica embasada do método anticonceptivo: mecanismo de ação, benefícios não anticonceptivos.
- **Explicar:** detalhar forma de uso, eficácia e eventuais efeitos adversos dos métodos anticonceptivos.
- **Retornar:** acompanhar a utilização do método escolhido (lembrar que grande parte das adolescentes descontinua o método escolhido durante o primeiro ano de uso).

Apesar da ampla oferta de informações, ainda são frequentes crenças e preconceitos tanto por parte das adolescentes como dos médicos. As pacientes se preocupam com a necessidade de exame ginecológico antes da prescrição, com eventual aumento do peso corporal, com a diminuição de oleosidade da pele, espinhas e cravos, com a interferência na fertilidade futura, com a melhora dos sintomas perimenstruais, com a possibilidade de o método escolhido perder sua eficácia após algum tempo de uso e com a necessidade de cirurgia para inserção e de dispositivo intrauterino (DIU)/sistema intrauterino de levonorgestrel (SIU) ou sua inserção somente naquelas que já pariram. Os profissionais têm dúvidas sobre a idade permitida para iniciar a anticoncepção, sobre a associação de infertilidade futura e DIU, sobre métodos mais recentes, como implante, anel vaginal e SIU, sobre a inserção de DIU ou SIU em nulíparas e a técnica de inserção do implante subdérmico, sobre a importância de prescrever LARC, e receiam não ser capazes de solucionar os problemas do dia a dia, tendendo a prescrever um método com o qual já estão familiarizados.

Os métodos mais utilizados pelas adolescentes são preservativos, coito interrompido e "pílula" (sem que conheçam suas particularidades), sendo pouco indicado o DIU. Métodos como "pílula" e preservativos apresentam altos índices de falha e descontinuidade durante o primeiro ano de uso, refletindo-se assim em um grande desafio: manter a adolescente utilizando o método de maneira correta e consistente.

Segundo Chabbert-Buffet, o esquecimento de uma a três pílulas por ciclo, comum em 15% a 51% das usuárias de anticonceptivos hormonais orais combinados (AHOC), geralmente adolescentes, apontando como causas a própria idade, a inabilidade em estabelecer uma rotina, a indisponibilidade do AHOC, os efeitos adversos e a perda de motivação e de envolvimento com o motivo inicial de uso da anticoncepção oral, e, como consequências, "escapes ovulatórios" e gravidez não planejada. A outra sugere como soluções o uso de LARC, AHOC em uso estendido ou com um progestogênio de meia-vida longa para aumentar a inibição ovulatória.

Brown chamou a atenção para o fato de, apesar de conscientes da importância da anticoncepção, as adolescentes poderem não utilizá-la em razão do uso concomitante de álcool (prática comum nessa idade), para não "quebrar o clima" ou por pressão do companheiro.

A tendência na literatura mundial é de incentivar a prescrição de LARC na adolescência: DIU de cobre, SIU e implante subdérmico de etonogestrel, métodos que seguramente podem reduzir as taxas de gravidez não planejada, mesmo em nuligestas. São eficazes, seguros do ponto de vista clínico, independem da motivação da usuária, e por isso apresentam altas taxas de continuidade, fator fundamental para o sucesso da anticoncepção entre os jovens. Em estudo que avaliou 11.600 mulheres em países europeus, Haimovich identificou 10% de uso de LARC, principalmente entre pacientes com mais de 30 anos de idade. Soriano, em avaliação ao longo de 6 anos, mostrou que no sistema público de saúde do Reino Unido aumentou o uso do SIU (a aceitação aumentou com a idade) e do implante de etonogestrel (principalmente entre as mais jovens), mas ainda de maneira modesta. Revisão sistemática que avaliou a continuidade do uso de método anticonceptivo por 12 meses em adolescentes mostrou que os LARC apresentaram os melhores resultados: DIU (86,5%); implante (85,3%); anel vaginal (48,9%); injetável trimestral e adesivo transdérmico (39,8%); anticonceptivos orais (39,6%).

O American College of Obstetricians and Gynecologists apoia o acesso de adolescentes e jovens adultas a todos os métodos anticonceptivos devidamente reconhecidos e, por sua segurança e efetividade, endossa o uso de LARC, bem como recomenda a discussão desses métodos com as adolescentes grávidas e sua indicação imediata após parto ou aborto. Identificam-se barreiras que dificultam sua utilização, principalmente treinamento e experiência dos profissionais de saúde e o custo financeiro dos métodos em si, ainda altos para os padrões brasileiros. O medo da dor e da agulha pode também contribuir para tornar os LARC menos atraentes para as adolescentes.

❏ ANÁLISE DO USO DOS DIVERSOS MÉTODOS ANTICONCEPTIVOS NA ADOLESCÊNCIA

MÉTODOS COMPORTAMENTAIS

Os métodos comportamentais exigem a determinação do período fértil, o que nem sempre é simples, considerando-se a idade, a disciplina e o conhecimento das mudanças físicas puberais e resultando em de média a baixa eficácia. No início da vida sexual podem ser o único recurso disponível, educam a adolescente sobre seu ciclo reprodutor, atendem aquelas que por motivos religiosos ou filosóficos não se permitem usar outros métodos e não têm custo.

MÉTODOS DE BARREIRA

Os preservativos masculino (látex) e feminino (poliuretano) comprovadamente oferecem dupla proteção. Sua eficácia depende da técnica e da constância de uso com índices de falha de 15% do preservativo masculino e de 5% e 21% do feminino. O feminino é mais caro e de distribuição mais limitada do que o masculino, mas também protege a genitália externa. A literatura insiste com sua utilização independentemente da indicação anticonceptiva em virtude da sua ação preventiva em relação às DST.

Diafragma e espermicida são pouco eficazes, o primeiro com índice de falha de 16% e o segundo, de 29%. Pouca intimidade com a genitália pode dificultar a inserção do diafragma.

DISPOSITIVO INTRAUTERINO (DIU) COM COBRE E SISTEMA INTRAUTERINO (SIU) LIBERADOR DE LEVONORGESTREL

O DIU com cobre pode ser uma alternativa, mas não é a primeira escolha para as adolescentes e nulíparas. Com índices de falha teórica de 0,6% e real de 0,8%, não interfere com a ovulação e promove uma resposta inflamatória intrauterina de ação espermicida. Para a OMS, o risco de sua associação à doença inflamatória pélvica (DIP) depende mais da técnica de inserção e da adequada seleção da usuária do que da idade, devendo ser considerados o número de parceiros sexuais, a dependência ou não de álcool e drogas e estar ou não em um relacionamento sexual estável. Sua indicação para adolescentes aumenta para aquelas que já engravidaram ou quando há contraindicação à anticoncepção hormonal. Um efeito adverso frequente é o aumento de sangramento uterino, que tende a ser tratado de maneira empírica com anti-inflamatórios não esteroides (ibuprofeno, naproxeno ou diclofenaco) ou anticonceptivos hormonais combinados, porém deve-se estar atento a eventual endometrite. O risco de perfuração está associado à habilidade do profissional e, apesar de o risco de DIP ser maior nos 20 primeiros dias após sua inserção, a literatura não recomenda antibioticoterapia profilática para mulheres de baixo risco para DST, mas a seleção adequada das pacientes e técnica de inserção e assepsia corretas. No Brasil estão disponíveis modelos menores que os tradicionais para úteros com histerometria entre 5 e 7cm, o que pode ajudar nos casos de pacientes nuligestas.

Em relação à utilização do SIU na adolescência, ainda são necessários mais estudos, mas a OMS não relata influência sobre a densidade óssea. Os índices de falha teórica e real são de 0,1%. A provável baixa incidência de DIP em razão do espessamento do muco cervical, atrofia endometrial e diminuição do sangramento uterino contribuem para taxas mais baixas de DIP do que com o TCu-380A. São identificados como efeitos benéficos: aumento na concentração de hemoglobina, prevenção de anemia e redução do volume menstrual, mas pode ocorrer aumento dos casos de acne, de peso ou de humor depressivo, geralmente não sendo necessária a retirada do SIU. Nas nulíparas, o calibre do insertor do SIU tradicional, com 52mg de levonorgestrel e aprovado para uso ao longo de 5 anos, parece estar relacionado com maior intensidade da dor durante sua inserção, sem a associação a risco maior de perfuração ou expulsão. Já existem em outros países outros modelos de SIU com dosagens distintas – 52, 19,5 e 13,5mg de levonorgestrel –, que, por serem menores, têm um tubo insertor com diâmetro ligeiramente mais estreito, o que pode ajudar nos casos de pacientes nulíparas.

São eficazes por tempo prolongado, mantêm a privacidade da usuária e independem do fator "esquecimento". Desvantagens: custo, mobilização uterina e a necessidade de treinamento médico adequado para sua inserção.

Métodos hormonais

As adolescentes podem utilizá-los desde a menarca, reconhecendo e usufruindo de seus benefícios além da anticoncepção: retardo puberal, amenorreia hipotalâmica disfuncional, controle de cistos ovarianos funcionais e de sangramento nas discrasias sanguíneas, tensão pré-menstrual, anovulação crônica, irregularidade menstrual, dismenorreia, endometriose e hiperandrogenismo. Não interferem no amadurecimento do eixo hipotálamo-hipófise-ovário nem na soldadura das epífises ósseas. A via oral é a mais utilizada, mas é possível optar por outras vias, como a de depósito, a transdérmica e a vaginal, as quais evitam a primeira passagem hepática e a interferência da absorção gastrointestinal, promovem níveis séricos mais constantes e dosagens mais reduzidas, além de dispensarem o uso diário de uma pílula.

Na avaliação prévia para prescrição de métodos hormonais convém observar a data da ultima menstruação, o padrão menstrual e a presença ou não de tensão pré-menstrual e/ou dismenorreia primária. É fundamental avaliar as contraindicações absolutas, como hepatopatias graves, tireoideopatias descompensadas, doenças tromboembólicas, gestação ou suspeita de gravidez. Como rotina, realiza-se exame físico geral para verificação de mucosas e escleróticas, pressão arterial, peso corporal e palpação da tireoide e do abdome (visceromegalias, principalmente hepática). No exame ginecológico, avaliam-se as mamas, o trofismo vaginal e os processos inflamatórios genitais e visualizam-se diretamente os fluxos patológicos e/ou as DST. Segundo a OMS, é desnecessária a realização de exames laboratoriais prévios, como colesterol total e frações, triglicerídeos, glicemia de jejum, hemograma ou função hepática.

Anticonceptivos hormonais combinados orais de baixa dosagem (AHCO)

O consenso, segundo a OMS, é a prescrição de AHOC de baixa dose, considerando adesão, falha pelo esqueci-

mento, abandono do método e benefícios além da contracepção. O índice de falha real é de 8%.

Na maioria dos produtos disponíveis, o componente estrogênico é o etinilestradiol (EE), em doses de 15 a 50µg (consideradas baixas), associado a diferentes progestogênios, em compostos monofásicos e em regimes tradicionais de 21/7 dias. Há disponibilidade de produtos com valerato de estradiol e 17β-estradiol em doses e regimes diferenciados. Os progestogênios variam de ação considerando sua ligação com receptores glicocorticoides, androgênicos, mineralocorticoides e estrogênicos: acetato de ciproterona, acetato de clormadinona, levonorgestrel, desogestrel, gestodeno, drospirenona, dienogest e nomegestrol. A prescrição de produtos com acetato de ciproterona deve ser limitada a situações clínicas com distúrbios androgênio-dependentes.

Os regimes tradicionais monofásicos de 21/7 dias são bem aceitos. Para aumentar a adesão e a eficácia, além de diminuir as queixas associadas ao período menstrual, novos regimes são sugeridos (bifásico, quadrifásico) com períodos de pausa variáveis, podendo ser utilizados ou não comprimidos com placebo nesses dias. A opção em evidência atualmente consiste no uso estendido dos anticonceptivos hormonais combinados, com pausas programadas definidas de maneira individualizada, a partir de dois ciclos contínuos. Como vantagens estão a possibilidade de aumentar a eficiência anticonceptiva em virtude da diminuição do esquecimento quando do reinício do método, o aumento da inibição ovariana e a redução do sangramento de supressão e dos sintomas menstruais. A grande dificuldade clínica reside na presença de sangramentos não programados que podem inviabilizar essa escolha, para a qual a literatura propõe a pausa do método por 4 dias e seu reinício.

Na adolescência, há controvérsia sobre a utilização da dose de EE e o ganho de massa óssea, especialmente quando se utiliza a dose de 20µg ou menor: parece não haver perda, mas as usuárias ganhariam menos densidade mineral óssea (DMO) quando comparadas às não usuárias. A OMS não faz restrição à sua prescrição nem ao tempo de uso.

Fármacos e drogas podem interagir com os contraceptivos orais por meio da alteração na ligação com as proteínas séricas e do aumento do metabolismo hepático mediante a indução das enzimas do citocromo P-450, podendo haver diminuição na eficácia de ambos.

Anticonceptivos orais apenas com progestogênio

Não estão associados ao estrogênio e são utilizados de maneira ininterrupta. Não interferem na DMO e

apresentam poucos efeitos adversos e poucas contraindicações (OMS). O acetato de noretindrona e o levonorgestrel têm em comum a inibição da ovulação in-
constante, efeitos androgênicos variáveis e sangramento
uterino imprevisível. O desogestrel pode ser utilizado
além do período de aleitamento, promove a inibição
eficiente da ovulação e exerce baixa ação androgênica,
com tendência a amenorreia/sangramentos infrequentes e melhora da dismenorreia.

ANTICONCEPTIVOS HORMONAIS INJETÁVEIS
(DE USO TRIMESTRAL OU MENSAL)

- **Trimestral:** o acetato de medroxiprogesterona (MPA-
-D) espessa o muco cervical e altera o endométrio,
mas também inibe a ovulação. Falha real de 3%. De
baixo custo, está indicado para usuárias de agentes an-
tiepilépticos e diabéticas sem doença vascular. Pode
causar cefaleia, aumento de peso (de 2 a 3kg), mastalgia, depressão, alterações no fluxo menstrual, amenorreia e atraso no retorno da fertilidade em até 1 ano
após sua descontinuidade. Há evidências de diminuição da DMO ao longo do tempo em adolescentes,
além de prejudicar a aquisição de massa óssea naquelas
que ainda não atingiram o pico de ganho ósseo. Ainda
não há conclusão definitiva quanto a seus efeitos sobre
o futuro ósseo: em pacientes maiores de 18 anos, não
há restrição para sua prescrição; naquelas entre a menarca e 18 anos, seu uso continuado depende de avaliação individual dos riscos e benefícios. A literatura
ainda registra dúvidas a respeito de quando as adolescentes usuárias de MPA-D atingirão o pico de massa
óssea e seus reflexos futuros sobre o risco de fratura óssea. Publicação recente do American College of Obstetricians and Gynecologists sugere a reversibilidade
de eventual perda óssea e a não contribuição de seu
uso para o risco de fratura, mas, mesmo assim, mantém uma postura cautelosa em relação à sua prescrição.
- **Mensal**: inibe a ovulação e torna espesso o muco cervical. Falha real de 3%. Por utilizar estrogênio natural
e não sintético, apresenta poucos efeitos comuns aos
anticoncepticos orais, como sobre a pressão arterial, a
homeostase e a coagulação, o metabolismo lipídico ou
a função hepática. É uma boa opção para adolescentes
que não tenham a disciplina para a tomada diária da
pílula ou apresentem intolerância gástrica com a administração oral.

ANTICONCEPÇÃO DE EMERGÊNCIA

A anticoncepção de emergência é para ser utilizada em
situações excepcionais: após relação sexual sem proteção,
falha potencial de um método já utilizado ou estupro.

A expressão *pílula do dia seguinte* é equivocada, uma vez
que o medicamento pode ser utilizado até o quinto dia
após a relação sexual desprotegida (se utilizado em até
72 horas, reduz em 75% a possibilidade de gravidez). O
MS e a OMS sugerem o uso isolado de levonorgestrel
(dose única de 1,5mg) por ser mais efetivo, não apresentar os efeitos adversos do estrogênio e não interagir com
o medicamentos retrovirais. Seu mecanismo de ação varia:
se utilizada na primeira fase do ciclo menstrual, impede a
ovulação; na segunda fase, atua principalmente mediante
o espessamento do muco cervical. Atualmente, não há registros de efeitos teratogênicos nem que interfira na implantação ou altere o endométrio.

IMPLANTE SUBDÉRMICO

O implante subtérmico consiste em um bastão do polímero evatane, inserido na subderme do braço, contendo
o progestogênio etonogestrel, que inibe a ovulação e espessa o muco cervical por pelo menos 3 anos. As falhas
teórica e real são de 0,05%. Discreto, promove atrofia endometrial e mantém a atividade ovariana e os níveis adequados de estrogênio. Sua inserção e remoção são procedimentos ambulatoriais, após treinamento específico. O
modelo NXT, além de radiopaco, contém um insertor
redesenhado que possibilita a inserção rápida, mais segura
e efetiva. Pode ser utilizado com segurança por pacientes
diabéticas, hipertensas, com doença cardiovascular, obesas
ou imunossuprimidas, não afeta o ganho de massa óssea e
promove a melhora da dismenorreia.

Há relatos de amenorreia em 21% das pacientes no
primeiro ano de uso. Cefaleia e mastalgia podem ocorrer nas primeiras 6 semanas de uso, melhorando com a
administração de analgésicos comuns. A acne é identificada principalmente em antigas usuárias de método
hormonal combinado, uma vez que o implante apresenta ação neutra sobre as globulinas transportadoras de
hormônios sexuais (SHBG), e pode ser controlada com
doses de 100 a 200mg/dia de espironolactona.

Apesar de levar a um padrão de sangramento favorável em 75% das usuárias, seu principal efeito adverso é
o sangramento frequente ou prolongado com eventual
descontinuidade do método, padrão esse característico
de métodos com progestogênio isolado. Para controlá-lo
a literatura sugere:

- Orientação prévia quanto ao padrão de sangramento
após a inserção e paciência nos 6 meses iniciais de uso
em razão da probabilidade de melhora espontânea.
- Descartar outras causas de sangramento genital.
- Propostas medicamentosas:
  - 30μg de EE associados a 150μg de levonorgestrel
(LNG), em um a três ciclos, com ou sem pausa

entre as cartelas (poucas evidências publicadas com base mais em observação clínica);

– progestogênios isolados: desogestrel, 75µg/dia por um a três ciclos, norestisterona ou acetato de medroxiprogesterona, 10mg a cada 12 horas por 21 dias (cada vez mais utilizados; sem evidências publicadas, principalmente com base em observação clínica);

– ácido tranexâmico, 500 a 1.000mg a cada 8 horas, por 5 a 7 dias no máximo a cada ciclo de uso (algumas evidências publicadas; pode funcionar na prática).

– doxiciclina 100mg, a cada 12 horas por 5 a 7 dias (ação sobre as metaloproteinases e não antibiótica);

– anti-inflamatórios não esteroides: ibuprofeno, 400mg, ou ácido mefenâmico, 500mg a cada 8 horas por 5 dias, celecoxibe, 200mg/dia por 5 dias (algumas evidências publicadas; pode funcionar na prática).

ANEL VAGINAL

O anel flexível do polímero evatane libera uma dose diária constante de EE e de etonogestrel, suprimindo a ovulação. A falha real é de 8%. Inserido e retirado pela própria adolescente, deve estar em contato com a mucosa vaginal por 3 semanas, seguidas por 1 semana de pausa. A OMS confirma que não interfere com a microbiota vaginal nem altera lesões intraepiteliais escamosas cervicovaginais de baixo grau. É discreto e com bom controle de ciclo. O manuseio da genitália para a colocação pode dificultar seu uso no início da vida sexual. Há registros de expulsão espontânea em 2% a 3% das pacientes. A American Academy of Pediatrics recomenda seu uso estendido, objetivando melhor adesão ao método.

ADESIVO TRANSDÉRMICO

O adesivo transdérmico é um produto fino e flexível que libera dose diária constante de EE e de norelgestromina, suprimindo a ovulação. A falha real é de 8%. Deve ser trocado semanalmente ao longo de 3 semanas, seguidas de 1 semana de pausa. A evidenciação do uso de contracepção mediante a visualização do adesivo pode dificultar ou não sua aceitação entre as adolescentes, assim como as reações dérmicas locais e o desconforto mamário. A OMS sugere que a eficácia declina em pacientes com peso ≥ 90kg.

MÉTODOS CIRÚRGICOS PERMANENTES (VASECTOMIA E LAQUEADURA TUBÁRIA)

Esses métodos são de uso excepcional na adolescência. Só estariam justificados em condições clínicas ou genéticas que tornem imperativo evitar a gravidez de maneira permanente. A lei do Planejamento Familiar 9.263, de 12 de janeiro de 1996, restringe os métodos cirúrgicos em menores de 25 anos com menos de dois filhos.

❏ CONSIDERAÇÕES FINAIS

A assistência anticonceptiva prestada pelo profissional à adolescente deve ocorrer com respeito à sua privacidade e com base na individualidade da paciente, suas questões culturais, sociais e religiosas, orientando-se pelos Critérios de Elegibilidade Médica da OMS e enfatizando o uso regular e constante em busca de sua adesão ao método escolhido.

Diante da realidade das adolescentes que engravidam em situações não planejadas, mesmo nos países onde é grande a preocupação com essa faixa etária, a literatura e os especialistas tendem a estimular a indicação e o uso dos métodos anticonceptivos reversíveis de longa ação (LARC), visando proporcionar maior efetividade. Merece consideração especial a abordagem médica em caso de sangramento irregular que, com frequência, acompanha a escolha desses métodos, dificultando a adesão.

Considerando a pluralidade de opções anticonceptivas existentes na atualidade (doses, esquemas, vias de administração) e que as necessidades e os objetivos são específicos para cada adolescente, cabe ao profissional de saúde oferecer todo o leque de alternativas anticonceptivas, pesando vantagens, desvantagens e benefícios não anticonceptivos, para que a escolha recaia sobre o método mais adequado e eficiente. Tão importante quanto a escolha do método é manter a adolescente estimulada a adotar um uso regular e correto, monitorando sua utilização, principalmente ao longo do primeiro ano.

LEITURA COMPLEMENTAR

American College of Obstericians and Gynecologists. Committee Opinion 699, May 2017. Adolescent pregnancy, contraception, and sexual activity. Obstetrics and Gynecology 2017; 129(5):142-49.

Anticoncepção de Emergência: perguntas e respostas para profissionais de saúde/Ministério da Saúde, Secretaria de Atenção à Saúde. Departamento de Ações Programáticas Estratégicas – Brasília: Ministério da Saúde, 2005. Disponível em: http//bvsms.saude.gov.br/bvs/publicações/anticoncepção_emergencia_perguntas_respostas_2ed.pdf. Acesso em 06/09/2017.

Bitzer J, Abalos V, Apter D, Martin R, Black A, Global CARE (Contraception: Access, Resources, Education) Group. Targeting factors for change; contraceptive counseling and care of female adolescents. Eur J Contracept Reprod Health Care 2016; 21(6):417-30.

Brown S, Guthrie K. Why don't teenagers use contraception? A qualitative interview study. Eur J Contracept Reprod Health Care. June 2010; 15:197-204.

Chabbert-Buffet N, Christian J, Lete I et al. Missed pills: frequency, reasons, consequences and solutions. Eur J Contracept Reprod Health Care 2017; 22(3):165-9.

Disponível em: http://tabnet.datasus.gov.br/cgi/deftohtm.exe?sinasc/cnv/nvuf. def. Acesso em 06/09/2017.

Federação das Sociedades Brasileiras de Ginecologia e Obstetrícia – FEBRASGO. Contracepção reversível de longa ação. Série Orientações e Recomendações 2016; 1(3).

Federação das Sociedades Brasileiras de Ginecologia e Obstetrícia – FEBRASGO. Anticoncepção para Adolescentes. Série Orientações e Recomendações 2017; 9.

Finotti MCCF, Vieira CS. Contraceptivos reversíveis de longa ação. Femina 2016; 44(3):8-18

Gallo JHS. Conselho Federal de Medicina. Recomendação CFM 1/2016. Disponível em: https://portal.cfm.org.br/images/Recomendacoes/1_2016.pdf . Acesso em 06/09/2017.

Haimovich S. Profile of long-acting reversible contraception users in Europe. Eur J Contracept Reprod Health Care 2009; 14(3):187-195.

Man Z, Moggia AS, Larroudé AS. Salud ósea y anticoncepción hormonal. Revista de la Asociación Médica Argentina de Anticoncepción 2008; 4(1):17-27.

Mansour D, Bahamondes L, Critchley H, Darney P, Fraser IS. The management of unacceptable bleeding patterns in etonogestrel-releasing contraceptive implant users. Contraception 2011; 83:202-10.

Ministério da Saúde. Secretaria de Atenção à Saúde. Área de Saúde do Adolescente e do Jovem. Marco Teórico e Referencial Saúde Sexual e Reprodutiva de Adolescentes e Jovens. Brasília: Ministério da Saúde 2006. Disponível em: bvsms.saude.gov.br/bvs/publicacoes/marco_teorico_saude_reprodutiva_jovens.pdf . Acesso em 06/09/2017.

Ott MA, Sucato GS. Committee on Adolescence. American Academy of Pediatrics. Contraception for adolescents. Pediatrics 2014; 134(4):1257-81.

Royal College of Obstetricians and Gynaecologists. Contraceptive choices for young people. Faculty of sexual and reproductive healthcare clinical guidance. 2010, revisto em março de 2015. Disponível em: www.fsrh.org/pages/Clinical_Guidance_3.asp. Acesso em 06/09/2017.

Sociedade Brasileira de Pediatria -SBP. Federação das Sociedades Brasileiras de Ginecologia e Obstetrícia – FEBRASGO. Adolescência, anticoncepção e ética. Diretrizes. Jornal de Pediatria 2004; 80(1).

Soriano LC, Wallander MA, Anderson S, Filonenko A, Rodriguez LAG. Use of long-acting reversible contraceptives in the UK from 2004 to 2010: Analysis using The Health Improvement Network Database. Eur J Contracept Reprod Health Care 2014; 19:439-47.

Speroff L, Fritz M. Clinical gynecologic endocrinology and infertility. Intrauterine contraception. Philadelphia: Lippincott Williams & Wilkins, 2011: 1095-119.

Trussel J. Contraceptive failure in the United States. Contraception 2011; 83(5): 397-404.

United Nations Population Fundation. Adolescent pregnancy: A review of the evidence. 2013. Disponível em: http://www.unfpa.org/sites/default/files/pub-pdf/ADOLESCENT%20PREGNANCY_UNFPA.pdf. Acesso em 06/09/2017.

Usinger KM, Gola SB, Weis M, Smaldone A. Intrauterine contraception continuation in adolescents and yong women: a systematic review. J Pediatr Adolesc Gynecol 2016; 29(6):659-67.

WHO Statement on Hormonal Contraception and Bone Health, july 2007. Disponível em: www.who.int/reproductivehealth/topics/family_planning/pbrief_bonehealth_es.pdf. Acesso em 06/09/2017.

World Health Organization. Medical Eligibility Criteria for Contraceptive Use. 5th 2015. Disponível em: http://www.who.int/reproductivehealth/publications/family_planning/MEC-5/en/. Acesso em 06/09/2017.

12

Vacinação na Adolescência

Simony da Silva Gonçalves

❏ INTRODUÇÃO

A adolescência, de acordo com a Organização Mundial da Saúde (OMS), é o período que se estende dos 10 aos 19 anos de idade. O Ministério da Saúde e a Sociedade Brasileira de Pediatria também consideram como adolescentes os indivíduos que se encontram nessa faixa etária. Para estabelecermos um calendário vacinal para essa fase da vida utilizaremos a faixa etária adotada pela OMS e a Sociedade Brasileira de Pediatria.

Já há alguns anos, com o surgimento de novos imunobiológicos, a preocupação com o calendário vacinal deixou de se restringir à criança. Hoje, nas oportunidades de procura por atendimento pelo adolescente, seja no serviço público, seja no privado, a avaliação da situação vacinal deve fazer parte do atendimento médico.

Nas circunstâncias em que um registro de vacinação não está disponível, o adolescente deve ser considerado não vacinado para a referida vacina, à exceção da BCG, que tem a vacinação confirmada a partir da avaliação da cicatriz vacinal. Na oportunidade devem ser indicadas simultaneamente tantas doses de vacina quantas possíveis conforme o calendário vacinal do adolescente.

A vacinação é fundamental para a prevenção de doenças para as quais os adolescentes apresentam riscos particularmente altos ou crescentes, como a doença meningocócica e a infecção por papilomavírus humano (HPV).

❏ CONTRAINDICAÇÕES GERAIS

A contraindicação é entendida como uma condição do usuário a ser vacinado que aumenta muito o risco de um evento adverso grave ou faz com que o risco de complicações da vacina seja maior do que o da doença contra a qual se deseja proteger.

Para os imunobiológicos disponíveis tanto no Programa Nacional de Imunização (PNI) como em clínicas particulares existem algumas contraindicações e precauções que devem ser respeitadas antes de se proceder à prescrição (Quadro 12.1).

A presença de reação anafilática grave a qualquer dos componentes da vacina ou após a aplicação de dose previa é uma contraindicação permanente ao uso da referida vacina. A ocorrência de eventos neurológicos atribuídos ao uso da vacina de influenza também contraindica sua utilização. Pessoas com reação alérgica grave ao ovo não devem receber vacinas preparadas com a utilização de ovos embrionados.

A presença de imunossupressão é contraindicação ao uso de vacinas de vírus vivo atenuado. Pessoas infectadas pelo vírus da imunodeficiência humana (HIV) devem ser avaliadas quanto à condição imunológica antes de receberem vacinas de agentes vivos atenuados. Usuários crônicos de altas doses de corticoide não devem receber vacinas com agentes vivos atenuados. O uso de corticoide tópico e inalatório não contraindica a vacinação.

Em relação às gestantes, deve-se evitar a vacinação no primeiro trimestre da gravidez, à exceção da vacina para influenza que, por sua sazonalidade, deve ser aplicada em qualquer fase da gestação. As vacinas de vírus vivos atenuados, em virtude do risco teórico de infecção fetal, estão contraindicadas em qualquer fase

Quadro 12.1 Contraindicações e precauções para a vacinação

Vacina	Contraindicações	Precauções
Dupla bacteriana tipo adulto – dT	Reação alérgica grave (anafilaxia) após uma dose anterior ou a alguns dos componentes da vacina	A ocorrência de reação local tipo Arthus após dose anterior é recomendação para o adiamento da vacinação por no mínimo 10 anos após a última dose Adiar a vacinação em vigência de doença aguda moderada ou grave com ou sem febre
Tríplice bacteriana acelular tipo adulto – dTpa	Reação alérgica grave (anafilaxia) após uma dose anterior ou a alguns dos componentes da vacina	A ocorrência de reação local tipo Arthus após dose anterior é recomendação para o adiamento da vacinação por no mínimo 10 anos após a última dose Adiar vacinação em vigência de doença aguda moderada ou grave com ou sem febre
Dengue	Reação alérgica grave (anafilaxia) após uma dose anterior ou a alguns dos componentes da vacina Gravidez e lactação Menores de 9 e maiores de 45 anos de idade Imunodeficiência Pacientes com infecção pelo HIV severamente imunocomprometidos	Doença aguda moderada ou grave com ou sem febre Adiar a vacinação em vigência de doença aguda moderada ou grave com ou sem febre
Febre amarela	Reação alérgica grave (anafilaxia) após uma dose anterior ou a alguns dos componentes da vacina Histórico de reação anafilática a ovo Gravidez e lactação Menores de 6 meses e maiores de 60 anos Imunodeficiência Pacientes portadores de tumores sólidos Pacientes com infecção pelo HIV severamente imunocomprometidos Pacientes com história pregressa de doenças do timo, casos de ausência do timo ou remoção cirúrgica	Em situação de surtos, a vacinação em gestantes e lactantes deve ser avaliada individualmente Doença aguda moderada ou grave com ou sem febre
Hepatite A	Reação alérgica grave (anafilaxia) após uma dose anterior ou a alguns dos componentes da vacina	Doença aguda moderada ou grave com ou sem febre
Hepatite B	Reação alérgica grave (anafilaxia) após uma dose anterior ou a alguns dos componentes da vacina Hipersensibilidade à levedura	Doença aguda moderada ou grave com ou sem febre
HPV	Reação alérgica grave (anafilaxia) após uma dose anterior ou a alguns dos componentes da vacina Gravidez	Doença aguda moderada ou grave com ou sem febre
Influenza trivalente ou quadrivalente	Reação alérgica grave (anafilaxia) após uma dose anterior ou a alguns dos componentes da vacina	Síndrome de Guilain-Barré < 6 semanas após a dose anterior da vacina Doença aguda moderada ou grave com ou sem febre Pacientes com histórico de reação anafilática a ovo devem receber a vacina em ambiente hospitalar
Vacina poliovírus inativada – VIP	Reação alérgica grave (anafilaxia) após uma dose anterior ou a alguns dos componentes da vacina	Gravidez Doença aguda moderada ou grave com ou sem febre
Vacina meningocócica C conjugada	Reação alérgica grave (anafilaxia) após uma dose anterior ou a alguns dos componentes da vacina	Doença aguda moderada ou grave com ou sem febre Em gestantes, considerar a situação epidemiológica
Vacina meningocócica conjugada quadrivalente – ACWY	Reação alérgica grave (anafilaxia) após uma dose anterior ou a alguns dos componentes da vacina	Doença aguda moderada ou grave com ou sem febre Em gestantes, considerar a situação epidemiológica
Meningite B	Reação alérgica grave (anafilaxia) após uma dose anterior ou a alguns dos componentes da vacina	Doença aguda moderada ou grave com ou sem febre Em gestantes, considerar a situação epidemiológica

(continua)

Vacina	Contraindicações	Precauções
Quadro 12.1 Contraindicações e precauções para a vacinação (*continuação*)		
Tríplice viral – SCR	Reação alérgica grave (anafilaxia) após uma dose anterior ou a alguns dos componentes da vacina Gravidez Imunodeficiência Pacientes em terapia imunossupressora Pacientes com infecção pelo HIV severamente imunocomprometidos	Doença aguda moderada ou grave com ou sem febre Pacientes com histórico de reação anafilática a ovo devem receber a vacina em ambiente hospitalar
Varicela	Reação alérgica grave (anafilaxia) após uma dose anterior ou a alguns dos componentes da vacina Gravidez Imunodeficiência Pacientes em terapia imunossupressora Pacientes portadores de tumores sólidos Pacientes em quimioterapia Pacientes com infecção pelo HIV severamente imunocomprometidos	Doença aguda moderada ou grave com ou sem febre Uso de medicamentos antivirais específicos, como aciclovir e famciclovir, 24 horas antes da vacinação Evitar o uso de medicamentos antivirais por 14 dias após a vacinação
Raiva	Por se tratar de doença fatal, a ocorrência de reação alérgica após uma dose anterior contraindica somente as doses pré-exposição	Pacientes com histórico de reação anafilática prévia devem receber a vacina em ambiente hospitalar

Fonte: modificado de General Best Practice Guidelines for Immunization: Contraindication and Precautions. Disponível em: < cdc.gov/vaccines/hcp/acip-recs/general-recs/downloads/general-recs.pdf.

da gravidez. Em relação à vacinação para febre amarela na gestante e na nutriz, para seu uso devem ser levadas em consideração a possibilidade de exposição ao vírus e a ocorrência de surtos ou epidemias.

Adolescentes com doença febril grave não devem ser vacinadas até a resolução total do quadro para que os sinais e sintomas da doença não sejam atribuídos ou confundidos com eventos adversos das vacinas. A presença de doença aguda sem febre ou infecções simples das vias aéreas superiores não contraindica o uso de vacinas.

❑ REAÇÕES ADVERSAS

As reações adversas pós-vacinação são definidas como um efeito indesejável decorrente da aplicação de uma vacina e podem acontecer em razão de aspectos relacionados com os pacientes ou com a vacinação. Os aspectos relacionados com os pacientes envolvem as respostas do organismo, enquanto os relacionados com a vacinação levam em conta fatores como antígeno, proteína animal residual, agentes antimicrobianos, conservantes, estabilizadores ou outros componentes da vacina, sua produção, diluição e aplicação.

As vacinas são continuamente monitoradas quanto à segurança e, como qualquer medicamento, podem causar efeitos colaterais; no entanto, a decisão de não imunizar um paciente também envolve riscos e pode colocá-lo em risco, assim como outros que entraram em contato com ele, de contrair uma doença potencialmente mortal.

A ocorrência de reações adversas significativas deve ser notificada às autoridades competentes e/ou ao serviço de vacinação envolvido na aplicação da vacina.

As reações adversas podem ser de três tipos: locais, sistêmicas ou alérgicas.

REAÇÕES LOCAIS

As reações locais podem ocorrer após a aplicação de qualquer vacina, e sua ocorrência não contraindica seu uso. Essas reações são consequências da introdução da agulha e do conteúdo vacinal no tecido muscular. A irritação dos terminais nervosos e a vasodilatação são as responsáveis por eritema e hiperestesia no local da aplicação. O prurido e as pápulas urticariformes são consequências da liberação de histamina, serotonina e de outras substâncias vasoativas. O enfartamento ganglionar regional se deve à atividade das células reticulo-endoteliais e dos macrófagos para eliminar os restos da vacina.

Falhas na técnica de manipulação ou aplicação da vacina podem resultar na contaminação do local de aplicação e na formação de celulite e/ou abscessos.

As reações locais, quando ocorrem, devem ser tratadas com analgésicos e compressas frias nas primeiras 24 a 48 horas após a aplicação.

Quando da ocorrência de celulite e/ou abscessos, o tratamento com antimicrobianos deve ser iniciado imediatamente, sempre direcionado para a cobertura de bactérias da microbiota da pele do paciente.

REAÇÕES SISTÊMICAS

FEBRE

A febre é uma resposta fisiológica do organismo à administração de antígenos com produção de citocinas inflamatórias que atuam no hipotálamo e com a liberação de prostaglandinas e elevação da temperatura axilar > 37,8°C. Pode resultar ainda da administração inadvertida de substâncias tóxicas contaminantes e da ocorrência de processos infecciosos.

Para controle da temperatura devem ser utilizados antitérmicos prescritos de acordo com a idade e a tolerância do paciente.

A possibilidade de infecção intercorrente deve ser descartada, pois pode necessitar de tratamento direcionado.

SÍNCOPE

A síncope é uma reação vasovagal ou vasodepressora que pode ocorrer após a vacinação e é mais comum entre os adolescentes e adultos jovens. O profissional de saúde deve estar ciente dos fatores predisponentes (fobia de agulhas e injeções, idade) e das manifestações de pré--síncope (ansiedade, sudorese, sensação de falta de ar) e estar atento para prevenir quedas.

A síncope é mais comumente relatada após a aplicação de três vacinas administradas aos adolescentes: HPV, meningocócica quadrivalente e tríplice bacteriana acelular do adulto (Tdap). No entanto, ainda não há uma resposta definitiva sobre se um dos componentes das vacinas é responsável pelo desmaio ou se os adolescentes são simplesmente mais propensos do que as crianças ou os adultos a sofrer tal evento.

REAÇÕES ALÉRGICAS OU DE HIPERSENSIBILIDADE

A melhor maneira de prevenir reações alérgicas às vacinas consiste em identificar pessoas com risco aumentado. Deve-se obter uma história de alergia a vacinas anteriores e componentes de vacinas que possam indicar uma hipersensibilidade subjacente.

As reações alérgicas podem incluir: urticária local ou generalizada, angioedema, comprometimento respiratório, hipotensão e choque.

HIPERSENSIBILIDADE DO TIPO I (IMEDIATA)

A hipersensibilidade do tipo I consiste em reações mediadas por IgE, também denominadas anafilaxia e reações anafiláticas. A ocorrência desse tipo de reação se deve à presença, na composição da vacina, da proteína do ovo de galinha ou de estabilizadores ou ao próprio imunógeno. Essas reações ocorrem geralmente até 2 horas após a aplicação.

Embora a ocorrência de reações alérgicas seja uma preocupação comum, essas reações são incomuns e a anafilaxia após a aplicação de vacinas é rara, ocorrendo, segundo o Centers for Disease Control and Prevention (CDC), a uma taxa de aproximadamente 1 para 1 milhão de doses.

A melhor maneira de prevenir reações alérgicas consiste em identificar pessoas com risco aumentado, obtendo uma história de alergia a vacinas anteriores e componentes de vacina que possam indicar uma hipersensibilidade subjacente.

As reações anafiláticas graves ou choque anafilático cursam com instalação súbita de sinais de colapso circulatório com diminuição ou abolição do tônus muscular, palidez, cianose, resposta diminuída ou ausente aos estímulos, depressão ou perda do estado de consciência, hipotensão ou choque e, algumas vezes, parada cardíaca associada ou não a alterações respiratórias. Reações menos graves podem ocorrer, as quais não cursam com insuficiência respiratória ou colapso circulatório.

A aplicação de novas doses da vacina está contraindicada se for seguida de reação anafilática grave.

HIPERSENSIBILIDADE DO TIPO II (CITOTÓXICA)

As reações do tipo II estão ligadas à formação de anticorpos que se fixam às células do organismo, levando à sua destruição por ação do complemento e por linfócitos que se fixam aos anticorpos, provocando a destruição celular.

Esse mecanismo provavelmente está envolvido na destruição da bainha de mielina dos nervos. Pode ocorrer após a administração de certas vacinas com vírus vivos ou após vacina antirrábica preparada em tecido nervoso, ocasionando doenças como encefalomielite disseminada aguda (EMDA) ou síndrome de Guillain-Barré (SGB).

Esse tipo de reação deve ser conduzido em ambiente hospitalar por equipe multiprofissional. A aplicação de novas doses da vacina está contraindicada se for seguida desse tipo de reação.

HIPERSENSIBILIDADE DO TIPO III (COMPLEXO IMUNE)

A hipersensibilidade do tipo III ocorre quando o antígeno injetado forma complexos imunes com anticorpos preexistentes no local de aplicação. Surgem eritema, edema, enduração e petéquias, que podem aparecer cerca de 2 horas após a injeção e alcançam intensidade máxima entre 4 e 6 horas. As reações, em geral, diminuem progressivamente.

A magnitude da reação depende da quantidade de complexos imunes formados, bem como de sua distribuição no organismo. Quando os complexos são depositados próximo ao local de aplicação da vacina, denomina-se reação de Arthus.

O uso de anti-histamínicos e corticoides deve ser avaliado.

No caso da vacina dupla bacteriana tipo adulto (dT), não se deve administrar dose de reforço até 10 anos depois dessa última dose.

Hipersensibilidade do tipo IV (tardia)

Doenças desmielinizantes

Doenças desmielinizantes podem ocorrer raramente após o uso de algumas vacinas, como a contra raiva. Nesse tipo de reação anômala e indesejável, os linfócitos T citotóxicos agridem a bainha de mielina dos nervos.

O tratamento e o acompanhamento desse tipo de reação devem ser conduzidos inicialmente em ambiente hospitalar por equipe multiprofissional.

A aplicação de novas doses da vacina está contraindicada se for acompanhada desse tipo de reação. Exceção se faz à vacinação antirrábica em virtude da fatalidade da doença.

Alergia do tipo tardia local

O timerosal é usado como conservante de várias vacinas e pode provocar dermatite do contato mediada por células (hipersensibilidade de tipo IV – tardia). Caso uma pessoa tenha alergia cutânea ao timerosal, pode apresentar discreto aumento do processo inflamatório local nos primeiros dias após a vacinação.

A alergia à neomicina, contida em algumas vacinas, em geral segue o mesmo padrão da alergia ao timerosal.

❏ VACINAS PARA O ADOLESCENTE

Vacina tríplice viral (sarampo, caxumba e rubéola – SCR)

Trata-se de vacina de vírus vivo atenuado que confere imunidade contra três doenças: sarampo, caxumba e rubéola. Em sua formulação são combinados os três vírus. Estão presentes ainda aminoácidos, albumina humana, sulfato de neomicina, sorbitol, gelatina e também traços de proteína do ovo de galinha.

Adolescentes suscetíveis devem receber duas doses da vacina com intervalo mínimo de 1 mês entre elas. A via de administração é preferencialmente a subcutânea, mas pode excepcionalmente ser realizada por via intramuscular.

A vacina está contraindicada em pacientes imunocomprometidos e gestantes. As mulheres vacinadas devem ser aconselhadas a evitar a gravidez por 30 dias após a vacinação. Caso a vacinação aconteça inadvertidamente durante a gestação ou a mulher engravide logo depois de ser vacinada, não está indicada a interrupção da gravidez, pois a lesão do feto pelo vírus vacinal da rubéola, apesar de teoricamente possível, não foi descrita na literatura médica.

As cepas utilizadas na constituição das diferentes apresentações comerciais existentes variam conforme o fabricante, de modo que a incidência de efeitos adversos associados à vacina também é variável.

No local da aplicação podem ocorrer dor e hiperemia geralmente pouco intensas. Entre 4 e 14 dias após a administração pode ser observada febre de até 38°C com duração, em média, de 2 dias. Eventualmente, a febre pode ser acompanhada por exantema morbiliforme e quadro catarral. Os adolescentes podem apresentar adenopatia e artrite. Aumento transitório e indolor do volume da parótida também é relatado. Meningite e encefalite pós-vacinal geralmente estão associadas ao componente caxumba da vacina e em geral são benignas, ocorrendo entre 11 e 32 dias após a vacinação. Há relatos de trombocitopenia de evolução benigna entre 12 e 25 dias após a aplicação da vacina. Essa ocorrência contraindica outras doses da tríplice viral.

Vacina quádrupla viral (sarampo, caxumba, rubéola e varicela – SCRV)

Trata-se de vacina de vírus vivo atenuado que confere imunidade contra quatro doenças: sarampo, caxumba, rubéola e varicela. Em sua formulação são combinados os quatro vírus mais lactose anidra, sorbitol, manitol, aminoácidos e traços de neomicina. Contém ainda traços de proteína do ovo de galinha.

Em relação à varicela, adolescentes suscetíveis menores de 13 anos devem receber duas doses da vacina com intervalo de 3 meses. A partir dos 13 anos de idade, o intervalo é de 1 mês. A vacina SCRV está recomendada para adolescentes em substituição às vacinas tríplice viral (SCR) e varicela, quando a aplicação dessas duas for coincidente. A via de administração é subcutânea, mas pode excepcionalmente ser realizada por via intramuscular.

A SCRV apresenta as mesmas contraindicações e reações adversas previstas para a tríplice viral.

Vacina para varicela (catapora)

A vacina indicada para a profilaxia de varicela é constituído de vírus vivos atenuados provenientes da cepa Oka. Cada dose da vacina deve conter, no mínimo, 1.350 unidades formadoras de placas (UFP) de vírus de varicela zoster (VVZ) atenuado. As vacinas contra varicela podem conter gelatina e traços de antibióticos, como neomicina, canamicina e eritromicina.

Está indicada para adolescentes suscetíveis. Os menores de 13 anos devem receber duas doses da vacina com intervalo de 3 meses; a partir dos 13 anos. o intervalo é de 1 mês. Pode também ser utilizada na profilaxia pós--exposição até 120 horas após o contato nos comunicantes suscetíveis e imunocompetentes. A via de administração é subcutânea.

Em virtude da raridade da transmissão do vírus vacinal, a vacina contra varicela não é contraindicada para pessoas que convivem com pacientes imunodeprimidos e mulheres grávidas. Por cautela, indivíduos vacinados que desenvolvem exantema variceliforme pós-vacinação devem evitar o contato com pacientes imunodeprimidos e grávidas.

Vacina para hepatite A

Trata-se de vacina inativada destinada à prevenção de hepatite pelo vírus A. Composta por antígeno do vírus da hepatite A, sal de alumínio amorfo, estabilizante (varia conforme o fabricante) e cloreto de sódio a 0,9%, pode conter traços de antibiótico (neomicina), fenoxietanol e formaldeído.

A vacina está indicada para adolescentes, não vacinados, que devem recebê-la o mais precocemente possível. O esquema completo prevê duas doses com 0 e 6 meses. A via de administração é a intramuscular. Em pessoas com doenças que aumentam o risco de sangramento, a aplicação intramuscular pode ser substituída pela subcutânea.

Por se tratar de vacina inativada, não está contraindicada em gestantes; portanto, como no Brasil são frequentes as situações de risco de exposição ao vírus da hepatite A, deve ser considerada a vacinação.

A vacina é muito bem tolerada, sendo rara a ocorrência de reações adversas, as quais, quando ocorrem, em sua maioria se restringem a dor e calor no local da aplicação. Também podem acontecer perda de apetite, sonolência, diarreia, náusea, vômito, mal-estar e febre baixa.

Vacina para hepatite B

Trata-se de vacina inativada indicada para prevenção de hepatite B. Composta por antígenos de superfície do vírus da hepatite B purificado, hidróxido de alumínio, cloreto de sódio e água para injeção, pode conter fosfato de sódio, fosfato de potássio e borato de sódio. As apresentações multidoses contêm timerosal como conservante. A vacina pode ser combinada com a hepatite A no esquema de três doses.

Essa vacina está indicada para adolescentes não vacinados. O esquema completo prevê três doses no esquema 0, 1 e 6 meses. Está especialmente indicada para gestantes não vacinadas. A via de administração é a intramuscular. A avaliação de soroconversão não está recomendada de rotina, devendo ser reservada para aqueles pacientes com alto risco de exposição ou que necessitam ter certeza da presença de anticorpos em níveis protetores. Caso não haja soroconversão, o esquema deve ser repetido. Uma opção consiste na administração de uma quarta dose da vacina de hepatite B e na repetição da sorologia entre 4 e 6 semanas. Se houver soroconversão, cabe considerar o paciente protegido; caso contrário, completa-se o segundo esquema com mais duas doses, respeitando os intervalos preconizados entre elas.

As reações adversas são raras e na maioria dos casos restritas à presença de dor no local da aplicação e febre bem tolerada e autolimitada nas primeiras 24 horas. Podem ocorrer cansaço, tontura, dor de cabeça, irritabilidade e desconforto gastrointestinal. O desenvolvimento de púrpura trombocitopênica após a dose de vacina para hepatite B ainda não tem seu mecanismo estabelecido, mas contraindica a aplicação de doses posteriores.

Vacina combinada para hepatites A e B

Trata-se de vacina composta pelo vírus inativado da hepatite A e do antígeno de superfície do vírus da hepatite B. Também contém em sua composição sais de alumínio, formaldeído, sulfato de neomicina, fenoxietanol, polissorbato 20, cloreto de sódio e água para injeção.

Indicada em duas doses com intervalo de 6 meses para adolescentes menores de 16 anos e em três doses a partir dos 16 anos (a segunda aplicada 1 mês após a primeira e a terceira 5 meses após a segunda), é uma boa opção para pessoas que não foram vacinadas contra as duas hepatites. Nos casos de indicação de quarta dose ou novo esquema para hepatite B, a complementação deve ser feita com a vacina de hepatite B isolada. A via de aplicação é a intramuscular profunda.

Não há relato de eventos adversos graves, mas é possível considerar o mesmo risco para as vacinas de hepatite A e hepatite B isoladas. Forem relatadas reações no local da aplicação, como vermelhidão e inchaço por mais de 24 horas e dor intensa. Eventos gerais, como febre, dor de cabeça, mal-estar, cansaço, náusea e vômito, são infrequentes.

Vacina para papilomavírus humano (HPV) bivalente – 16, 18

Trata-se de vacina inativada composta pelas proteínas L1 do HPV tipos 16 e 18, 3-O-desacil-4 monofosforil lipídio A, alumínio, cloreto de sódio, fosfato de sódio monobásico diidratado e água para injeção.

A vacina está indicada para prevenção de infecções persistentes e lesões pré-cancerosas causadas pelos tipos 16 e 18 de HPV e para a prevenção do câncer de colo de útero e do ânus.

A vacina do HPV está licenciada apenas para o sexo feminino. Se o esquema de vacinação não foi iniciado aos 9 anos, a vacina deve ser aplicada o mais precocemente possível nas adolescentes. São recomendadas três doses: a segunda 1 mês após a primeira e a terceira 6 meses após a primeira. A gravidez contraindica a vacinação. Antes da vacinação, deve-se ter certeza de que não há gravidez. Se a vacina for aplicada inadvertidamente na vigência de gravidez, nenhuma intervenção se faz necessária. Quando a gestação tem início antes de o esquema vacinal estar completo, deve-se suspender a vacinação e retomá-la após o parto.

A vacina é normalmente bem tolerada, e as reações adversas mais comuns são dor leve a moderada, hiperemia e inchaço no local da aplicação. Reações sistêmicas, como febre e mialgia, são raras.

VACINA PARA PAPILOMAVÍRUS HUMANO (HPV) QUADRIVALENTE – 6, 11, 16,18

Trata-se de vacina inativada composta pelas proteínas L1 do tipos 6, 11, 16, 18 de HPV. Sulfato de hidroxifosfato de alumínio, cloreto de sódio, L-histidina, polissorbato 80, borato de sódio e água para injeção também estão presentes em sua composição.

A vacina está indicada para prevenção de infecções persistentes e lesões pré-cancerosas causadas pelos tipos 6, 11, 16 e 18 de HPV. Também previne o câncer de colo do útero, vulva, vagina e ânus e as verrugas genitais.

Se o esquema de vacinação não foi iniciado aos 9 anos, a vacina deve ser aplicada o mais precocemente possível em adolescentes de ambos os sexos. São recomendadas três doses: a segunda 1 mês após a primeira e a terceira 6 meses após a primeira dose. O PNI adotou esquema de vacinação com duas doses com intervalo de 6 meses para meninos na faixa etária de 11 a 13 anos e meninas de 9 a 14 anos.

A gravidez contraindica a vacinação, devendo haver certeza de que não há gravidez. Se a vacina for aplicada inadvertidamente na vigência de gravidez, nenhuma intervenção se faz necessária. Quando a gestação tem início antes de o esquema vacinal estar completo, deve-se suspender a vacinação e retomá-la após o parto.

A vacina é normalmente bem tolerada e as reações adversas mais comuns são dor leve a moderada, hiperemia e inchaço no local da aplicação. Reações sistêmicas, como febre e mialgia, são raras. Foram registradas em adolescentes reações psicogênicas descritas como pânico e desmaios causados pelo medo da injeção e não pela vacina. Não ocorreu nenhum caso de doença neurológica, paralisia ou doença autoimune associado à vacina.

VACINA DUPLA BACTERIANA TIPO ADULTO (DIFTERIA E TÉTANO – dT)

A dT está indicada para profilaxia de difteria e tétano. Quando desejada, a prevenção da coqueluche deve ser substituída pela tríplice bacteriana acelular do tipo adulto (dTpa).

Trata-se de vacina inativada que contém toxoides diftérico e tetânico derivados das toxinas produzidas pelas bactérias causadoras das doenças; contém ainda o sal de alumínio como adjuvante, cloreto de sódio e água para injeção.

A indicação da vacina deve respeitar o histórico vacinal anterior comprovado. Para adolescentes com esquema de vacinação básico completo, está indicada uma dose de reforço 10 anos após a última dose. Para aqueles com esquema de vacinação básico incompleto, são totalizadas três doses ou, se não houver registro, recomendam-se três doses da dT. Recomenda-se que uma dessas doses seja substituída pela dTpa para prevenção também da coqueluche. A via de aplicação é intramuscular, e as gestantes devem atualizar o esquema vacinal.

Reações adversas são frequentes, mas na maioria das vezes são manifestações leves e transitórias no local da aplicação com melhora dos sintomas entre 24 e 48 horas. Pode-se observar o aparecimento de febre nas primeiras 48 horas após a aplicação. Raramente pode haver reação local intensa, comprometendo todo o membro, sintoma compatível com reação do tipo Arthus, também chamada de hipersensibilidade do tipo III.

A neuropatia ou neurite do plexo braquial é rara e pode manifestar-se de 2 a 28 dias após a administração de vacina contendo o toxoide tetânico. Causa dor constante, profunda e intensa na parte superior do braço e cotovelo, seguida de fraqueza e atrofia muscular após alguns dias ou semanas, podendo haver perda da sensibilidade local. Pode acontecer no mesmo lado ou do lado oposto ao da injeção e, algumas vezes, pode ser bilateral. A neuropatia contraindica aplicações de vacinas contendo toxoide tetânico.

VACINA TRÍPLICE BACTERIANA ACELULAR DO TIPO ADULTO (DIFTERIA, TÉTANO E COQUELUCHE – dTpa)

Trata-se de vacina inativada contendo os toxoides diftérico e tetânico derivados das toxinas produzidas, *Corynebacterium diphtheriae* e *Clostridiun tetani,* e componentes da cápsula da bactéria da coqueluche, *Bordetella pertussis,* tendo sal de alumínio como adjuvante, fenoxietanol, cloreto de sódio e água para injeção. A quantidade de toxoide diftérico e de componentes *pertussis* é menor que na vacina infantil (DTPa).

Está indicada para profilaxia de difteria, tétano e coqueluche no adolescente e no adulto.

O uso da vacina dTpa em substituição à dT em adolescentes objetiva, além da proteção individual, a redução da transmissão da *B. pertussis,* principalmente em suscetíveis com alto risco de complicações, como os lactentes. Está indicada para todos os adolescentes que convivam com crianças menores de 2 anos, sobretudo as menores de 1 ano, e para reforço da vacinas tríplice bacteriana acelular infantil (DTPa) ou da vacina tríplice bacteriana de células inteiras infantil (DTPw).

As gestantes devem receber uma dose de dTpa a cada gravidez, entre a 27ª e a 36ª semana de gestação. Quando não vacinadas durante a gravidez, as gestantes devem receber uma dose da vacina o mais precocemente após o parto, de preferência ainda na maternidade. A via de aplicação é intramuscular. Em pessoas com doenças que aumentam o risco de sangramento pode ser considerada a via subcutânea.

As reações adversas, quando ocorrem, cursam com cefaleia, dor, edema, hiperemia e, raramente, abscessos estéreis no local da aplicação. Podem ocorrer ainda tontura, náusea, distúrbios gastrointestinais e febre. São incomuns sintomas respiratórios, faringite, aumento dos gânglios linfáticos, síncope, tosse, diarreia, vômito, transpiração aumentada, coceira, erupção na pele, dor articular, dor muscular e febre > 39°C.

VACINA TRÍPLICE BACTERIANA ACELULAR DO TIPO ADULTO COM POLIOMIELITE (DTPaVIP)

Trata-se de vacina inativada contendo os toxoides diftérico e tetânico derivados das toxinas produzidas *C. diphtheriae* e *C. tetani,* e componentes da cápsula da bactéria da coqueluche, *B. pertussis*, três sorotipos dos vírus da poliomielite, sal de alumínio como adjuvante, 2-fenoxietanol, polissorbato 80, cloreto de sódio e água para injeção. Pode conter traços de formaldeído, neomicina e polimixina B usados em sua fabricação.

Com a erradicação da poliomielite no Brasil, o adolescente não precisa ser revacinado de rotina. O uso dessa vacina está indicado para adolescentes e gestantes em substituição à vacina dTpa como alternativa para viajantes com destino a áreas de risco para poliomielite. Em de gestantes, em caso de indisponibilidade de dTpa, pode ser utilizada a dTpaVIP.

As reações adversas, quando ocorrem, cursam com cefaleia, dor, edema e hiperemia no local da aplicação.

Podem ocorrer ainda náusea, distúrbios gastrointestinais, febre e calafrios. Aumento dos gânglios linfáticos, diminuição do apetite, sensação de formigamento, sonolência, tontura, coceira e dor articular e muscular são incomuns.

VACINA GRIPE (INFLUENZA – TRIVALENTE OU QUADRIVALENTE)

Trata-se de vacina inativada utilizada na prevenção da gripe (influenza), que contém proteínas de diferentes cepas dos vírus *Influenzae,* definidas ano a ano conforme orientação da OMS, que realiza a vigilância nos hemisférios norte e sul.

As cepas vacinais são cultivadas em ovo embrionado de galinha e por isso as vacinas contêm traços de proteínas do ovo. Quando em apresentação de monodose, as vacinas não contêm conservantes. Já a apresentação multidose, utilizada nas campanhas, pode conter traços de timerosal como conservante. Traços de formaldeído, gentamicina ou neomicina, cloreto de sódio e água para injeção também estão presentes na formulação da vacina.

Existem a vacina trivalente com duas cepas do vírus A e uma cepa do vírus B e a vacina quadrivalente com duas cepas do vírus A e duas do vírus B.

Epidemias de gripe ocorrem anualmente durante os meses de inverno, e os vírus *Influenzae* podem também ser responsáveis por pandemias, quando os índices de morbidade e mortalidade por complicações da gripe podem aumentar dramaticamente.

A vacina está indicada para todos os adolescentes, em especial aqueles pacientes com doenças crônicas, como cardiopatias, pneumopatias, asma, diabetes, usuários de agentes imunossupressores, imunodeficiências congênitas ou adquiridas e gestantes. A vacina deve ser aplicada anualmente por via intramuscular.

A imunidade conferida pela vacina não é permanente e tende a desaparecer em até 1 ano após a vacinação. Por isso, é necessária a vacinação anual com atualização da vacina para as cepas circulantes naquele ano.

As reações adversas costumam ser leves e cursam com manifestações locais de dor, vermelhidão e endurecimento. Essas manifestações desaparecem em até 48 horas. As manifestações sistêmicas, como febre, mal-estar e dor muscular, também são benignas e breves, sendo mais comuns na primeira vez em que a vacina é aplicada. Reações anafiláticas são raríssimas. Pessoas com alergia grave ao ovo de galinha devem receber a vacina em ambiente com condições de atendimento de reações anafiláticas e permanecer em observação por 30 minutos após a aplicação.

Sabe-se que a SGB pode ocorrer por mais de um motivo, mas em raras ocasiões seu surgimento coincidiu com a aplicação de uma vacina; no entanto, sua associação à vacina influenza ainda não está clara.

Vacina meningocócica conjugada quadrivalente (ACWY)

Trata-se de uma vacina inativada que previne meningite e doenças meningocócicas causadas pela bactéria *Neisseria meningitidis* sorogrupos A, C, W e Y.

A vacina contém antígeno formado por componentes das cápsulas das bactérias dos sorogrupos A, C, W e Y conjugados a uma proteína que, dependendo do fabricante, pode ser toxoide tetânico ou o mutante atóxico da toxina diftérica CRM197. Pode conter sacarose, trometanol, fosfato de potássio diidrogenado, cloreto de sódio, fosfato de sódio diidrogenado monoidratado, fosfato dissódico hidrogenado, diidratado e água para injeção.

A vacina está indicada para adolescentes não vacinados na infância em duas doses com intervalo de 5 anos. Naqueles vacinados na infância, recomenda-se um reforço aos 11 anos ou 5 anos após o último reforço da infância. Deve ser aplicada exclusivamente por via intramuscular profunda. Em caso de não disponibilidade da vacina meningocócica conjugada ACWY, a dose pode ser substituída pela vacina meningocócica C conjugada. Aqueles indivíduos que receberam a vacina meningocócica C conjugada podem receber reforço com a vacina meningocócica conjugada ACWY. Seu uso teoricamente não acarreta riscos para a gestante ou o feto, mas para sua indicação na gestante deve ser levada em consideração a situação epidemiológica.

As vacinas são bem toleradas, sendo mais comuns os eventos adversos relacionados com reações locais, como hiperemia, edema e dor. Reações sistêmicas, como cefaleia, mialgia e febre, são também relatadas.

Vacina meningocócica C conjugada

Trata-se de uma vacina inativada que previne meningite e doenças meningocócicas causadas pela bactéria *N. meningitidis* sorogrupo C.

A vacina contém antígeno formado por componentes das cápsulas da bactéria do sorogrupo C conjugado a uma proteína que, dependendo do fabricante, pode ser toxoide tetânico ou o mutante atóxico da toxina diftérica CRM197. Pode conter hidróxido de alumínio, manitol, fosfato de sódio monobásico monoidratado, fosfato de sódio dibásico heptaidratado, cloreto de sódio e água para injeção.

A vacina está indicada para adolescentes nos quais, na indisponibilidade da vacina meningocócica conjugada ACWY, a dose pode ser substituída pela vacina meningocócica C conjugada. Deve ser aplicada exclusivamente por via intramuscular profunda. Seu uso teoricamente não acarreta riscos para a gestante ou o feto, mas a situação epidemiológica deve ser considerada para sua indicação na gestante.

A vacina é bem tolerada, sendo mais comuns os eventos adversos relacionados com reações locais, como hiperemia, edema e dor. Reações sistêmicas, como cefaleia, mialgia e febre, são também relatadas.

Vacina meningocócica B

Trata-se de uma vacina inativada que previne meningite e doenças meningocócicas causadas pela bactéria *N. meningitidis* sorogrupo B.

A vacina é composta por quatro proteínas subcapsulares da bactéria *N. meningitidis* sorogrupo B. Pode conter hidróxido de alumínio, cloreto de sódio, histidina, sacarose e água para injeção e podem existir traços de canamicina.

A vacina está indicada para adolescentes a partir de 11 anos no esquema de duas doses com intervalo de 1 a 2 meses entre as doses. Deve ser aplicada exclusivamente pela via intramuscular profunda. A necessidade de reforço ainda não está estabelecida. Seu uso teoricamente não acarreta riscos para a gestante ou o feto, mas a situação epidemiológica deve ser considerada para sua indicação na gestante.

Nos adolescentes, a vacina pode causar eventos adversos relacionados com reações locais, como hiperemia, edema e dor, que pode ser intensa, comprometendo a execução das atividades cotidianas. Reações sistêmicas, como cefaleia, mialgia e febre, são também relatadas.

Vacina febre amarela (FA)

Trata-se de uma vacina de vírus vivo atenuado que previne a febre amarela. A vacina é composta de vírus vacinal amarílico vivo atenuado cultivado em ovo de galinha. Pode conter em sua formulação sacarose, glutamato, sorbitol, gelatina bovina, eritromicina, canamicina, cloridrato de L-histidina, L-alanina, cloreto de sódio e água para injeção.

A vacina é de aplicação subcutânea e está indicada para os adolescentes não vacinados anteriormente, devendo ser aplicada naqueles que vivem em regiões brasileiras classificadas como áreas de recomendação da vacinação (Figura 12.1) ou que estão prestes a viajar para áreas de risco da doença ou com obrigatoriedade de comprovação de vacinação. Para a vacinação por motivo de viagem, a vacina deve ser aplicada pelo menos 10 dias antes.

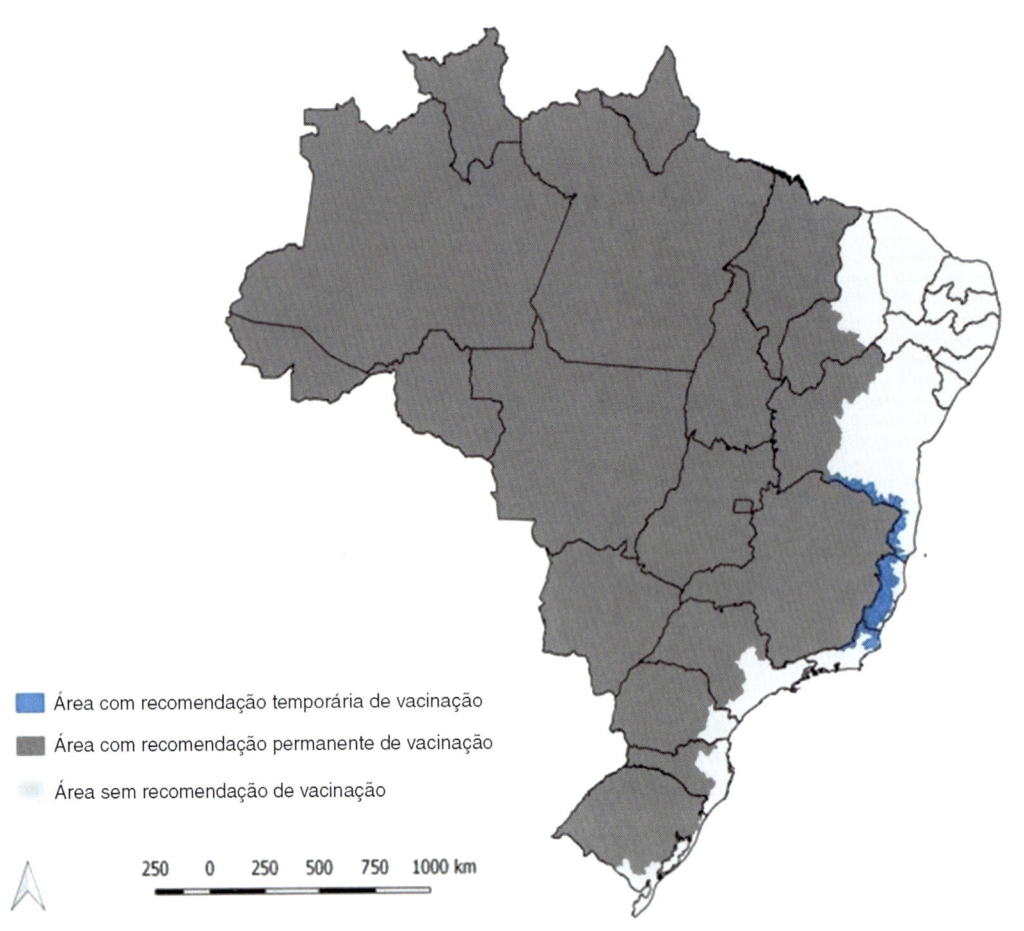

Figura 12.1 Áreas com recomendação e sem recomendação para aplicação da vacina contra febre amarela – Brasil 2017. (Disponível em: http://portalsaude.saude.gov.br/index.php/informacoes-tecnicas-febreamarela.)

Qualquer indivíduo será considerado imunizado para febre amarela com uma dose comprovada da vacina, não sendo necessárias doses adicionais.

A vacina é contraindicada em gestantes e lactantes; contudo, para aquelas que se deslocarem para zonas de risco da doença, pode ser avaliada a necessidade de administração da vacina. Caso seja indicada, a gestante deve ser acompanhada para avaliação de eventos adversos e as lactantes deverão suspender a amamentação por 10 dias após a vacinação.

A vacina está contraindicada em indivíduos portadores de imunossupressão grave, como os infectados pelo HIV com CD4 < 200, transplantados, portadores de neoplasia ativa e doenças hematológicas e usuários de corticoterapia. Pessoas com história de reação anafilática relacionada com os componentes da vacina também não devem receber a dose.

A vacina é normalmente bem tolerada, sendo dor local, cefaleia, febre e mialgia após o sexto dia de vacinação os eventos adversos mais frequentes. Apesar de muito raros, podem ocorrer eventos adversos graves, como aqueles que acometem o sistema nervoso, causando doenças neurológicas, como encefalite e meningite, e doenças au-toimunes envolvendo o sistema nervoso central e o periférico. Há descrição de poucos casos de infecção pelo vírus vacinal.

VACINA CONTRA A DENGUE

Trata-se de uma vacina atenuada que previne a dengue. A vacina é composta por quatro sorotipos vivos do vírus da dengue, obtidos por tecnologia do DNA recombinante. Contém ainda aminoácidos, sacarose, trealose diidratada, sorbitol, trometamol e ureia, cloreto de sódio e água para injeção. Não contém adjuvantes e conservantes.

Para adolescentes, a vacina está indicada em três doses subcutâneas com intervalo de 6 meses entre elas.

A vacina está contraindicada em gestantes e nutrizes. Recomenda-se que a gravidez seja evitada por 4 semanas após vacinação.

As reações adversas mais frequentes são dor de cabeça, dor no local da injeção, mal-estar e mialgia, com a duração média de 3 dias. Febre pode ocorrer em até 14 dias após a aplicação da vacina. As reações adversas sistêmicas tendem a ser menos frequentes após a segunda dose.

Vacina contra a raiva

Trata-se de vacina contendo vírus inativados da raiva, maltose, albumina humana, cloreto de sódio e água para injeção. Pode conter traços de estreptomicina, neomicina e polimixina B.

A vacina está recomendada para todas as pessoas que sofreram acidentes com animais que representam ris-

co de doença de acordo com os critérios descritos no Quadro 12.2. Dependendo do caso, além da vacinação pós-exposição, pode ser necessária a administração do soro ou da imunoglobulina antirrábicos.

Um esquema pré-exposição com três doses, em 0, 7 e 21 dias, está indicado para prevenção da doença em pessoas em risco permanente e profissionais que lidam com animais e se expõem, como exploradores de cavernas

Quadro 12.2 Esquema para profilaxia de raiva humana com vacina de cultivo celular intramuscular

Contato indireto
Lavar com água e sabão
Não tratar

Acidentes leves
Ferimentos superficiais, pouco extensos, geralmente únicos, em tronco e membros (exceto mãos e polpas digitais e planta dos pés).
Podem acontecer em decorrência de mordeduras ou arranhaduras causadas por unha ou dente
Lambedura de pele com lesões superficiais

Cão ou gato sem suspeita de raiva no momento da agressão	Cão ou gato clinicamente suspeito de raiva no momento de agressão	Cão ou gato raivoso, desaparecido ou morto; animais silvestres (inclusive os domiciliados); animais domésticos de interesse econômico ou de produção
Lavar com água e sabão	Lavar com água e sabão	Lavar com água e sabão
Observar o animal durante 10 dias após exposição	Iniciar o tratamento com duas doses, uma no dia 0 e a outra no dia 3	Iniciar imediatamente o tratamento com quatro doses de vacina, administradas nos dias 0, 3, 7 e 14
Se o animal permanecer sadio no período de observação, encerrar o caso	Observar o animal durante 10 dias após a exposição	
Se o animal morrer, desaparecer ou se tornar raivoso, administrar quatro doses de vacina (dias 0, 3, 7 e 14)	Se a suspeita de raiva for descartada após o 10º dia de observação, suspender o tratamento e encerrar o caso	
	Se o animal morrer, desaparecer ou se tornar raivoso, completar o esquema até quatro doses, aplicar uma dose entre o 7º e o 10º dia e outra no 14º dia	

Acidentes graves
Ferimentos na cabeça, face, pescoço, mão, polpa digital e/ou planta do pé
Ferimentos profundos, múltiplos ou extensos em qualquer região do corpo
Lambedura de mucosas
Lambedura de pele onde já existe lesão grave
Ferimento profundo causado por unha de animal

Cão ou gato sem suspeita de raiva no momento da agressão	Cão ou gato clinicamente suspeito de raiva no momento de agressão	Cão ou gato raivoso, desaparecido ou morto; animais silvestres (inclusive os domiciliados); animais domésticos de interesse econômico ou de produção
Lavar com água e sabão	Lavar com água e sabão	Lavar com água e sabão
Iniciar esquema profilático com duas doses, uma no dia 0 e a outra no dia 3	Iniciar o esquema profilático com o soro/imunoglobulina e quatro doses de vacina (dias 0, 3, 7 e 14)	Iniciar imediatamente o esquema profilático com o soro/imunoglobulina e quatro doses de vacina (dias 0, 3, 7 e 14)
Observar o animal durante 10 dias após exposição	Observar o animal durante 10 dias após a exposição	
Se o animal permanecer sadio no período de observação, encerrar o caso	Se a suspeita de raiva for descartada após o 10º dia de observação, suspender o tratamento e encerrar o caso	
Se o animal morrer, desaparecer ou se tornar raivoso, completar o esquema até quatro doses, aplicar uma dose entre o 7º e o 10º dia e outra no 14º dia	Se o animal morrer, desaparecer ou se tornar raivoso, completar o esquema até quatro doses, aplicar uma dose entre o 7º e 10º dia e outra no 14º dia	

Fonte: Ministério da Saúde. Nota Informativa 26 – SEI/2017 – CGPNI/DEVIT VS/MS.

com morcegos, trabalhadores de parques e reservas animais, viajantes para áreas de risco e profissionais de laboratório que se expõem ao vírus.Se a exposição for permanente, o acompanhamento sorológico está indicado a cada 6 meses a partir do 14º dia da última dose. Em caso de títulos < 0,5UI/mL, deve ser aplicada uma dose de reforço.

Não há contraindicação à prevenção após acidentes com animais, pois a raiva é uma doença fatal. A ocorrência de reação anafilática a dose anterior da vacina só contraindica o esquema pré-exposição.

A vacina pode ser administrada por via intramuscular profunda em dose completa no músculo deltoide ou vastolateral da coxa, não devendo ser aplicada no glúteo.

❏ CALENDÁRIO VACINAL DO ADOLESCENTE

A Sociedade Brasileira de Imunizações (SBIm) recomenda que qualquer dose de vacina não administrada na idade recomendada deva ser aplicada o mais precocemente possível.

Sempre que possível, convém considerar aplicações simultâneas na mesma visita e dar preferência ao uso de vacinas combinadas, que reduz o número de injeções.

O Quadro 12.3 apresenta um resumo do calendário vacinal para o adolescente recomendado pela SBIm para o biênio 2017/2018.

Quadro 12.3 Calendário vacinal recomendado pela Sociedade Brasileira de Imunizações para o adolescente – 2017/2018				
			Disponibilização das vacinas	
Vacinas	**Esquemas e recomendações**	**Comentários**	**Gratuitas nas unidades básicas de saúde**	**Clínicas privadas**
Tríplice viral (sarampo, caxumba e rubéola)	É considerado protegido o adolescente que tenha recebido duas doses acima de 1 ano de idade e com intervalo mínimo de 1 mês entre elas	Contraindicada para gestantes O uso em imunodeprimidos deve ser avaliado pelo médico Até 12 anos de idade, considerar a aplicação de vacina combinada quádrupla viral (sarampo, caxumba, rubéola e varicela – SCRV)	SIM, SCR	SIM, SCR e SCRV
Hepatites A, B ou A e B	**Hepatite A:** duas doses no esquema 0, 1 e 6 meses	Adolescentes não vacinados na infância para as hepatites A e B devem ser vacinados o mais precocemente possível para essas infecções	NÃO	SIM
	Hepatite B: três doses esquema 0, 1 e 6 meses		SIM	SIM
	Hepatite A e B: para menores de 16 anos: duas doses – 0 e 6 meses. A partir de 16 anos: três doses – 0, 1 e 6 meses	A vacina combinada para as hepatites A e B é uma opção e pode substituir a vacinação isolada para as hepatites A e B	NÃO	SIM
HPV	Se não iniciado o esquema de vacinação aos 9 anos, a vacina HPV deve ser aplicada o mais precocemente possível O esquema de vacinação para meninas e meninos é de três doses: 0, 1 a 2 e 6 meses O PNI adotou esquema de vacinação com duas doses (0 e 6 meses) para menores de 15 anos	Duas vacinas estão disponíveis no Brasil: HPV4, licenciada para ambos os sexos, e HPV2, licenciada apenas para o sexo feminino	SIM, HPV4 – duas doses para meninas de 9 a 14 anos e meninos de 11 a 14 anos	SIM, HPV4 e HPV2

(Continua)

Quadro 12.3 Calendário vacinal recomendado pela Sociedade Brasileira de Imunizações para o adolescente – 2017/2018 (*continuação*)

Vacinas	Esquemas e recomendações	Comentários	Disponibilização das vacinas	
			Gratuitas nas unidades básicas de saúde	**Clínicas privadas**
Tríplice bacteriana acelular do tipo adulto (difteria, tétano e coqueluche – dTpa ou dTpa-VIP) Dupla adulto (difteria e tétano – dT)	**Com esquema de vacinação básico completo:** dose de reforço, preferencialmente com dTpa, 10 anos após a última dose **Com esquema de vacinação básico incompleto:** uma dose de dTpa a qualquer momento e completar a vacinação básica com dT (dupla bacteriana do tipo adulto) de modo a totalizar três doses de vacina contendo o componente tetânico **Não vacinados e/ou histórico vacinal desconhecido:** uma dose de dTpa e duas doses de dT no esquema 0, 2 e 4 a 8 meses	Atualizar dTpa independentemente de intervalo prévio com dT ou vacina antitetânica O uso da vacina dTpa em substituição a dT para adolescentes objetiva, além da proteção individual, a redução da transmissão da *Bordetella pertussis*, principalmente para suscetíveis com alto risco de complicações, como os lactentes Considerar antecipar reforço com dTpa para 5 anos após a última dose de vacina contendo o componente *pertussis* para adolescentes contactantes de lactentes Para indivíduos que pretendem viajar para países nos quais a poliomielite é endêmica recomenda-se a vacina dTpa combinada à pólio inativada (dTpa-VIP) A dTpa-VIP pode substituir a dTpa, inclusive em gestantes, ficando a critério médico o uso *off label* nesses casos A vacina está recomendada mesmo para aqueles que tiveram coqueluche, já que a proteção conferida pela infecção não é permanente	SIM, dT para todos; dTpa para gestantes e puérperas até 45 dias após o parto	SIM, dTpa e dTpa-VIP
Varicela (catapora)	**Para suscetíveis:** duas doses **Para menores de 13 anos:** intervalo de 3 meses **A partir de 13 anos:** intervalo de 1 a 2 meses	O uso em imunodeprimidos deve ser avaliado pelo médico Até 12 anos de idade, considerar a aplicação de vacina combinada quádrupla viral (SCRV)	NÃO	SIM, varicela e SCRV
Influenza (gripe)	Dose única anual	Desde que disponível, a vacina influenza 4V é preferível à vacina influenza 3V por conferir maior cobertura das cepas circulantes Na impossibilidade de uso da vacina 4V, utilizar a vacina 3V	SIM, 3V para grupos de risco	SIM, 3V e 4V
Meningocócica conjugada ACWY	**Para não vacinados na infância:** duas doses com intervalo de 5 anos **Para vacinados na infância:** reforço aos 11 anos ou 5 anos após o último reforço na infância	Na indisponibilidade da vacina meningocócica conjugada ACWY, substituir pela vacina meningocócica C conjugada	SIM, men C (12 a 13 anos)	SIM
Meningocócica B	Duas doses com intervalo de 1 a 2 meses	Não se conhece ainda a duração da proteção conferida e, consequentemente, a necessidade de dose(s) de reforço	NÃO	SIM

(*Continua*)

Quadro 12.3 Calendário vacinal recomendado pela Sociedade Brasileira de Imunizações para o adolescente – 2017/2018 (*continuação*)

Vacinas	Esquemas e recomendações	Comentários	Disponibilização das vacinas	
			Gratuitas nas unidades básicas de saúde	Clínicas privadas
Febre amarela	Para adolescentes não vacinados anteriormente, uma dose para residentes ou viajantes para áreas com recomendação de vacinação (de acordo com classificação do Ministério da Saúde). Pode ser recomendada também para atender a exigências sanitárias de determinadas viagens internacionais Em todos os casos, vacinar pelo menos 10 dias antes da viagem	Contraindicada para adolescentes amamentando bebês menores de 6 meses de idade O uso em imunodeprimidos deve ser avaliado pelo médico	SIM	SIM
Dengue	Três doses com intervalo de 6 meses (0, 6 e 12 meses)	Licenciada para pessoas entre 9 e 45 anos Contraindicada para imunodeprimidos, gestantes e adolescentes amamentando	NÃO	SIM
Raiva	Para pré-exposição: três doses – 0, 7 e 21 ou 28 dias Três doses – 0, 7 e 21 a 28 dias	Indicada para pessoas em risco permanente ou temporário para a doença O acompanhamento sorológico está indicado	SIM	SIM

Fonte: https://sbim.org.br/images/calendarios/calend-sbim-adolescente.pdf _ Modificado.

Leitura complementar

Ballalai I, Bravo F (eds.) Imunização: tudo o que você sempre quis saber, Rio de Janeiro: RMCOM, 2016.

Center for Disease Control and Prevention. General best practice guidelines for immunization: contraindication and precautions. Disponível em: <cdc.gov/vaccines/hcp/acip-recs/general-recs/downloads/general-recs.pdf>. Acesso em 28/07/2017.

Center for Disease Control and Prevention. Possible side effects from vaccines. Disponível em: <cdc.gov/vaccines/vac-gen/side-effects.htm>. Acesso em 28/08/2017.

Focaccia R (ed.) Veronesi: tratado de infectologia. 5. ed. revisada e atualizada. São Paulo: Atheneu, 2015.

Ministério da Saúde – Brasil. Secretaria de Vigilância em Saúde. Departamento de Vigilância Epidemiológica. Manual dos centros de referência para imunobiológicos especiais. Brasília, 2014.

Ministério da Saúde – Brasil. Secretaria de Vigilância em Saúde. Departamento de Vigilância das Doenças Transmissíveis. Manual de vigilância epidemiológica de eventos adversos pós-vacinação. 3. ed. Brasília, 2014.

Ministério da Saúde – Nota informativa 26 – SEI /2017 – CGPNI/ DEVIT/SVSW/ MS. Informa sobre alterações do esquema de vacinação da raiva humana pós-exposição e dá outras orientações. Brasília, 2017.

Ministério da saúde – Nota Informativa. 94/2017 – SVS/MS. Orientações e indicação de dose única da vacina de febre amarela. Brasil, 2017.

Ministério da Saúde. Saúde amplia vacinação de HPV para homens e mulheres até 26 anos. Vacinação de rotina para HPV. Disponível em: <portalsaude.saude.gov.br>. Acesso em 28/08/2017.

Ministério da Saúde. Secretaria de Vigilância em Saúde. Departamento de Vigilância das Doenças Transmissíveis. Manual de normas e procedimentos para vacinação. Brasília: MS, 2014.

Ministério da Saúde. Secretaria de Vigilância em Saúde. Departamento de Vigilância Epidemiológica. Normas técnicas de profilaxia de raiva humana. Brasília: MS, 2011.

Sociedade Brasileira de Imunização. Calendários de vacinação para mulher e adolescente. Disponível em: <sbim.org.br/calendarios-de-vacinacao>. Acesso em 28/07/2017.

13

Aspectos Mamários na Adolescência

José Tadeu Campos de Avelar
Bárbara Silveira Santana
Mariana Mitraud Otonni Guedes

❏ INTRODUÇÃO

O conhecimento adequado do desenvolvimento mamário e das alterações na puberdade é de grande importância para os profissionais médicos, especialmente pediatras e ginecologistas, contribuindo para orientação e condução adequada das dúvidas, além do diagnóstico diferencial de patologias.

A glândula mamária é um tipo especializado de glândula sudorípara com origem no ectoderma primitivo, a banda galáctea, cujo desenvolvimento embriológico é descrito no Quadro 13.1.

Quadro 13.1	Desenvolvimento embriológico mamário
5ª semana	Desenvolvimento da crista mamária
7ª à 8ª semana	Espessamento do primórdio mamário Estágio de disco Estágio globular – crescimento tridimensional
10ª à 14ª semana	Estágio de cone – achatamento da crista mamária com invasão posterior do mesênquima
12ª à 16ª semana	Estágio de ramificação – formação e ramificação de linhas epiteliais, futuros alvéolos secretores Formação do músculo liso do complexo areolopapilar Diferenciação de folículos, glândulas sebáceas e glândulas sudoríparas
Até a 20ª semana	Ausência de influência hormonal
20ª à 32ª semana	Estágio de canalização – hormônio induz a canalização dos brotos mamários
32ª à 40ª semana	Estágio final vesicular Diferenciação parenquimal Desenvolvimento das estruturas lobuloalveolares Pigmentação do complexo areolopapilar

Fonte: Javed A, Lteif A. Development of the human breast. Semin Plast Surg 2013; 27:5-12.

O desenvolvimento mamário depende da interação dos esteroides sexuais e de outros hormônios, como prolactina, somatotropina, tireoxina, insulina e corticoides, associados a fatores genéticos e ambientais. Na fase pré-puberal, a mama é idêntica em ambos os sexos e consiste em um pequeno número de ductos embutidos em estroma colagenoso. Na puberdade, o desenvolvimento da mama feminina é ativado pela secreção dos hormônios folículo-estimulante (FSH) e luteinizante (LH) pela hipófise e mediado especialmente pelo estrogênio em resposta à estimulação hipotalâmica, e se dá de acordo com a sequência descrita por Marshall e Tanner (Quadro 13.2).

O mecanismo exato de iniciação e controle das mudanças na puberdade ainda não foi completamente elucidado, mas é reconhecida a importância do estrogênio na promoção da proliferação epitelial mamária a partir do estímulo da síntese de DNA, ocasionando a formação do broto mamário. A progesterona tem seu papel junto aos estrogênio principalmente no desenvolvimento ductal e na regulação do desenvolvimento mamário.

A mama adulta tem formato cônico protuberante, especialmente em pacientes jovens nulíparas, sendo pendular em pacientes puerperais, localizando-se sobre o tórax, anteriormente, entre o segundo e o sexto espaços intercostais e tendo como limites a face lateral do esterno medialmente e a linha média axilar lateralmente. Pode estender-se em direção à borda lateral do músculo peitoral maior pela fáscia axilar, formando a cauda axilar de Spencer. É constituída de 15 a 20 lobos de tecido glandular, cuja unidade funcional são os ductos alveolares, que drenam individualmente para 15 a 20 ductos principais até a papila.

Quadro 13.2 Escala de desenvolvimento mamário de Tanner

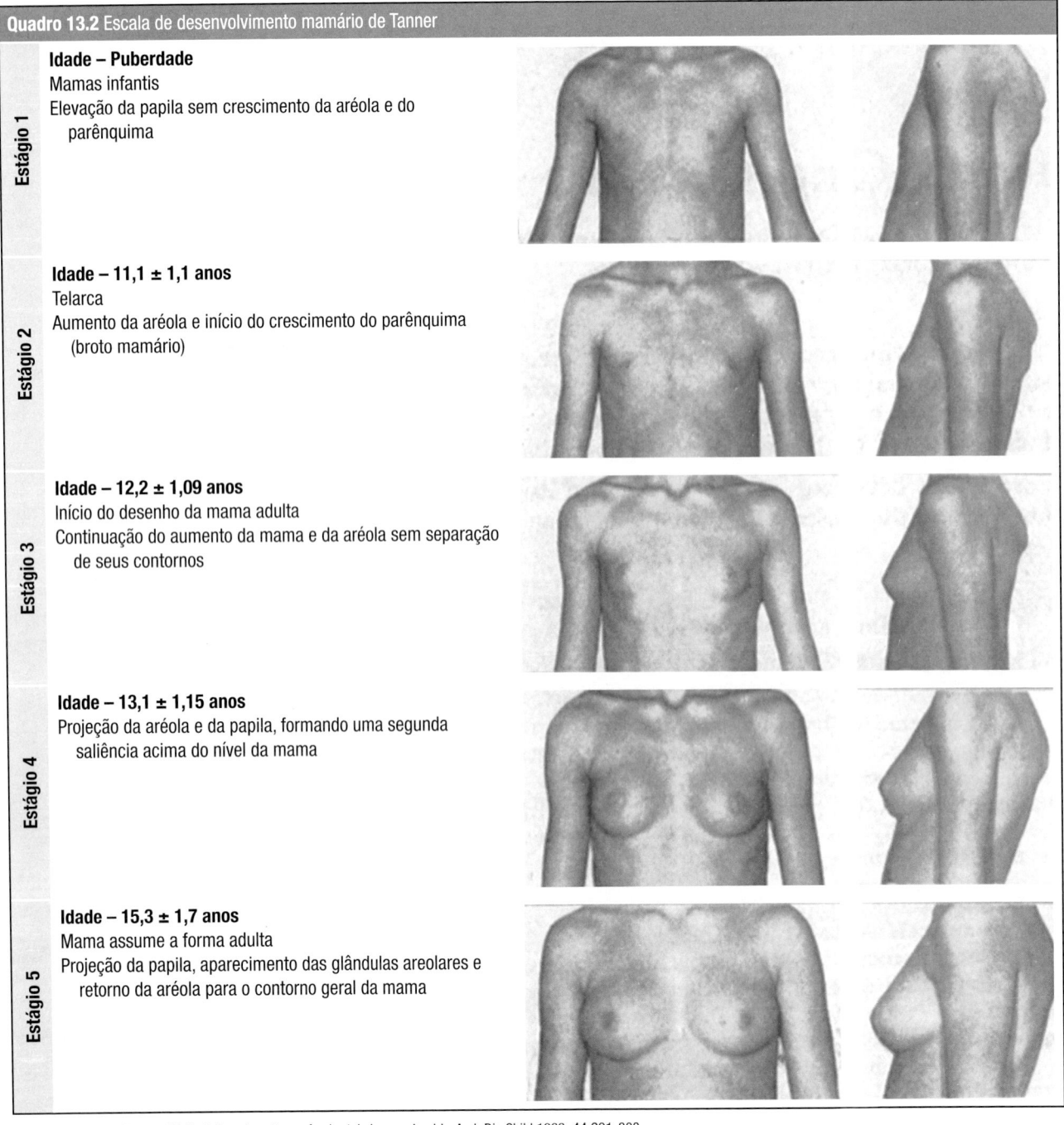

Estágio 1

Idade – Puberdade
Mamas infantis
Elevação da papila sem crescimento da aréola e do
    parênquima

Estágio 2

Idade – 11,1 ± 1,1 anos
Telarca
Aumento da aréola e início do crescimento do parênquima
    (broto mamário)

Estágio 3

Idade – 12,2 ± 1,09 anos
Início do desenho da mama adulta
Continuação do aumento da mama e da aréola sem separação
    de seus contornos

Estágio 4

Idade – 13,1 ± 1,15 anos
Projeção da aréola e da papila, formando uma segunda
    saliência acima do nível da mama

Estágio 5

Idade – 15,3 ± 1,7 anos
Mama assume a forma adulta
Projeção da papila, aparecimento das glândulas areolares e
    retorno da aréola para o contorno geral da mama

Fonte: Marshall WA, Tanner JM. Variations in pattern of pubertal changes in girls. Arch Dis Child 1969; 44:291-303.
Fonte das figuras: Tanner JM, Marshall WA. Variations in patterns of pubertal changes in girls. Arch Dis Child 1969; 44:291.

O desenvolvimento mamário ocorre concomitantemente à maturação ovariana, tendo os processos relação intrínseca com ação direta dos hormônios gonadotróficos no controle bioquímico do epitélio mamário e suas mudanças cíclicas no período menstrual com estreita relação com a morfologia da mama. Na fase folicular, a influência do FSH e do LH, além dos níveis crescentes de estrogênio secretados pelos folículos ovarianos, estimula a proliferação epitelial da mama. Do mesmo modo, os progestogênios induzem mudanças no epitélio durante a fase lútea, quando os ductos mamários se dilatam e as células epiteliais alveolares se diferenciam em células secretoras. Os aumentos de estrogênio endógeno podem também exercer efeito semelhante à histamina na microcirculação mamária, resultando em aumento do fluxo sanguíneo 3 a 4 dias antes da menstruação com aumento do volume mamário. Com o início da menstruação, após rápido declínio nos níveis dos hormônios circulantes, a atividade secretória do epitélio regride. O volume mínimo da mama é observado 5 a 7 dias após a menstruação.

As mamas atingem o formato adulto no fim da puberdade, aos 19 anos, mas só se tornam maduras após a exposição aos hormônios da gravidez e lactação.

As alterações no epitélio da mama em resposta a hormônios são mediadas por receptores intracelulares ou ligados à membrana. Da mesma maneira, os receptores de membrana estão presentes para mediar as ações da prolactina.

Desordens no desenvolvimento embrionário, bem como na regulação hormonal e no controle bioquímico de adolescentes, podem resultar nas principais alterações e patologias mamárias dessa faixa etária.

O exame das mamas é parte importante do exame físico em pacientes adolescentes, sendo fundamental ter em mente as variações fisiológicas dependentes da idade, do estágio de desenvolvimento, do biótipo, da adiposidade, da paridade e da variação abrupta de peso. A paciente deve ser estimulada a exercitar o autoconhecimento mamário, em intervalos regulares, como uma oportunidade de participar em medicina preventiva e de cuidar de si própria.

Neste capítulo serão abordadas as principais e mais frequentes alterações e patologias mamárias (Quadro 13.3) com ênfase na clínica e no diagnósticos, assim como as principais condutas.

Quadro 13.3 Principais afecções mamárias em adolescentes
Anomalias do desenvolvimento
Hipoplasia
Polimastia
Atelia
Politelia
Assimetria mamária
Hipertrofia juvenil
Ginecomastia
Inversão da papila
Simastia
Telarca precoce
Alterações fisiológicas
Mastalgia
Lesões não neoplásicas
Descarga papilar
Mastite ou abscesso
Fibroadenoma
Cisto mamário
Hamartomas
Papilomatose juvenil
Papiloma intraductal
Tumores malignos
Tumor filoides
Câncer de mama

❏ ANOMALIAS DO DESENVOLVIMENTO

HIPOPLASIA

Caracterizada pelo subdesenvolvimento da mama, a hipoplasia pode ocorrer em graus variados, sendo uma das possíveis etiologias para a assimetria mamária.

Variações dessa entidade são a amastia, com a ausência congênita completa da mama, inclusive do complexo areolopapilar (CAP), e a amazia, em que a ausência total de tecido mamário é acompanhada da preservação do CAP. São condições raras, consequências da falha de desenvolvimento da linha láctea ou de sua involução, sendo geralmente unilaterais.

Alguns casos estão associados à ausência dos músculos peitorais e sindactilia, conhecida como síndrome de Poland, condição de natureza familiar estabelecida pela transmissão de gene autossômico dominante sem diferença de acometimento em ambos os sexos. As formas parciais da síndrome de Poland são mais comuns e frequentemente subdiagnosticadas quando em sua manifestação clínica há apenas assimetria mamária e ausência parcial do músculo peitoral.

Em virtude do caráter heterogêneo de apresentação das alterações, não há uma uniformização da abordagem cirúrgica para sua correção, sendo mais comum a simetrização das mamas com implante de silicone naquela anormal, preferencialmente após os 18 anos.

POLIMASTIA

Trata-se de tecido mamário supranumerário funcional localizado ao longo da linha láctea embrionária, especialmente em axila, que ocorre em cerca de 1% da população em ambos os sexos.

O diagnóstico geralmente é estabelecido durante a puberdade, gestação ou lactação, quando a paciente pode se tornar sintomática com a presença de dor, abaulamento da região e até secreção láctea (Figura 13.1).

A abordagem cirúrgica com exérese do tecido é indicada no final da adolescência por questões cosméticas,

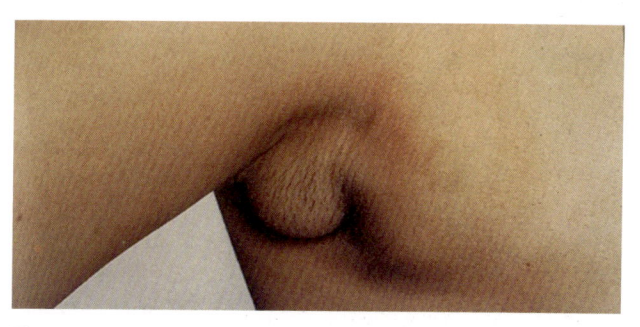

Figura 13.1 Polimastia axilar esquerda. (Reproduzida de Mansel RE, Bundred N. Color atlas of breast diseases. Mosby Wolfe Company, 1995: 15.)

diagnósticas ou apenas visando evitar alterações e desconfortos durante a gestação, além da profilaxia do desenvolvimento de tumores no tecido acessório.

ATELIA

Trata-se de ausência completa de mamilo. Esse evento raro pode ocorrer isoladamente, porém é mais frequentemente associado a amastia e outras anormalidades, como doença hereditária autossômica dominante (síndrome de Finlay-Marks ou síndrome do cabelo-orelha-mamilo). Atelia em neonatos também já foi descrita após uso materno de carbimazol.

POLITELIA

A politelia é a alteração mamária mais comum em ambos os sexos, com incidência de aproximadamente 2,5%. Consiste em mamilos supranumerários em sítio atípico ao longo da linha láctea embrionária, principalmente abaixo da mama ou na região superior do abdome, podendo ter caráter genético associado (Figura 13.2).

Não é necessário tratamento dessa condição, exceto quando acompanhada de tecido mamário acessório (a polimastia) ou se o paciente considerá-la esteticamente incômoda.

ASSIMETRIA MAMÁRIA

Essa condição é relativamente comum entre as mulheres e se caracteriza pela diferença de formato, posição e/ou volume entre as mamas ou CAP.

Graus menores de assimetria mamária constituem uma condição bastante comum, podendo acometer até 80% das mulheres, devendo a paciente ser tranquilizada. Quando a discrepância é grande, correções cirúrgicas podem estar indicadas para simetrização das mamas com possibilidade de redução da mama maior e/ou aumento da menor, visando a um resultado estético favorável.

Alterações mais graves podem ser resultantes de anomalias congênitas, como a síndrome de Poland, ou de

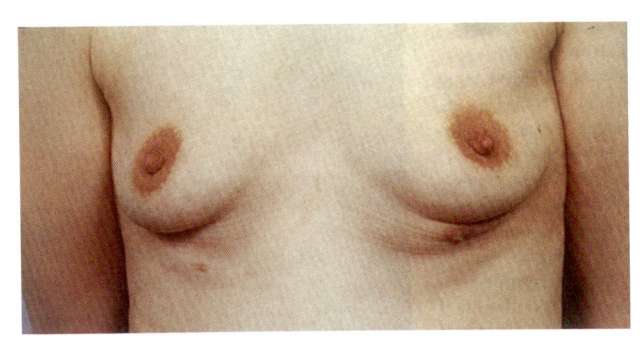

Figura 13.2 Polimastia à esquerda associada a politelia à direita. (Reproduzida de Mansel RE, Bundred N. Color atlas of breast diseases. Mosby Wolfe Company, 1995: 14.)

traumas, como cirurgias (por exemplo, toracotomia em pacientes pré-puberais) ou queimaduras com dano ao broto mamário na infância.

Os impactos psicológicos, emocionais e sociais da assimetria mamária aumentam a ansiedade da paciente quanto ao desejo de abordagem cirúrgica, porém é questionável o momento em que esta deve ocorrer. A correção tende a ocorrer mais tardiamente, em um momento de maior maturidade psicológica e maior conhecimento da imagem corporal, evitando também a interferência no desenvolvimento mamário. Encontram-se disponíveis soluções não cirúrgicas, como sutiãs com próteses acopladas, que ajudam a melhorar da qualidade de vida dessas adolescentes até o momento da abordagem definitiva.

HIPERTROFIA JUVENIL

Rara anormalidade de crescimento da mama, a hipertrofia juvenil se caracteriza por rápido e massivo crescimento no início do período puberal. Em casos avançados, pode ser denominada gigantomastia juvenil. De etiologia incerta, a condição é considerada resultante da hipersensibilidade do órgão ao período de maior estresse hormonal.

O crescimento do volume mamário pode ser acompanhado de dores no dorso e no pescoço, além de deformidades posturais e úlceras venosas superficiais.

Apesar da benignidade do caso, a deformidade costuma afetar a paciente física e psicologicamente.

O diagnóstico da alteração é clínico, sendo importante descartar diagnósticos diferenciais, como fibroadenoma gigante e tumor filoides. Pode-se lançar mão de exames de imagem, como ultrassonografia, para a avaliação.

A abordagem cirúrgica com mamoplastia redutora é a opção inicial de tratamento, porém ainda há debate sobre o momento correto para sua realização. O planejamento cirúrgico deve ser determinado de acordo com as condições clínicas da paciente e a extensão da deformidade, além de suas condições psicológicas. A abordagem no final da adolescência parece ser a ideal.

A hipertrofia mamária juvenil é doença rara que pode resultar em intercorrências físicas e psicológicas. O tratamento se mostra de grande importância, devendo a abordagem cirúrgica ser bem planejada de acordo com as condições clínicas da paciente.

GINECOMASTIA

Patologia benigna, mais comum nos períodos neonatal e puberal, a ginecomastia é caracterizada pela proliferação de tecido mamário glandular em mama masculina, que se diferencia da mama feminina em razão da ausência de desenvolvimento alveolar terminal em resposta à progesterona.

Sua fisiopatologia está relacionada com o desequilíbrio hormonal entre androgênios e estrogênios com redução do primeiro e aumento do segundo, podendo ser causado por exposição do feto aos hormônios maternos, pela liberação inicial de estradiol em concentrações e níveis de adultos na puberdade, além de alterações psicológicas e do uso de drogas, ou secundária a patologias testiculares, suprarrenais ou pituitárias (Quadro 13.4).

Clinicamente, apresenta-se com intumescimento de mama ou percepção de massa mamária, uni ou bilateralmente, com projeção da papila. É importante avaliar detalhes como as características da progressão do crescimento mamário, o *status* puberal do paciente correlacionado à sua idade, sintomas associados, história familiar, medicações de uso habitual, uso de drogas, além de revisão criteriosa dos diversos sistemas a fim de identificar alterações que possam sugerir causa patológica.

Os principais diagnósticos diferenciais são com pseudoginecomastia, referente ao acúmulo de gordura em região mamária sem proliferação glandular, mastite, galactocele e carcinoma mamário, entidade rara em homens, especialmente na adolescência.

A abordagem inicial desse paciente deve incluir rotina laboratorial com avaliação sérica do hormônio gonadotrofina coriônica humana (HCG), estradiol, testosterona, LH, prolactina, alfafetoproteína, função tireoidiana, perfil hepático e função renal associada a exames de imagem específicos com base na suspeita clínica, a fim de descartar diagnósticos diferenciais de gravidade, além de determinar a causa, visando ao tratamento adequado.

O tratamento consiste na abordagem da causa de base da alteração. Em pacientes com ginecomastia fisiológica, a patologia tende a ser autolimitada em até 85% dos casos, e a observação é o passo inicial. Em casos de proliferação inicial, não naqueles em estágio de fibrose tardia (depois de 12 meses), pode-se lançar mão de medicamentos como SERM (moduladores seletivos do receptor de estrogênio) e androgênios em pacientes com dor e sensibilidade mamária. As medicações em questão podem resultar em regressão parcial da alteração associada ao alívio de sintomas associados.

A abordagem cirúrgica com exérese da glândula mamária está reservada àqueles pacientes cuja regressão espontânea não ocorreu, causando desconforto e estresse psicológico ao adolescente, sendo considerado o momento ideal após ser atingido o tamanho testicular adulto.

Inversão da papila

A papila invertida não se projeta acima da mama e pode ser avaliada já ao nascimento, sendo geralmente bilateral.

A resolução costuma ser espontânea com a reversão para a posição natural em algumas semanas após o parto, porém a permanência no período de adolescência pode gerar na paciente preocupação estética e quanto à amamentação, além de maior risco de infecção em virtude da higiene dificultada, podendo acometer cerca de 3% das mulheres após os 19 anos de idade.

O manejo inclui calor local e antibioticoterapia em caso de infecção. A abordagem cirúrgica para correção da posição do mamilo é controversa e apresenta poucos resultados satisfatórios. Convém levar em consideração que a amamentação pode ser comprometida posteriormente.

O surgimento agudo dessa alteração deve ser investigado, podendo sugerir patologias como ectasia ductal e até câncer de mama, onde a inversão costuma ser unilateral (Figura 13.3).

Quadro 13.4 Causas de ginecomastia	
Fisiológicas	
Neonatal	Pode estar associada a galactorreia Resolução espontânea no primeiro ano de vida
Puberal	Durante o pico de crescimento entre 12 e 14 anos Estagiamento de Tanner P3-4
Patológicas	
Drogas	Estrogênio exógeno Tabaco Álcool, anfetamina, heroína, maconha, metadona Antipsicóticos atípicos, antidepressivos tricíclicos, haloperidol, diazepam, ranitidina, omeprazol, cimetidina, inibidores da enzima conversora da angiotensina, amiodarona, digoxina, bloqueadores de cálcio, dentre outros
Hipogonadismo	Síndrome de Klinefelter Criptorquidia Defeitos na síntese de testosterona Hipogonadismo primário adquirido (trauma testicular) Hipogonadismo secundário (alterações pituitário-hipotalâmicas) Hiperprolactinemia
Tumores	Câncer testicular Tumor de suprarrenal feminilizante Tumor testicular de células germinativas Tumor de células germinativas extragonadais
Doenças hepáticas	
Doenças renais	
Hipertireoidismo	
Síndrome do excesso de aromatase	
Hiperplasia congênita da suprarrenal	
Hermafroditismo	

Fonte: 1. Deepinder F, Braunstein GD. Drug-induced gynecomastia: an evidence-based review. Expert Opin Drug Saf 2012; 11:779. 2. Braunstein GD. Clinical practice. Gynecomastia. N Engl J Med 2007; 357:1229.

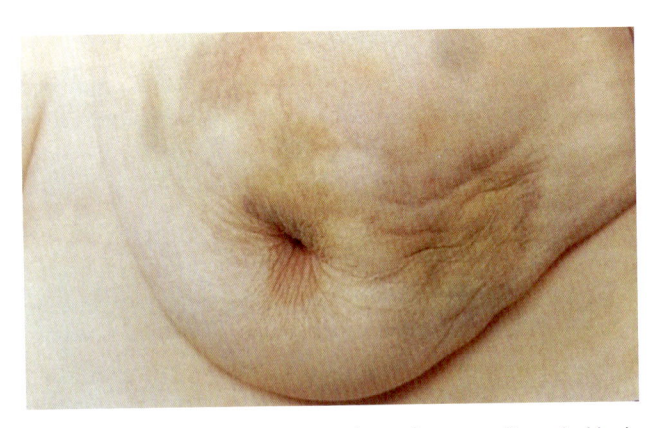

Figura 13.3 Retração de papila por câncer de mama. (Reproduzida de Mansel RE, Bundred N. Color atlas of breast diseases. Mosby Wolfe Company, 1995: 32.)

SIMASTIA

De prevalência e etiologia desconhecidas, quando se refere à patologia congênita a simastia é uma alteração caracterizada pela união das duas mamas na região pré-esternal. Trata-se de alteração que pode estar relacionada também com traumatismo local, como queimadura, infecção ou após mamoplastia de aumento, causas menos comuns entre os adolescentes.

Ao exame físico, é observada ponte interligando as duas mamas, ocasionada por uma rede de tecido mole composta por graus variados de gordura, glândula mamária e fibrose, que atravessa unindo as mamas medialmente.

Por se tratar de uma doença muito rara, com poucos casos relatados, é insuficiente o conhecimento sobre seu tratamento ideal, apesar de existirem algumas técnicas distintas de cirurgia para sua correção.

TELARCA PRECOCE

A telarca precoce consiste no desenvolvimento mamário sem qualquer outro sinal de maturação sexual antes dos 8 anos de idade. De etiologia ainda desconhecida, tem como principal hipótese a maior sensibilidade do tecido-alvo às variações do estrogênio com ativação parcial do eixo hipotalâmico-hipofisário-gonadal.

A caracterização correta dessa alteração mamária é importante, pois seu diagnóstico implica o acompanhamento clínico com bom prognóstico a longo prazo, ao contrário da puberdade precoce central, que necessita de tratamento prolongado e oneroso.

Algumas características clínicas sugerem o diagnóstico de telarca precoce isolada, como surgimento das mamas antes de 2 anos de idade, estagiamento Tanner M2-3 ou crescimento unilateral.

Em virtude da grande variabilidade dos dados hormonais, radiológicos e ultrassonográficos de pacientes com telarca precoce, associados à apresentação clínica

não uniforme, são importantes uma avaliação cuidadosa e o acompanhamento periódico a longo prazo para avaliação da progressão de caracteres sexuais, velocidade de crescimento, idade óssea e volume uterino, o que torna possível caracterizar o quadro como estacionário ou em regressão, em caso de telarca precoce, ou evolutivo, em caso de puberdade precoce central.

❑ ALTERAÇÕES FISIOLÓGICAS

MASTALGIA

Queixa comum de pacientes, especialmente após a menarca, a mastalgia acomete cerca de 40% das mulheres na menacme, causando prejuízo nas atividades diárias de aproximadamente 10% dessas pacientes.

Caracteriza-se por dor mamária secundária a alterações fisiológicas durante o ciclo menstrual, como edemas e nodosidade, ou decorrente de estiramento dos ligamentos de Cooper em razão do grande volume mamário. Pode estar relacionada também com dor na caixa torácica, síndrome de tensão pré-menstrual e alterações fibrocísticas, além de ser sintoma de infecções, trauma, gravidez ou secundária ao uso de algumas drogas, como aquelas relacionadas com a ginecomastia.

Para o diagnóstico diferencial é importante a avaliação clínica criteriosa, descartando patologias de base ou as identificando para abordagem terapêutica adequada.

Excluídas patologias associadas, é importante a orientação quanto à benignidade do quadro e à necessidade do uso de sutiã com boa sustentação e eliminação de fatores de piora, como o uso de cafeína, chocolate e drogas ilícitas, como maconha. Pode-se lançar mão do uso de analgésicos comuns e anti-inflamatórios associados ao anticoncepcional hormonal, visando ao controle dos sintomas.

❑ LESÕES NÃO NEOPLÁSICAS

DESCARGA PAPILAR

Sintoma incomum na infância e adolescência, a descarga papilar está associada, na maioria dos casos, a patologias benignas. Sua caracterização, associada a exame físico minucioso, torna-se importante para o diagnóstico diferencial (Quadro 13.5) e a abordagem adequada da etiologia de base. A investigação e o tratamento dependerão da suspeita diagnóstica específica (Figura 13.4).

MASTITE

Condição rara entre as adolescentes, especialmente entre as não lactantes, a mastite corresponde a cerca de 3,9% das lesões de mama. Trata-se de lesão inflamatória de etiologia diversa, como infecções de pele, cisto epidermoide, trauma e corpo estranho e cujos principais

Quadro 13.5 Diagnósticos diferenciais de descarga papilar	
Galactorreia	Secreção bilateral, multiductal, espontânea ou provocada Associada a interrupção do desenvolvimento puberal e amenorreia Etiologia: gestação, hipotireoidismo, doença renal crônica, tumores secretores de prolactina, uso de drogas
Ectasia ductal	Secreção multicolorida, unilateral, uniductal, provocada Associada a mastalgia não cíclica, retração de papila e abscesso subareolar
Mastite	Secreção purulenta Associada a sinais flogísticos
Papiloma	Secreção aquosa ou serossanguinolenta, unilateral, uniductal, espontânea ou provocada
Câncer	Secreção aquosa ou serossanguinolenta, unilateral, uniductal, espontânea ou provocada
Papiloma intraductal	Secreção serossanguinolenta, unilateral, uni ou multiductal, provocada Associada a massa palpável em região retroareolar

Fonte: Templeman C, Hertweck SP. Breast disorders in the pediatric and adolescent patient. Obstet Gynecol Clin North Am 2000; 27(1):19.

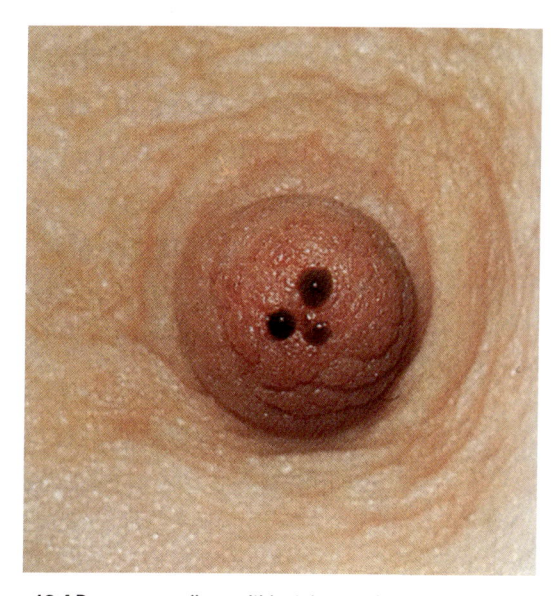

Figura 13.4 Descarga papilar multiductal, esverdeada, tipicamente benigna. (Reproduzida de Mansel RE, Bundred N. Color atlas of breast diseases. Mosby Wolfe Company, 1995: 34.)

agentes infecciosos são *Enterococcus*, *Streptococcus pyogenes*, *Pseudomonas*, *Streptococcus agalactiae* e *Bacteroides*.

O diagnóstico é inicialmente clínico com avaliação de edema, eritema, calor local, área de enduração e descarga papilar purulenta em alguns casos, além de área de flutuação, que pode estar presente na formação de abscesso

mamário. Pode-se lançar mão de exames complementares em casos específicos, como hemograma e PCR, para diagnóstico diferencial em pacientes com febre e sintomas sistêmicos, ultrassonografia das mamas, para avaliação de abscesso, e possível drenagem percutânea.

O principal diagnóstico diferencial entre as adolescentes é com hematoma ou esteatonecrose secundários a traumatismo local, apresentando massa sólida sem áreas de flutuação. Convém manter-se atento a outras patologias que mais raramente podem mimetizar mastite em adolescentes, como linfangioma, ectasia ductal, tromboflebite superficial e carcinoma mamário.

A abordagem inicial consiste em antibioticoterapia empírica por 7 a 10 dias (Tabela 13.1), sendo indicada terapia parenteral em pacientes com acometimento sistêmico, rápida progressão de sintomas ou imunocomprometidas. Durante a drenagem, é importante preservar o broto mamário em adolescentes na fase puberal, de modo a minimizar a possibilidade de hipoplasia mamária e cicatrizes.

A resposta ao tratamento deve ser avaliada em 24 a 48 horas, e a falha terapêutica pode estar associada a resistência bacteriana ao antibiótico empírico, drenagem inadequada do abscesso, abscesso recorrente ou diagnóstico

Tabela 13.1 Antibioticoterapia em casos de mastite em adolescentes		
Terapia oral		
Cefalexina	25 a 50mg/kg/dia, três ou quatro doses	Máx. 2g/dia
Clindamicina	30 a 40mg/kg/dia, três ou quatro doses	Máx. 1,8g/dia
Cloxacilina	25 a 50mg/kg/dia, quatro doses	Máx. 2g/dia
Dicloxacilina	25 a 50mg/kg/dia, quatro doses	Máx. 2g/dia
Sulfametoxazol--trimetoprima	TMP 8 a 12mg/kg/dia, duas doses	Máx. TMP 320g/dia
Terapia parenteral		
Cefazolina	50 a 100mg/kg/dia, três doses	Máx. 3g/dia
Clindamicina	30 a 40mg/kg/dia, três ou quatro doses	Máx. 2,7g/dia
Nafcilina	100 a 200mg/kg/dia, quatro a seis doses	Máx. 12g/dia
Oxacilina	100 a 200mg/kg/dia, quatro a seis doses	Máx. 12g/dia
Vancomicina	40 a 60mg/kg/dia, quatro doses	Máx. 4g/dia
Vancomicina	45mg/kg/dia, três doses	Máx. 4g/dia

Fonte: Stevens DL, Bisno AL, Chambers HF et al. Practice guidelines for the diagnosis and management of skin and soft tissue infections: 2014 uptate by the Infectious Diseases of America. Clin Infect Dis 2014; 59:147.

diferencial. O exame ultrassonográfico pode identificar abscessos que poderão exigir nova drenagem. Pode-se lançar mão de cultura de descarga papilar ou abscesso drenado para guiar o tratamento clínico.

FIBROADENOMA

Lesão mamária benigna mais comum entre adolescentes, os fibroadenomas acometem 2% a 13% da população, representando 30% a 50% das massas mamárias.

Patologia tipicamente assintomática, pode cursar com desconforto mamário, especialmente durante o período perimenstrual. Ao exame físico, pode ser palpada massa bem delimitada, fibroelástica, móvel, medindo 2 a 3cm, principalmente no quadrante superolateral. Pode haver recorrência ou múltiplos nódulos em 10% a 25% dos casos.

A clínica é sugestiva, sendo necessária complementação com ultrassonografia, associada ou não a biópsia em casos suspeitos, com descrição histológica de proliferação estromal.

A punção aspirativa por agulha fina é um método simples e seguro para confirmação diagnóstica. A mamografia não está indicada na faixa etária em discussão em virtude da alta densidade mamária.

O manejo do fibroadenoma inclui acompanhamento criterioso, uma vez que há redução de tamanho na maioria dos casos. Em lesões com menos de 5cm sem fatores de risco associados, deve-se avaliar o comportamento, da lesão após um ou dois ciclos menstruais, havendo a proposta de acompanhamento periódico. Quando se observa crescimento ou mudança nas características, está indicada melhor avaliação com biópsia. A exérese cirúrgica da lesão deve ser cogitada quando com crescimento acima de 5cm ou em caso de persistência de lesão na vida adulta.

Uma entidade que merece destaque é o fibroadenoma gigante, de crescimento rápido, atingindo mais de 5cm, podendo comprimir e rechaçar o tecido mamário e causando deformidade e desconforto. O tratamento é fundamentado na exérese cirúrgica da lesão, visando ao diagnóstico diferencial, especialmente com tumor filoides.

CISTO MAMÁRIO

Alteração mamária comum entre adolescentes, estima-se que cistos mamários estejam presentes em mais de 50% das mulheres. Sua etiologia não está clara, provavelmente resultando do desequilíbrio da ação mamária entre estrogênio e progesterona.

Pacientes com alterações fibrocísticas da mama costumam apresentar mastalgia cíclica no período pré-menstrual com relato de melhora durante a menstruação. Ao exame, pode-se palpar tecido fibrótico ou nodulação, especialmente no quadrante superolateral. Descarga

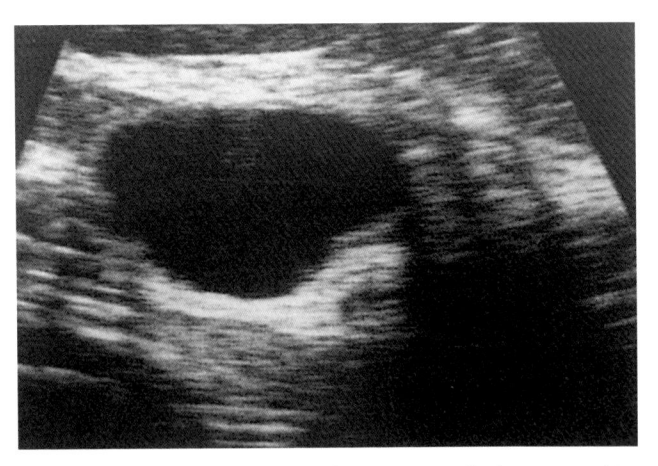

Figura 13.5 Cisto mamário simples à ultrassonografia das mamas. (Reproduzida de Mansel RE, Bundred N. Color atlas of breast diseases. Mosby Wolfe Company, 1995: 74.)

papilar serossanguinolenta pode estar presente e merece investigação criteriosa.

O diagnóstico é estabelecido a partir da clínica sugestiva, associada à avaliação ultrassonográfica descrevendo lesão cística (Figura 13.5).

Mudanças nos hábitos de vida e a eliminação de cafeína da dieta parecem auxiliar o tratamento. Tanto a abordagem cirúrgica como a drenagem percutânea ficam reservadas para os casos de pacientes que apresentam lesão de grande volume e/ou que são refratárias ao tratamento clínico.

PAPILOMATOSE JUVENIL

Condição mamária rara, pouco descrita, de etiologia desconhecida, a papilomatose juvenil se caracteriza por lesão proliferativa, multinodular, com grupamento de formações císticas compostas por proliferação epitelial e cistos em conjunto.

Apresenta-se principalmente com descarga papilar associada ou não a nodulação discreta na mama ipsilateral, e o tratamento consiste na excisão completa da lesão.

Apesar de se tratar de uma patologia benigna, é recomendada vigilância clínica e imaginológica em razão da possibilidade de sua associação à história familiar de câncer de mama, bem como ao aumento do risco de câncer de mama.

PAPILOMA INTRADUCTAL

Responsável por 1,2% das lesões de mama em adolescentes, trata-se de lesão de origem proliferativa de células ductais que se projetam em direção ao lúmen do ducto.

Clinicamente, a paciente pode apresentar secreção papilar serossanguinolenta associada a massa retroareolar bem delimitada, sendo bilateral em até um quarto dos casos.

Apesar de se tratar de patologia benigna, autolimitada, é recomendada a exérese da lesão para diagnóstico diferencial ou quando não ocorre resolução espontânea do quadro.

❏ TUMORES MALIGNOS

TUMOR FILOIDES

Tumor raro, de comportamento biológico variável, corresponde a menos de 1% de todos os tumores mamários, ocorrendo antes dos 20 anos em 5% dos casos. Apesar de ser capaz de se comportar biologicamente de maneira variável, especialmente por elementos epiteliais e mesenquimais, a maioria é benigna.

Caracteriza-se pelo surgimento de tumor único, volumoso, de crescimento progressivo rápido. Não invade a pele, porém, em razão de seu grande volume, pode gerar estase venosa e sofrimento cutâneo com surgimento de hiperemia e calor local. Pode estar associada linfonodopatia axilar ipsilateral reacional do processo inflamatório gerado pela necrose tumoral central.

O tumor filoides pode ser classificado como benigno, *borderline* ou maligno (Quadro 13.6), sendo importante a comparação do prognóstico e do índice de recidiva de cada subgrupo.

O diagnóstico é histopatológico, o que é fundamental para o diagnóstico diferencial, especialmente com carcinoma inflamatório de mama. Em grande parte dos casos são necessárias biópsia incisional e até mesmo exérese da lesão para elucidação diagnóstica, tendo em vista que procedimentos percutâneos podem ser insuficientes em virtude do grande volume tumoral, o que torna sua amostragem muito pequena.

A exérese cirúrgica da lesão, com margens > 1cm, é a abordagem de escolha em todos os subtipos, sendo o único tratamento necessário quando o tumor é benigno ou *borderline*. Em tumores malignos pode ser necessário tratamento mais radical, chegando até a mastectomia, sendo a abordagem ideal cogitada com base no diâmetro do tumor, na possibilidade de margem de segurança e na presença de *stromal overgrowth* que, quando presente, demonstra a maior agressividade do tumor. Independentemente da opção cirúrgica, não há necessidade de abordagem axilar, uma vez que a principal via de disseminação é hematogênica.

A complementação do tratamento da patologia maligna com radioterapia e quimioterapia fica reservada para os casos especificamente selecionados.

CÂNCER DE MAMA

Condição rara que corresponde a menos de 1% de todos os tumores de mama nas adolescentes, o câncer de mama é mais frequentemente secundário a patologias como rabdomiossarcoma, linfoma e neuroblastoma.

A patologia se apresenta principalmente com massa com características de suspeição, de tamanho variável, unilateral, retroareolar, sem linfadenopatia associada.

O fator de risco mais importante é a história familiar, especialmente quando relacionada com a mutação dos genes BRCA 1 e 2, sendo o risco acumulativo para câncer de ovário variável e merecendo propedêutica adequada.

A avaliação de massa mamária em adolescentes por pelo menos um ciclo menstrual está indicada para manejo adequado e diagnóstico diferencial, devendo a investigação de massa suspeita prosseguir com ultrassonografia para diferenciação entre massa sólida e cisto, combinada com biópsia percutânea. A mamografia é pouco útil nessa faixa etária em razão da densidade mamária, obtendo pouca correlação patológica. Exames mais complexos, como ressonância magnética e tomografia computadorizada de tórax, são úteis para a definição da origem da lesão.

O manejo das lesões em pacientes jovens não difere da abordagem das pacientes adultas, uma vez que, apesar de sua raridade e da apresentação em estágio mais avançado com subtipos diferentes, a doença parece ter comportamento e sobrevida similares aos encontrados em adultos.

Quadro 13.6 Classificação dos tumores filoides			
	Benigno	***Borderline***	**Maligno**
Celularidade	Baixa	Moderada	Alta
Margem	Expansiva	Indefinida	Infiltrativa
Índice mitótico	<5/10 campos	5 a 9/10 campos	> 9/10 campos
Pleomorfismo	Discreto	Moderado	Acentuado
Recidiva	8%, 32 meses	20%, 22 meses	23%, 18 meses

Fonte: Watanabe AY, Fenile, R. Neoplasias benignas da mama. In: Elias S, Facina G, Araujo Neto JT, Nazário, ACP. Mastologia: condutas atuais. São Paulo: Manole, 2016: 110-4.

LEITURA COMPLEMENTAR

ACOG Committee on Adolescent Health Care. ACOG Committee Opinion No. 350, November 2006: Breast concerns in the adolescent. Obstet Gynecol 2006; 108(5):1329.

Alabassi A, Fentiman IS. Sarcomas of the breast. Int J Clin Pract 2003; 57(10):886.

Aughsteen AA, Almasad JK, Al-Muhtaseb MH. Fibroadenoma of the supernumerary breast of the axilla. Saudi Med J 2000; 21(6):587.

Bazzocchi F, Santini D, Martinelli G et al. Juvenile papillomatosis (epitheliosis) of the breast: a clinical and pathologic study of 13 cases. Am J Clin Pathol 1986; 86:745.

Braunstein GD. Clinical practice. Gynecomastia. N Engl J Med 2007; 357(12):1229.

Braunstein GD. Gynecomastia. N Engl J Med 1993; 328(7):490.

Chan W, Mathur B, Slade-Sharman D, Ramakrishnan V. Developmental breast asymmetry. Breast J 2011 Jul; 17(4):391-8. Epub 2011 Jun 6.

Corpron CA, Black CT, Singletary SE, Andrassy RJ. Breast cancer in adolescent females. J Pediatr Surg 1995; 30(2):322.

Corpron CA, Black CT, Singletary SE et al. Breast cancer in adolescent females. J Pediatr Surg 1995; 30:322-324.

Couse JF, Korach KS. Estrogen receptor null mice: what have we learned and where will they lead us? Endocr Rev 1999; 20:358.

Crestinu JM. The correction of inverted nipples without scars: 17 years, experience, 452 operations. Aesthetic Plast Surg 2000; 24(1):52.

Cunga SB, Silva IN, Chagas AJ, Goulart EMA, Filgueiras MT. Diagnóstico diferencial da telarca precoce: ainda um desavio. Revista Médica de Minas Gerais 2008; 18(4):229-35.

De Silva NK, Brandt ML. Disorders of the breast in children and adolescents. Part 1: dDisorders of growth and infections of the breast. J Pediatr Adolesc Gynecol 2006; 19(5):345.

De Silva NK, Brandt ML. Disorders of the breast in children and adolescents. Part 2: breast masses. J Pediatr Adolesc Gynecol 2006; 19(6):415.

Dickson G. Gynecomastia. Am Fam Physician 2012 Apr; 85(7):716-22.

Diehl T, Kaplan DW. Breast masses in adolescent females. J Adolesc Health Care 1985; 6:353-7.

Dixon JM, Mansel RE. ABC of breast diseases. Congenital problems and aberrations of normal breast development and involution. BMJ 1994; 309(6957):797.

Faden H. Mastitis in children from birth to 17 years. Pediatr Infect Dis J 2005; 24(12):1113.

Fentiman IS, Fourquet A, Hortobagyi GN. Male breast cancer. Lancet 2006 Feb; 367(9510):595-604.

Fijałkowska M, Antoszewski B. Surgical treatment of patients with Polands syndrome – own experience. Pol Przegl Chir 2011; 83(12):662.

Gikas P, Mokbel K. Management of gynaecomastia: an update. Int J Clin Pract 2007; 61(7):1209.

Greudanus DE, Matytsina L, Gains M. Breast disorders in children and adolescents. Prim Care Clin Office Pract 2006; 33:455-502

Grossl NA. Supernumerary breast tissue: historical perspectives and clinical features. South Med J 2000; 93(1):29.

Gruntmanis U, Braunstein GD. Treatment of gynecomastia. Curr Opin Investig Drugs 2001; 2(5):643.

Gumm R, Cunnick GH, Mokbel K. Evidence for the management of mastalgia. Curr Med Res Opin 2004; 20(5):681.

Hatano A, Nagasao T, Sotome K, Shimizu Y, Kishi K. A case of congenital unilateral amastia. J Plast Reconstr Aesthet Surg 2012 May; 65(5):671-4. Epub 2011 Nov 2.

HS, Yoon CH, Kim HJ. The prevalence of congenital inverted nipple. Aesthetic Plast Surg 1999; 23(2):144.

Javed A, Lteif A. Development of the human breast. Semin Plast Surg 2013; 27:5-12.

Jayasinghe Y, Simmons PS. Fibroadenomas in adolescence. Curr Opin Obstet Gynecol 2009 Oct; 21(5):402-6.

Kangesu T. Cystic hygroma of the breast in childhood. Br J Clin Pract 1990 Dec; 44(12):787-8.

King RJ. Effects of steroid hormones and related compounds on gene transcription. Clin Endocrinol (Oxf) 1992; 36:1.

Lawrence SE, Faught KA, Vethamuthu J, Lawson ML. Beneficial effects of raloxifene and tamoxifen in the treatment of pubertal gynecomastia. J Pediatr 2004; 145(1):71.

Ma NS, Geffner ME. Gynecomastia in prepubertal and pubertal men. Curr Opin Pediatr 2008 Aug; 20(4):465-70.

Marshall WA, Tanner JM. Variations in pattern of pubertal changes in girls. Arch Dis Child 1969; 44:291-303.

McHoney M, Munro F, Mackinlay G. Mammary duct ectasia in children: report of a short series and review of the literature. Early Hum Dev 2011 Aug; 87(8):527-30.

Neinstein LS. Review of breast masses in adolescents. Adolesc Pediatr Gynecol 1994; 7:119.

Nordt CA, DiVasta AD. Gynecomastia in adolescents. Curr Opin Pediatr 2008 Aug; 20(4):375-82.

Nso-Roca AP, Aguirre-Balsalobre FJ, Juste Ruiz M. Isolated unilateral amazia: an exceptional breast anomaly. J Pediatr Adolesc Gynecol 2012 Dec; 25(6):e147-8. Epub 2012 Oct 23.

Nuttall FQ, Warrier RS, Gannon MC. Gynecomastia and drugs: a critical evaluation of the literature. Eur J Clin Pharmacol 2015 May; 71(5):569-78. Epub 2015 Apr 2.

Oshida K, Miyauchi M, Yamamoto N et al. Phyllodes tumor arising in ectopic breast tissue of the axilla. Breast Cancer 2003; 10(1):82.

Pacilli M, Sebire NJ, Thambapillai E, Pierro A. Juvenile papillomatosis of the breast in a male infant with Noonan syndrome, café au lait spots, and family history of breast carcinoma. Pediatr Blood Cancer 2005; 45(7):991-3.

Parker SJ, Harries SA. Phyllodes tumours. Postgrad Med J 2001; 77(909):428.

Pellegrin MC, Naviglio S, Cattaruzzi E, Barbi E, Ventura A. A teenager with sudden unilateral breast enlargement. J Pediatr 2017 Mar; 182:394.

Pistolese CA, Tanga I, Cossu E et al. A phyllodes tumor in a child. J Pediatr Adolesc Gynecol 2009; 22(3):e21.

Richards MK, Goldin AB, Beierle EA et al. Breast malignancies in children: Presentation, management, and survival. Ann Surg Oncol 2017; 24(6):1482. Epub 2017 Jan 5.

Rosen PP, Holmes G, Lesser ML, Kinne DW, Beattie EJ. Juvenile papillomatosis and breast carcinoma. Canc 1985; 55(6):1345-52.

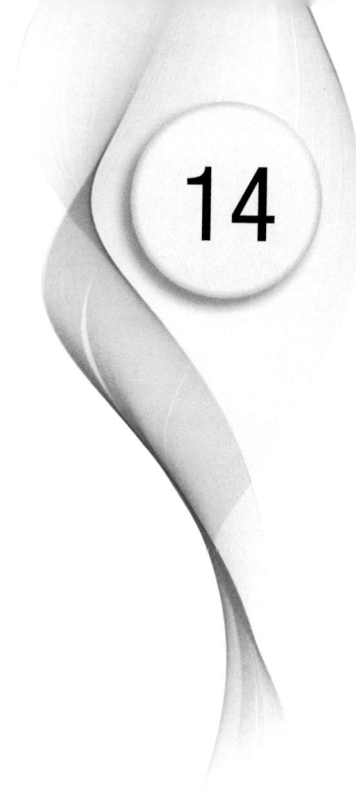

Aspectos Éticos
e Jurídicos no Atendimento
à Criança e ao Adolescente

Maria Ignez Saito

❑ INTRODUÇÃO

A preocupação com as questões éticas e os direitos de crianças e adolescentes é relativamente recente na história da humanidade. Assim, até o século XVIII a infância era curta e dura. A relação entre mãe e filho mal existia. As famílias não tinham a menor preocupação com o papel protetor ou mesmo em oferecer à criança a ideia de pertencimento. Em *Centers of Childhood*, o historiador Philippe Ariès assinala que a "ideia de infância" era o que simplesmente não existia, não merecendo a criança, portanto, qualquer direito, cuidado ou proteção.

A criança nascia e, se sobrevivia (e era um grande "se"), recebia apenas sustento e muito pouca atenção. Em certa idade entrava na vida adulta, o que significava ser posta para trabalhar.

Ariés e Edward Shorter pesquisaram registros e relatos da época e descreveram um estilo de maternidade e família caracterizado pela pura indiferença com relação aos filhos.

Jean-Jacques Rousseau referia então ser frequente que a criança, após o nascimento, fosse enviada para as amas de leite, permanecendo fora do lar até 5 anos de idade. Essas amas não se importavam com seu encargo, pois amamentavam por dinheiro e não por amor, sendo comum aceitarem mais bebês do que poderiam dar conta. O filósofo francês levantou a questão de que esse envio se caracterizava como uma forma de extrema negligência, envolvendo seres indefesos.

A morte de uma criança era um evento comum e os pais, inclusive as mães, raramente se davam ao trabalho de ir ao enterro, quando havia. Madame de Sevigné, autocrata da época, comentando a tristeza de uma amiga pela morte da filha, referia: "Ela está muito aborrecida, pois diz que nunca terá outra tão bonita," o que retrata a futilidade da dor.

Desde então, aconteceram inúmeras modificações que envolveriam mães, pais e famílias, passando a ser cultuados o amor de mãe, o pai provedor, a família como núcleo protetor, o que funcionou como um gatilho social para que os direitos dos filhos, e portanto das crianças, aflorassem de maneira permanente. Do nicho ecológico à comunidade, da família até a sociedade, a criança surge como ser relevante na trajetória para o futuro.

Entre os vários grupos de referência, a área da saúde também testemunha essa evolução histórica. A pediatria, ou o pensamento pediátrico, volta-se para a puericultura, desenhada primordialmente para proteger integralmente essa criança, respeitando-a como um todo indivisível, inserida em um ambiente singular.

A justiça acompanha o desenvolvimento infantil por meio de leis que propiciem a inclusão dessa criança em toda a inserção de seus direitos, na defesa de seu crescimento e desenvolvimento.

Exemplo claro dessa afirmação é encontrado na elaboração do Estatuto da Criança e do Adolescente (ECA), Lei 8.069, promulgada em 13 de julho de 1990 e atualizada em 2007, que tem suas raízes na Constituição Federal de 1988 e sua fonte na Declaração de Genebra de 1924, passando ainda pela Declaração Universal de Direitos Humanos das Nações Unidas (Paris, 1948) e a Convenção Americana dos Direitos Humanos (Pacto de São José, 1969).

Para que o alcance dessa conquista possa ser inferido podem ser citados os seguintes artigos:

> **Artigo 3º:** a criança e o adolescente gozam de todos os direitos fundamentais inerentes à pessoa humana, devendo lhes ser assegurado por lei ou outros meios todas as oportunidades e facilidades, a fim de lhes facultar o desenvolvimento físico, mental, moral, espiritual e social, em condições de liberdade e dignidade.
> **Artigo 4º:** é dever da família, da comunidade, da sociedade em geral e do Poder Público assegurar, com absoluta prioridade, a efetivação dos Direitos referentes à vida, à saúde, à alimentação, à educação, ao esporte, ao lazer, à profissionalização, à cultura, à dignidade, ao respeito, à liberdade e à convivência familiar e comunitária.
> **Artigo 5º:** nenhuma criança ou adolescente será objeto de qualquer forma de negligência, descriminalização, exploração, violência, crueldade e opressão, punindo na forma da lei qualquer atentado, por ação ou omissão, aos seus direitos fundamentais.

A adolescência, reconhecida como o período de transição entre a infância e a idade adulta e caracterizada por grandes transformações, vulnerabilidade e risco, desloca-se em trajetória histórica semelhante à da infância em direção ao reconhecimento de sua importância. Assim, desde o início do século XIX passa a ser reconhecida como etapa crítica da existência humana, fundamental para a construção do sujeito definitivo, isso porque as consequências de eventos exitosos ou de agravos vivenciados nessa época repercutem não só nesse momento, mas também na fase adulta ou até mesmo na geração seguinte.

Sabe-se que a atenção integral e a resposta que os vários grupos de referência devem dar aos indivíduos levam em consideração sua faixa etária, momento de vida e inserção sociocultural. Em relação aos adolescentes, faz-se necessário levar em consideração a singularidade desse momento do processo de crescimento e desenvolvimento, destacando-se a importância dos aspectos preventivos.

Ressalte-se que os modelos de atendimento até hoje usados apresentam semelhanças que já constavam da pioneira proposta de trabalho da Unidade de Adolescentes do Instituto da Criança em 1977:

- Baseiam-se na atenção global, que considera o adolescente como ser humano indivisível.
- Desdobram-se em níveis de atenção primário, secundário e terciário, tendo como enfoque principal a prevenção de agravos e a promoção da saúde.
- São realizados dentro de relevantes princípios éticos.

Cabe salientar que a participação responsável dos adolescentes é primordial.

Essa proposta de atuação se baseia principalmente em três pilares, envolvendo aspectos afetivos, preventivos e éticos. Deve ser enfatizado que esses aspectos permanecem ligados, pois, se os adolescentes não são ouvidos ou respeitados, não se sustentará a ética, sem a qual muito da prevenção não poderá ser realizada. Torna-se imprescindível que também os aspectos legais sejam aqui considerados por sua relevância.

❏ ASPECTOS AFETIVOS

- Confiar nos adolescentes.
- Respeitá-los.
- Saber acolhê-los e ouvi-los.
- Ter conhecimento sobre eles.
- Estar isento de preconceitos e estereótipos.

Cabe lembrar que o atendimento a um adolescente é iniciado frequentemente por profissionais integrantes das portarias/recepções dos serviços da rede pública de saúde. O adolescente que chega acompanhado ou desacompanhado deve sentir-se acolhido, sendo indesejáveis comentários como, por exemplo, sobre gestação em idade tão precoce, usar tatuagens ou *piercings* e, principalmente, sobre o fato de estar desacompanhado, o que jamais invalida seu comparecimento aos serviços de saúde tanto públicos como privados.

Convém ressaltar que são considerados adolescentes pela Organização Mundial da Saúde (OMS) aqueles indivíduos entre 10 e 20 anos incompletos e, embora o ECA considere as idades de 12 a 18 anos, as observações supracitadas são válidas para adolescentes de 10 a 12 anos. Para esses, mesmo que a consulta não possa ser realizada na íntegra pela falta dos pais ou responsáveis, deverá haver uma escuta de seus problemas, aproveitando-se a oportunidade para solicitar a caderneta de vacinas e oferecer a Caderneta de Saúde do Adolescente já com algumas explicações.

❏ ASPECTOS PREVENTIVOS

- **Atenção primária:** ações básicas de saúde com mudança de comportamento e, portanto, do risco.
- **Atenção secundária:** diminuição da probabilidade de agravos; tratamento de doenças de menor complexidade.
- **Atenção terciária:** evitar a morte e as sequelas relevantes.

❏ ASPECTOS ÉTICOS

Os aspectos éticos são fundamentados no respeito à autonomia, na privacidade e na confidencialidade.

A *privacidade* é o direito que o adolescente tem, independentemente da idade, de ser atendido sozinho em um espaço privado de consulta:

- Deverá ser mantida também durante o exame físico.
- Não é sinônimo de escondido, e sim de crescimento e responsabilidade.

Não será mantida quando o adolescente:

- É incapaz de informar (déficit intelectual, usuário de drogas ou distúrbios psiquiátricos, entre outros motivos).
- Solicitar a permanência dos pais.
- Em caso de história envolvendo qualquer tipo de violência, inclusive sexual, outro profissional da equipe deverá ser mantido na sala.

A *confidencialidade* é definida como um acordo entre o profissional de saúde e o cliente, segundo o qual as informações discutidas durante e depois da consulta ou entrevista não podem ser repassadas aos pais e/ou responsáveis sem a permissão explícita do adolescente. Apoia-se em regras da bioética médica através de princípios morais e de autonomia, como explicitado no Código de Ética Médica. Deve ser respeitada por todos os demais profissionais da equipe de saúde, inclusive pelos agentes comunitários.

> **Código de Ética Médica** (Publicado no D.O.U. de 26/01/83 e revisto em 2009)
>
> **Capítulo IX – Segredo Médico**
> **Artigo 74 –** É vedado ao médico: Revelar segredo profissional referente a paciente menor de idade, inclusive a seus pais ou responsáveis legais, desde que o menor tenha capacidade de avaliar seu problema e de conduzir-se por seus próprios meios para solucioná-lo, salvo quando a não revelação possa acarretar danos ao paciente.
> **Artigo 78 –** Deixar de orientar seus auxiliares e de zelar para que respeitem o segredo profissional a que estão *obrigados*.

A observação dos princípios éticos de privacidade e confidencialidade torna possível a prevenção, favorecendo as intervenções nas seguintes situações:

- Abordagem preventiva ligada ao exercício da sexualidade, ao uso de drogas e às doenças sexualmente transmissíveis.
- Denúncia de maus-tratos, violência sexual, negligência e todas as formas de violência a que são submetidos os adolescentes, denúncia esta que jamais poderia se efetivar na presença do agressor ou de pessoas coniventes com a agressão.

- Aceitação das questões de identidade, como homossexualidade, com abolição do preconceito e o apoio junto aos familiares (em 1973 o homossexualismo deixou de ser considerado transtorno mental e em 1986 foi removido do DSM-III).

A manutenção do sigilo da equipe de saúde está subordinada diretamente aos Códigos de Ética dos profissionais da equipe de saúde, mas o adolescente deverá ser avisado de que esse sigilo poderá ser quebrado em determinadas situações que poderão inclusive, surgir no decorrer do atendimento, como, por exemplo, uso de drogas em situação de drogadição, ideação suicida, recusa de medicação, entre outros. Diante de qualquer tipo de violência, o que inclui a negligência, o sigilo não só será abandonado, como será obrigatória a denúncia aos órgãos competentes, como Conselhos Tutelares e Varas da Infância e Adolescência. Em caso de necessidade de quebra de sigilo, o adolescente sempre deverá ser previamente comunicado, não sendo, porém, necessária sua anuência.

Assim, o sigilo:

Não será mantido diante de:	Será mantido diante de:
Gravidez*	Atividade sexual
HIV**/AIDS	DST
Drogadição	Experimentação de drogas
Recusa a uso de medicamento	
Tendência suicida	
Tendência homicida	
Risco iminente, como pichação, participação em roubos, assalto, tráfico de drogas	
Violência	

*Pode-se, a pedido do adolescente, dar um prazo para que ele próprio comunique o fato à família. Em caso de perspectiva de aborto, a família deve ser imediatamente comunicada em razão do risco do aborto ilegal.

**O diagnóstico de HIV, por suas implicações, deverá ser dado ao adolescente acompanhado por um adulto de sua preferência.

HIV: vírus da imunodeficiência humana; AIDS: síndrome da imunodeficiência adquirida; DST: doenças sexualmente transmitidas.

❏ ASPECTOS LEGAIS

Sempre que se refere à privacidade e a confidencialidade, fala-se em ética, mas não em lei. A dicotomia existente entre ética e lei foi extremamente diminuída a partir do ECA, podendo ser citado, entre outros, o seguinte artigo:

> **Artigo 17º:** o direito ao respeito consiste na inviolabilidade da integridade física, psíquica e moral da criança e do adolescente, abrangendo a preservação da imagem, da identidade, da autonomia, dos valores, ideias e crenças, dos espaços e objetos pessoais.

Em relação à violência de que se venha a ter conhecimento, é importante lembrar o artigo 245:

> **Artigo 245º:** deixar o médico, professor ou responsável por estabelecimento de atenção à saúde e de ensino fundamental, pré-escola ou creche de comunicar à autoridade competente os casos de que tenha conhecimento, envolvendo suspeita ou confirmação de maus-tratos contra criança ou adolescente:
>
> *Pena – Multa de três a vinte salários de referência, aplicando-se o dobro em caso de reincidência.*

O ECA estabelece claramente a prioridade dos cuidados de saúde para adolescentes e o direito à autonomia e à proteção absoluta da vida e da saúde, a fim de permitir seu desenvolvimento saudável e harmonioso.

Em nenhum momento o ECA tem condicionado o acesso de adolescentes a esses serviços ou direitos através do consentimento dos pais ou responsáveis; ao contrário, garante que toda criança ou adolescente deverá ser ouvido e ter seus pontos de vista levados em conta quando decidir sobre fatos relacionados com sua vida interior.

Um aspecto muito importante do atendimento de adolescentes está relacionado com as questões do exercício da sexualidade.

Inicialmente, é importante lembrar que sexualidade não é sinônimo de ato sexual, fazendo parte do desenvolvimento da personalidade. Além disso, deve-se ter em mente que, diferentemente das drogas ou da violência, o exercício da sexualidade é um direito e não uma contravenção. Por último, cabe considerar que esse mesmo exercício, se inconsequente, pode acarretar danos ao projeto de vida, à própria vida (por exemplo, ao aborto ilegal, o que pode levar à morte), tendo consequências não só na adolescência, mas também na adultícia e até mesmo na geração seguinte, como no caso da gravidez indesejada e das DST, principalmente HIV e papilomavírus humano (HPV).

O exercício da sexualidade na adolescência exige continuamente a adoção das propostas de prevenção, que ultrapassam o uso dos anticoncepcionais, devendo fazer parte de políticas públicas amplas e atualizadas. Tanto o direito como a prevenção encontram eco em documentos conhecidos que podem auxiliar a decisão dos profissionais de saúde. Entre eles se destaca a Conferência da Organização das Nações Unidas (ONU), conhecida como Cairo +5, como se segue:

❑ CONFERÊNCIA DA ONU (CAIRO + 5 ANOS)

Em 1999, a ONU realizou um processo de revisão do programa (CAIRO +5), avançando nos direitos dos jovens.

Na revisão do documento deixou de ser incluído o direito dos pais em todas as referências aos adolescentes, garantindo os direitos dos adolescentes à privacidade, ao sigilo, ao consentimento informado, à educação sexual, inclusive no currículo escolar, à informação e à assistência à saúde reprodutiva.

Cabe salientar que, quando um país é signatário de determinada conferência, esta passa a ser respeitada dentro dos aspectos legais desse país, como é o caso do Brasil.

Ainda no que diz respeito aos aspectos legais, não pode deixar de ser citada a *Lei 9.263/1196 – Planejamento Familiar,* que regula um conjunto de ações para a saúde sexual e reprodutiva. Essa lei não trata expressamente de adolescentes, o que não constitui uma barreira para seu acesso aos serviços de saúde. As instâncias gestoras do Sistema Único de Saúde (SUS) obrigam-se a garantir, em toda a rede de serviços, programa de atenção integral à saúde em todos os ciclos vitais, que incluem, entre outros:

- Assistência à contracepção.
- Atendimento pré-natal e assistência ao parto, ao puerpério e ao neonato.
- Controle das DST.
- Controle e prevenção do câncer cervicouterino, de mama e de pênis.

Ainda dentro das assertivas legais, salienta-se, segundo a *Declaração dos Direitos Sexuais (maio de 2001)* o direito:

- à liberdade sexual;
- à autonomia sexual, integridade sexual e segurança do corpo sexual;
- à privacidade sexual;
- à igualdade sexual ao prazer sexual;
- à emoção na sexualidade;
- à livre associação sexual;
- a tomar decisões reprodutivas, livres e responsáveis;
- à informação baseada no conhecimento científico;
- à educação sexual integral;
- à atenção à saúde sexual.

❑ MARCOS LEGAIS

MARCO INTERNACIONAL

A partir da Declaração Universal dos Direitos Humanos, adotada em 1948, a comunidade internacional, por intermédio da ONU, vem firmando convenções que estabelecem estatutos comuns que garantam a não violação de um elenco de direitos considerados básicos à vida digna, os chamados direitos humanos.

MARCO NACIONAL

Em 1989, a ONU adotou a Convenção sobre os Direitos da Criança, ratificada pelo Brasil em 1990, introduzindo:

- O valor intrínseco da criança e do adolescente com o ser humano.
- A necessidade especial de respeito à sua condição de pessoa em desenvolvimento.
- O reconhecimento como sujeito de direito.
- Sua prioridade absoluta nas políticas públicas.

São apontados como barreiras à implementação desses direitos:

- Escassos recursos financeiros.
- Forte desigualdade social, econômica e política.
- Contínua discriminação contra a mulher.
- Discriminação racial.
- Altos níveis de desemprego da população jovem.
- Ausência de oportunidades vocacionais e educacionais.

Como soluções para a implementação desses direitos são citados:

- Proteção e promoção da cidadania dos adolescentes.
- Compromisso ético.
- Direito universal à informação.
- Ausência de preconceito.

MARCO LEGAL (MINISTÉRIO DA SAÚDE – SAÚDE, UM DIREITO DE ADOLESCENTES – SÉRIE A. NORMAS E MANUAIS TÉCNICOS. BRASÍLIA – DF, 2005)

Em razão dos persistentes temores, preconceitos e tabus em relação à proposta de anticoncepção na adolescência por parte dos profissionais de saúde de maneira geral, a Unidade de Adolescentes do Instituto da Criança promoveu em 2002 o Fórum Adolescência, Contracepção e Ética, que contou com a presença de profissionais de saúde de vários setores da rede pública e privada, envolvendo as Universidades, o Ministério da Saúde, a área da Justiça, Comissões de Bioética, entre outros, e que teve como conclusão principal:

> O adolescente tem direito à educação sexual, ao acesso à informação sobre contracepção, à confidencialidade e ao sigilo sobre sua atividade sexual e sobre a prescrição de métodos anticoncepcionais, respeitadas as ressalvas do Art. 74 do Código de Ética Médica. O profissional que assim se conduz não fere nenhum preceito ético, não devendo temer nenhuma penalidade legal.

As conclusões desse fórum serviram de subsídio para a elaboração do Marco Legal do Ministério da Saúde, constando também das diretrizes do Manual da Federação Brasileira das Sociedades de Ginecologia e Obstetrícia (FEBRASGO) e da Sociedade Brasileira de Pediatria.

Aspecto de suma importância discutido no Fórum foi a anticoncepção para adolescentes com menos de 14 anos, ante a legislação então vigente. A conclusão desta discussão segue aqui enunciada:

> Em relação ao temor da prescrição de anticoncepcionais para menores de 14 anos (violência presumida de estupro), a presunção de estupro deixa de existir ante a informação que o profissional possui de sua não ocorrência, devendo ser consideradas todas as medidas cabíveis para melhor proteção da saúde do adolescente (ECA), o que retira qualquer possibilidade de penalidade legal.

A Lei 12.015/2009 promoveu profundas modificações no Título VI da parte especial do Código Penal, observando-se maior preocupação com a dignidade da pessoa humana e com o combate às diversas espécies de violência sexual. Com o advento dessa lei, a expressão *presunção de violência* deu lugar ao termo *vulnerável,* que, em tese, define as pessoas que não têm condições de consentir de modo válido com a prática sexual, seja ela a conjunção carnal ou qualquer outro ato libidinoso. São considerados vulneráveis os menores de 14 anos, os enfermos ou deficientes mentais e aqueles que por outra causa não possam oferecer resistência.

Não obstante a lei ter elencado os sujeitos passivos do crime, é de suma importância conceituar adequadamente o termo *vulnerabilidade.*

Nesse sentido, a antiga discussão acerca da presunção de violência, se absoluta ou relativa, travada especialmente no campo da idade, não foi de todo afastada.

Vale a pena destacar que as discussões continuam não só na área da saúde, mas também no campo da própria jurisprudência, envolvendo opiniões contraditórias, pois deve ser considerado que:

- Não existe qualquer parâmetro que justifique a escolha dessa idade (14 anos).
- A Lei atual, assim como a anterior, mostra-se em total dissonância com o que prevê o ECA, estabelecendo equivocadamente a idade de 14 anos para a iniciação sexual, enquanto pelo Estatuto já se pode punir um adolescente de 12 anos por ato infracional.
- Não se deve esquecer da relevância de uma acusação indevida de estupro, lembrando que é crime hediondo que não prescreve e acompanha o indivíduo por toda a vida. Diante de relações absolutamente consentidas, corria-se o risco, sem análise mais profunda, de tornar criminoso um inocente que apenas praticou um ato libidinoso com a namorada.

- Em relação aos aspectos éticos, é relevante salientar a quebra de sigilo. É de suma importância analisar indivíduos de 10 a 12 anos, não considerados adolescentes pelo ECA, extremamente vulneráveis a situações, inclusive, de sedução. A anticoncepção, que deverá ser realizada para evitar a gravidez, não deveria implicar qualquer punição ao profissional que a prescrevesse, mas o sigilo pode ser quebrado e a família comunicada em conformidade com o Código de Ética Médica.

Assim, diante da grande discussão em relação à anticoncepção em adolescentes com menos de 14 anos, o que se espera é que suas conclusões levem em conta todo o percurso trilhado e os resultados obtidos em prol não só dos adolescentes, mas da dignidade e cidadania humanas.

Como a contracepção de emergência continuasse a apresentar grandes dificuldades em sua prescrição por ainda ser confundida com proposta abortiva, em 2005 foi realizado novo fórum pela mesma unidade do Instituto da Criança. A principal aquisição desse fórum foi a Resolução 1.811 do Conselho Federal de Medicina (14 de dezembro de 2006), que devolveu ao médico ou, melhor dizendo, à área de saúde o direito de prescrever e ter em seus serviços de atenção primária o contraceptivo de emergência, o que contribuiu certamente para a diminuição da gravidez na adolescência.

Edição Número 12 de 17/01/2007

**Conselho Federal
Conselho Federal de Medicina
Entidades de Fiscalização do Exercício
das Profissões Liberais**

CONSELHO FEDERAL DE MEDICINA RESOLUÇÃO 1.811, DE 14 DE DEZEMBRO DE 2006

Art. 1º – Aceitar a Anticoncepção de Emergência como método alternativo para a prevenção de gravidez, por não provocar danos nem interrupção da mesma.

Art. 2º – Cabe ao médico a responsabilidade pela crescrição da Anticoncepção de Emergência como medida de prevenção, visando interferir no impacto negativo da gravidez não planejada e suas consequências na Saúde Pública, particularmente na saúde reprodutiva.

Art. 3º – Para a prática da Anticoncepção de Emergência poderão ser utilizados os métodos atualmente em uso ou que porventura sejam desenvolvidos, aceitos pela comunidade científica e que obedeçam à legislação brasileira, ou seja, que não sejam abortivos.

Art. 4º – A Anticoncepção de Emergência pode ser utilizada em todas as etapas da vida reprodutiva.

Art. 5º – Revogam-se todas as disposições em contrário.

Art. 6º – Esta resolução entra em vigor a partir da data de sua publicação.

Atualmente, a contracepção de longa duração ganha novas perspectivas de uso e discussão. Assim, os dispositivos intrauterinos (DIU), anteriormente contraindicados em casos de nuliparidade, múltiplos parceiros e infecções do trato genital inferior, atualmente se apresentam como métodos de utilização cada vez mais frequentes em adolescentes, representados pelo dispositivo intrauterino de cobre (DIU de cobre) e pelo sistema intrauterino de levonorgestrel (Mirena®), conhecido como endocepção. Esses contraceptivos são muito eficazes, mas não protegem contra DST. Evidentemente, o uso desse tipo de anticoncepção torna necessário um procedimento invasivo, impondo-se a seguinte reflexão ética: procedimentos invasivos não podem ser executados sem o aval dos pais de paciente menor de idade, o que levaria à quebra de sigilo para sua realização.

Devem ser lembrados, também, os implantes subdérmicos, usados sem restrição em pacientes usuárias de droga (incapazes de realizar anticoncepção correta) e naquelas que já tiveram uma gestação (pois não haveria sentido em manter sigilo sobre sua atividade sexual). Existem restrições ao uso como primeira escolha não só por conta da discussão já referida, como também pelo fato de se retirar *a priori* qualquer responsabilidade da adolescente por sua anticoncepção. Outro inconveniente é, além do preço elevado, a falta de proteção contra DST.

No momento em que se registra de maneira alarmante e infundada a queda das coberturas vacinais, ocasionando riscos inimagináveis à saúde das populações, outros aspectos devem ser lembrados, como o direito dos adolescentes, mesmo que vão desacompanhados à vacinação, partindo da premissa de que as vacinas constituem o maior avanço da medicina, prevenindo inclusive as epidemias. Chamam a atenção os aspectos polêmicos, os mitos e as informações inverídicas vinculados à vacina contra HPV, cuja segurança e eficácia são confirmadas pelos seguintes órgãos: OMS, Organização Panamericana de Saúde (OPAS), Centro de Controle e Prevenção de Doenças dos EUA (CDC), Agência Europeia de Medicamentos (EMEA), Food and Drug Administration (FDA), Agência Nacional de Vigilância Sanitária (ANVISA) e Ministério da Saúde (MS) no Brasil, Federação Brasileira das Sociedades de Ginecologia e Obstetrícia (FEBRASGO) e Sociedade Brasileira de Pediatria (SBP).

Em relação à vacina quadrivalente recombinante 6, 11, 16, 18, podem ser assegurados:

- Alta eficácia na prevenção de câncer cervical, vulvar, vaginal e outras doenças anogenitais causadas pelos tipos 6, 11, 16 e 18.
- Imunogenicidade comprovada em adolescentes e jovens de ambos os sexos e em mulheres adultas.
- Evidência de resposta anamnéstica.
- Segurança.
- Boa tolerância.
- Boa aceitação.
- Efeitos colaterais locais e apenas febre como efeito adverso sistêmico.

Será que os pais, os educadores e os profissionais da saúde estarão preparados, no futuro, para responder a indagações dos portadores de câncer e verrugas relacionadas com o HPV, como, por exemplo:

- Existia a vacina?
- Por que eu não tomei?

Para finalizar, deve ser sempre lembrado que a cidadania é construída a partir do resgate e/ou do fortalecimento do indivíduo por meio do processo social que envolve respeito e compromisso em relação ao ser humano e que muitas vezes os adolescentes têm como uma das principais referências éticas aquelas por eles vivenciadas em seu contato com a área da saúde.

LEITURA COMPLEMENTAR

Ariés P. Centuries of childhood. Nova York, Vintage Books: 1982: 39.

Código de Ética Médica (Resolução CFM 1.931, de 17 de setembro de 2009).

Estatuto da Criança e do Adolescente (ECA). Lei 8069, de 13 de julho de 1990.

Figueiredo R. Contracepção de emergência no Brasil: necessidade, acesso e política nacional. Rev Saúde Sexual e Reprodutiva, setembro 2004. Disponível em: http://www.aads.org.br/revista/set04.html#seis.

Free C, Lee RM, Ogden J. Young women's account's of factors influencing their use and non-use of emergency contraception: in-depth interview study. BMJ 2002; 325:1393-7.

Irwin CE. Emergency contraception for adolescents: the time to act is now. J Adolesc Health 2004; 35:257-8.

Marco Legal – Saúde, um Direito dos Adolescentes – Ministério da Saúde, 2005.

Mause L. The history of childhood. Nova York: Psychohistory Press, 1974: 1.

Nucci G et al. O crime de estupro sob o prisma da Lei 12.015/09. Disponível em: http://www.guilhermenucci.com.br/artigo/o-crime-de-estupro-sob-o-prisma-da-lei-12-01509.

Pinto e Silva JL, Leal MM, Surita FGC. Anticoncepção. In: Saito MI, Silva LEV, Leal MM (eds.) Adolescência: prevenção e risco. 3. ed. São Paulo: Atheneu; 2014: 436-56.

Pollack JS. Daley AM. Improve adolescent's acssess to emergency contraception. Nurse Pract 2003; 28:11-23.

Resolução 1.811, do Conselho Federal de Medicina. Diário Oficial da União, 14 de dezembro de 2006.

Rosseau JJ. Emilio ou Da Educação (1762). Livro I, Martins Fontes, Rio de Janeiro.

Saito MI, Colli AS, Leal MM. Unidade de Adolescentes – Instituto da Crianças do Hospital das Clínicas da Faculdade de Medicina da Universidade de São Paulo. In: Saito MI, Silva LEV, Leal MM (eds.) Adolescência: prevenção e risco. 3 ed. São Paulo: Atheneu, 2014: 13-28.

Saito MI, Leal MM. A consulta do adolescente. In: Sucupira ACSL, Kobinger MEB, Saito MI, Bourrol MLM, Zuccolotto SMC (eds.). Pediatria em consultório. 5 ed. São Paulo: Sarvier, 2010: 925-30.

Saito MI, Leal MM. Adolescência e contracepção de emergência: Fórum 2005. Rev Paul Pediatria 2007; 25(2):180-6.

Saito MI, Leal MM. O exercício da sexualidade na adolescência: a contracepção em questão. Pediatria (São Paulo) 2003; 25:36-42.

Saito MI, Queiroz LB. Medicina de adolescentes: visão histórica e perspectiva atual. In: Saito MI, Silva LEV, Leal MM (eds.) Adolescência: prevenção e risco. 3a ed. São Paulo: Atheneu, 2014: 3-11.

Saito MI. A consulta do adolescente – Direitos sexuais e reprodutivos. In: Saito MI, Vitalle MSS, Landi CA, Ercowitz A (eds.). Adolescência e sexualidade – Visão atual. Séries Atualizações Pediátricas SPSP. São Paulo: Atheneu, 2016: 39-45.

Saito MI. Adolescência, sexualidade e educação sexual. Rev Pediatria Moderna – Edição Especial 2001; 36:03.

Saito MI. Atenção integral à saúde do adolescente. In: Saito MI, Silva LEV, Leal MM (eds.) Adolescência: prevenção e risco. 3 ed. São Paulo: Atheneu, 2014: 223-8.

Saito MI. Vacina conta HPV: desafios e refelexões. In: Saito MI, Silva LEV, Leal MM (eds.) Adolescência: prevenção e risco. 3. ed. São Paulo: Atheneu, 2014: 525-36.

Saito MI. Vacinação contra HPV – Mitos e verdades. In: Saito MI, Vitalle MSS, Landi CA, Ercowitz A. Adolescência e sexualidade – Visão atual. Séries Atualizações Pediátricas SPSP (eds.) São Paulo: Atheneu, 2016: 169-81.

Shorter E. "O pequeno grupo de estudiosos". The making of modern family. Nova York, Basic Books: 1979: 169.

Sociedade Brasileira de Pediatria & Federação Brasileira das Sociedades de Ginecologia e Obstetrícia. Adolescência – anticoncepção e ética – Diretrizes. J Pediat 2004; 80(1).

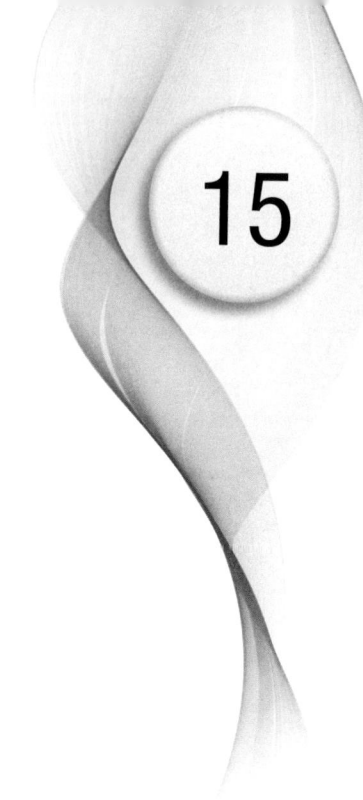

15

Sexualidade na Adolescência

Karine Ferreira dos Santos
Ana Cristina Corrêa Costa

❏ INTRODUÇÃO

Segundo a Organização Mundial da Saúde (OMS), sexualidade é um "aspecto central do ser humano ao longo da vida e inclui sexo, gênero, identidade, orientação sexual, erotismo, prazer e reprodução. É experienciada e expressa por meio de pensamentos, fantasias, desejos, valores, comportamentos e relações. É influenciada pela interação de fatores biológicos, psicológicos, sociais, econômicos e culturais".

Assim, entende-se ser a sexualidade constituída por uma combinação de elementos próprios e não próprios, não linear, mutável e fluida, fruto de uma construção individual e coletiva.

Este capítulo tratará de aspectos da sexualidade da adolescente e, dentre eles, do comportamento sexual. Há muito se discute essa temática. No século XVIII, Rousseau já abordava o tema, indicando um fenômeno marcante para o sujeito e cuja ocorrência se daria na juventude – o despertar para a vida sexual. Segundo o pensador, o nascimento humano ocorreria em dois tempos: um primeiro, dentro da espécie, e um segundo, para o sexo.

Essa sexualidade emergente representa um desafio para os adolescentes, que têm de lidar com as mudanças corporais dessa fase, com o desejo sexual e com novas experiências, e também para os profissionais de saúde, que se sentem, não raro, despreparados e desconfortáveis para abordar a situação.

❏ DEFINIÇÕES

Na discussão da sexualidade, extremamente ampla e multifacetada, termos específicos são utilizados e serão brevemente apontados. Não se pretende enquadrar pessoas e comportamentos em determinados rótulos, adotando-se uma postura extremamente classificatória. Não há aqui a intenção de colocar as pessoas em "caixinhas", principalmente porque tais caixas não representam adequadamente a realidade. É da natureza da sexualidade humana ser fluida e dinâmica.

Além disso, os termos e expressões são construções sociais e, por esse motivo, variam ao longo da história e de acordo com o referencial utilizado. Aqui, serão consideradas como fontes principais a OMS e a Organização das Nações Unidas (ONU).

São, então, conceitos importantes:

- **Sexo biológico:** expressão utilizada para se referir às características biológicas do indivíduo enquanto macho ou fêmea. Argumento utilizado em alguns discursos com a alegação de que haveria, naturalmente, apenas essas duas possibilidades de ser. Contudo, sabe-se que mesmo do ponto de vista puramente orgânico, entre uma extremidade e outra (macho e fêmea), há diferentes formas de existir. Os estados intersexuais são um exemplo disso.

- **Identidade de gênero:** em 1964, o psicanalista e psiquiatra Robert Stoller introduziu a expressão *identidade de gênero* ou *gênero* para diferenciar o sexo, no sentido anatômico, da identidade, no sentido social ou psíquico. Esse conceito, também trabalhado pelo psicólogo John Money, é colocado por este como "a experiência privada da função de gênero (...)".

Dentre as definições contemporâneas de identidade de gênero tem-se a da ONU, que diz:

> Identidade de gênero refere-se ao profundo sentimento interno de cada pessoa e experiência individual de gênero, a qual pode ou não corresponder ao sexo designado ao nascimento, incluindo a percepção pessoal de corpo (a qual pode envolver, se livremente escolhido, a modificação da aparência corporal por meios médicos, cirúrgicos ou outros) e outras expressões de gênero, incluindo vestimenta, fala e maneirismos.

Ainda segundo a ONU, a identidade de gênero existe dentro de um espectro, e aqueles indivíduos cuja identidade de gênero difere da designada ao nascimento são considerados transgêneros ou transexuais. Nesses casos, o papel/identidade de um sexo coexiste com as características primárias e secundárias do outro sexo na mesma pessoa. Pessoas cuja corpo ao nascimento foi identificado como feminino e foram designadas consequentemente como portadoras de uma identidade feminina, mas que ao longo da vida se reconhecem como homens, são consideradas homens trans ou, do inglês, *female-to-male* (ou FTM). No caso de identidade designada ao nascimento como masculina, mas com autorreconhecimento como identidade feminina, diz-se mulher trans (*male-to-female* ou MTF). Quando há concordância entre a identidade autopercebida e a designada, diz-se que o indivíduo é cisgênero.

Dentre as múltiplas possibilidades de identidade de gênero há ainda gênero fluido, não binários, gênero neutro, travestis e *queer*.

- **Papel de gênero:** frequentemente, identidade de gênero é confundida com papel de gênero. O segundo pode ser entendido como manifestação pública da identidade de gênero, mas nem sempre é indicativa dessa identidade. Inclui a forma como o indivíduo escolhe se vestir e se comportar socialmente. Compreende uma infinidade de possibilidades entre o tido como tipicamente masculino e o tipicamente feminino em cada período histórico e em cada cultura.

- **Orientação sexual:** refere-se à atração física, romântica e/ou emocional por outra pessoa. Em geral é classificada como homossexualidade, caso seja dirigida a uma pessoa do mesmo sexo, ou heterossexualidade, quando dirigida a alguém de sexo diferente. É dinâmica, podendo variar ao longo da vida, e pode ainda ser dirigida a indivíduos semelhantes e a diferentes (bissexualidade) ou a ninguém (assexualidade), dentre inúmeras outras possibilidades.

Apesar dessas definições, caminha-se no sentido de validar as autodefinições e de reconhecimento do poder que as pessoas têm para se definir independentemente das classificações médico-psiquiátricas. Assim, cada sujeito é dono do saber sobre si e sobre sua própria sexualidade.

❑ DESENVOLVIMENTO DA SEXUALIDADE

ASPECTOS BIOLÓGICOS

O desenvolvimento da sexualidade tem início na vida intrauterina. Proliferam investigações sobre a diferença comportamental entre os gêneros e se esta seria passível de influência hormonal ou mesmo determinada biologicamente.

A maior parte das tentativas de identificação de fundamentos biológicos da identidade de gênero, do papel de gênero e da orientação sexual se baseia em investigações dos efeitos dos esteroides sexuais. Pesquisas buscam polimorfismos nos genes dos receptores ou nas enzimas de esteroides sexuais em indivíduos transexuais. São frequentes os estudos investigando brincadeiras tidas como tipicamente masculinas ou femininas e androgênios. A busca da identificação, em *gays* e em mulheres *trans*, de traços biológicos femininos, bem como traços biológicos masculinos em mulheres lésbicas e em homens *trans*, também é frequente nas investigações científicas.

Estudos em mamíferos não humanos demonstram a importância da testosterona na diferenciação sexual cerebral e no comportamento. Evidências apontam para a ocorrência do mesmo fenômeno na espécie humana. A ação do androgênio precocemente sobre o cérebro parece ser organizacional, influenciando a sobrevivência celular, o crescimento neuronal e as especificidades neuroquímicas. No córtex humano, o androgênio teria uma ação inibitória, havendo estudos que demonstram a presença de um alelo que confere mais eficiência ao receptor androgênico e uma substância cinzenta mais fina e menos densa em adolescentes.

A exposição a um nível maior de androgênio em homens ocorre desde a vida intrauterina, em especial entre a oitava e a 24ª semana de gestação. Outro momento de pico da testosterona no qual os níveis divergem de maneira significativa entre meninos e meninas ocorre no primeiro mês de vida, diminuindo progressivamente desde então, até atingir níveis semelhantes entre os sexos por volta do sexto mês. Estudos que investigam a exposição precoce a diferentes níveis de androgênios baseiam-se em medidas de níveis séricos maternos de testosterona, aferições do hormônio no líquido amniótico ou, até mesmo, na relação entre o segundo e o quarto dedo da mão.

Investigações com indivíduos que apresentam desordens da diferenciação sexual sugerem que, em geral, a influência androgênica parece mais relacionada com o papel de gênero do que com a identidade. Por exemplo, meninas portadoras de hiperplasia congênita da suprarrenal (HCSR) ou crianças sem HCSR, mas cujas mães receberam androgênios durante a gestação, apresentam maior preferência por brinquedos e brincadeiras considerados tipicamente masculinos. Entretanto, meninos portadores de HCSR não apresentam comportamento mais virilizado do que os não expostos. Já crianças portadoras de insensibilidade completa a androgênios (ICA) apresentam comportamento mais feminino.

Sobre a identidade de gênero, não há evidências de distúrbios hormonais pré, peri ou pós-natais em indivíduos transexuais. Entretanto, indivíduos com ICA quase sempre desenvolvem identidade feminina, assim como mulheres portadoras de HCSR têm tendência aumentada para a identificação com o gênero masculino. Pesquisas sugerem um funcionamento atípico do receptor de testosterona no córtex de FTM e MTF, o que justificaria um espessamento particular no córtex dessas pessoas, diferentemente do das pessoas *cis*.

Em relação à orientação sexual, foram realizados estudos em animais com manipulação hormonal de machos e fêmeas e consequente mudança dos comportamentos copulatórios, como a de penetrador para penetrado, por exemplo. A partir desses estudos, postulou-se que o comportamento sexual seria mediado pela testosterona pré-natal com uma ação organizacional nos tecidos neurais e pós-natal com ativação desses tecidos pelos esteroides gonadais. Entretanto, a extrapolação desses achados para a espécie humana é questionável por uma série de motivos, dentre eles, pelo fato de que o repertório de práticas sexuais humanas é muito mais amplo e menos mecânico do que as práticas copulatórias dos demais mamíferos. Além disso, no comportamento masculino humano, o mesmo indivíduo pode ser penetrador e penetrado. Foi evidenciado ainda que mulheres portadoras de HCSR, apesar de em sua maioria heterossexuais, apresentam maior frequência de homossexualidade do que a população em geral, servindo para a alegação de alguns autores de que a orientação sexual seria passível de influência pelos androgênios.

Apesar de tantos estudos, os achados são passíveis de muitos questionamentos. A principal dificuldade diz respeito à metodologia utilizada. Obviamente, estudos prospectivos, duplo-cegos, com aleatorização da amostra e, por exemplo, administração de esteroides sexuais, não são possíveis em humanos. Outro ponto é o fato de que muitas das pesquisas referentes ao tema são realizadas em população animal ou são observacionais em indivíduos com alterações genéticas ou hormonais congênitas com subsequente administração de hormônios à mãe durante a gestação.

Outro questionamento se refere à definição dos comportamentos tidos como tipicamente masculinos ou femininos. Muitos estudos partem do pressuposto de que há uma genderificação do comportamento e aplicam questionários de avaliação de masculinidade ou feminilidade a partir desse princípio, quando, de fato, não há grande comprovação dessa tipificação. Esse questionamento é especialmente válido para estudos de neuroanatomia. A grande maioria desses estudos é realizada em indivíduos adultos, e sabe-se que o cérebro pode ter assumido conformações diferentes por estímulos ambientais diferentes recebidos, principalmente nos primeiros anos de vida, de acordo com o gênero da criança.

Aspectos psicossociais

As influências psicossociais na construção da sexualidade iniciam-se mesmo antes do nascimento. Já na vida intrauterina o bebê é festejado com rosa ou azul na decoração do quarto e nas roupas, de acordo com o aspecto de sua genitália (masculina ou feminina ao ultrassom). A sexualidade é também influenciada pelas relações com pessoas significativas, especialmente da infância.

Como nas demais faixas etárias, o desenvolvimento da sexualidade na adolescência é afetado pelas mudanças biológicas e pelo cenário sociocultural.

No Ocidente, frequentemente, se encontram mensagens ambíguas sobre a sexualidade na adolescência: muitas vezes condenada antes do casamento ou associada apenas a consequências negativas, como infecções sexualmente transmissíveis (IST) ou gestações não planejadas, é, paradoxalmente, estimulada pelas mídias. Outra mensagem ambígua implica o estímulo às vivências sexuais do sexo masculino e a valorização do pudor no feminino. Essas mensagens são ambientes propícios para a geração de conflitos psíquicos.

Como fatores promotores de comportamentos sexuais mais positivos (não iniciação precoce, prevenção à gravidez inoportuna) podem ser citados pais assertivos, morar com ambos os pais e ser mais monitorizado por eles, ter recebido informações sobre saúde sexual e reprodutiva, comprometimento com a educação formal e religiosidade.

Há, ainda, a influência do grupo de pares na apropriação de normas sexuais e em comportamentos. Contudo, o alcance dessa interferência ainda é mal compreendido.

❑ INICIAÇÃO SEXUAL

Para grande parte da população a iniciação sexual acontece na adolescência.

Segundo inquérito nacional – Pesquisa Nacional de Saúde do Escolar (PeNSE), em sua última versão (2015) – 27,5% dos adolescentes escolares brasileiros do nono ano do ensino fundamental já tiveram relação sexual alguma vez, sendo a proporção menor entre os do sexo feminino (19,5%) quando comparados com os do masculino (36,0%) e entre os alunos das escolas privadas (15%) em relação aos das públicas (29,7%). Quando analisados aspectos geográficos, o percentual de iniciação foi maior na região Norte (36,1%) e menor no Sudeste (25%). No conjunto das capitais brasileiras, a proporção de adolescentes escolares sexualmente iniciados tem diminuído, sendo de 27,5% em 2015, 30,5% em 2012 e de 30,8% em 2009. Entre 60% e 70% dessa população sexualmente ativa declarou ter usado preservativo na última relação.

Esses dados apontam para as diferenças de acordo com o nível socioeconômico. Planos acadêmicos para o futuro e a religião também se associam a diferentes idades de coitarca, sendo mais precoces aquelas com renda inferior, sem aspirações acadêmicas e sem religião. Também há tendência à iniciação sexual consentida em idades menores entre aquelas vítimas de violência sexual na infância.

Segundo a Pesquisa Nacional de Demografia e Saúde da Mulher e da Criança (PNDS, 2008), a idade mediana na primeira relação apresenta tendência crescente à medida que a mulher tem mais escolaridade. Mulheres com mais de 12 anos de estudo têm idade mais elevada na primeira relação sexual. Cerca de 33% daquelas com até 8 anos de estudo tiveram relação antes dos 15 anos e quase 70% tiveram relação antes dos 18 anos. Achados semelhantes sobre a população brasileira confirmam haver discrepância segundo o *status* educacional.

Revisão sobre a religiosidade e a vida sexual evidenciou que, no Brasil, tanto o catolicismo como o protestantismo influenciam o comportamento, sendo o segundo mais efetivo em restringir a iniciação sexual antes do casamento por enfatizar palavras mais fortes, como "castidade", "virgindade" e "pecado". Quanto maior o grau de religiosidade, menor a possibilidade de a primeira relação já ter acontecido precocemente. Do mesmo modo, adolescentes com alguma filiação religiosa apresentaram menos chance de ter filhos na adolescência ou em relações pré-maritais. Outro achado foi o fato de os protestantes e os pentecostais concordarem menos com a ideia de sexo como fonte de prazer e de satisfação quando comparados aos sem religião.

A idade de iniciação também pode variar de acordo com a orientação sexual do indivíduo. No *Estudo da Vida Sexual do Brasileiro*, a idade média de iniciação das brasileiras, que à época da pesquisa tinham entre 18 e 25 anos, era de 17,2 anos para as heterossexuais, 16,5 anos para as homossexuais e de 15,6 anos para as bissexuais.

Embora constitua etapa do amadurecimento do adolescente, a atividade sexual nessa faixa etária pode ter consequências negativas, em especial quando tem início em idades menores. Quando antes dos 16 anos, a primeira relação está positivamente relacionada com efeitos psíquicos negativos, como sintomas depressivos e diagnóstico de depressão ao longo da vida, especialmente se o início se deu por volta dos 10 anos de idade. A taxa de sintomas depressivos e de depressão ao longo da vida diminui progressivamente à medida que aumenta a idade de iniciação. A precocidade também se associa à distorção da autoimagem e à baixa autoestima nas meninas.

Estudos revelam que a iniciação sexual de adolescentes de menor idade está relacionada com diversos comportamentos de risco (por exemplo, o uso do preservativo é mais reduzido nos mais jovens, especialmente naqueles com menos de 14 anos, e, quanto mais perto da puberdade ocorre a primeira relação, maior a chance de um número maior de parceiros de contrair IST e câncer de colo uterino, além de gestações não planejadas). Verifica-se, ainda, associação a tabagismo, uso de drogas ilícitas e consumo excessivo de álcool.

❑ DIVERSIDADE SEXUAL E SUAS IMPLICAÇÕES NA ASSISTÊNCIA À SAÚDE

Experimentações, inclusive na esfera sexual, são reconhecidamente frequentes na adolescência e são parte natural do desenvolvimento. Não raro, essas experimentações envolvem práticas sexuais homoafetivas, não significando, necessariamente, que o adolescente terá essa ou aquela orientação sexual no futuro.

Apesar do caráter provisório que as práticas homoafetivas podem ter, esforços muitas vezes são feitos no sentido de contabilizar a proporção de jovens com esses comportamentos ou que já se consideram do grupo LGB (lésbicas, *gays* e bissexuais). Estudo realizado com a população jovem brasileira em 2012 identificou que, entre adolescentes de 12 a 17 anos de ambos os sexos, 92,4% referiam manter relações exclusivamente heterossexuais, 4,3% exclusivamente homossexuais e 3,3% bissexuais.

A importância de identificar no atendimento de saúde quem são esses jovens reside principalmente no fato de esse grupo apresentar maior vulnerabilidade em diversos domínios da saúde. Comparados a adolescentes heterossexuais, os LGB norte-americanos relatam ser mais vítimas de *bullying* na escola (34,2% contra 18,8%) e com maior frequência usuários de cigarros (19,2% contra

9,8%), de álcool (40,5% contra 32,1%) e de *cannabis* (32,0% contra 20,7%), além de drogas ilícitas. Apresentam, ainda, maior prevalência de tentativa de suicídio (29,4% contra 6,4%).

Não são apenas as questões referentes à orientação ou às práticas sexuais que estão associadas à maior vulnerabilidade para situações desfavoráveis à saúde. Um exemplo pode ser dado pelos jovens transexuais, isto é, aqueles que não se identificam com a identidade de gênero designada ao nascimento.

A transexualidade já foi considerada doença, sendo catalogada pela primeira vez na nona versão (1975) da Classificação Internacional de Doenças (CID) como transexualismo e mantida no CID-10 (1990). No entanto, há uma grande discussão a respeito, e a próxima versão do manual deve excluir essa categoria. Já o *Manual Diagnóstico e Estatístico* (DSM) da Associação Americana de Psiquiatria (APA) traz em sua terceira versão (1980) a transexualidade sob as designações de transexualismo e, no caso de crianças, transtorno de identidade de gênero. Com a evolução do manual, essas categorias foram excluídas, restando em sua última versão (DSM-5), de 2013, a disforia de gênero. Por disforia de gênero entende-se o desconforto ou o sofrimento causado pela incongruência entre o gênero atribuído e o experimentado. Não se sabe ao certo a origem da transexualidade, e sua manifestação pode ocorrer em qualquer fase da vida, inclusive na adolescência. Assim, o profissional de saúde deve estar habilitado a conversar com seu paciente adolescente sobre questões identitárias e a encaminhar para os serviços de referência quando e se necessário (para uma discussão mais aprofundada, consulte a Leitura complementar).

❑ ABORDAGENS

A sexualidade e o comportamento sexual na adolescência constituem áreas críticas do cuidado da saúde do adolescente, e os profissionais de saúde devem instrumentalizar esses indivíduos quanto às respostas saudáveis às tensões e aos impasses vividos. Os reflexos desse período se manifestarão ao longo da vida, afetando positiva ou negativamente tanto a saúde individual como a sociedade.

As questões referentes à sexualidade nem sempre estão explícitas ou integram a queixa principal da consulta da adolescente. Portanto, no contato com a paciente, cabe ao médico a iniciativa de discutir esses temas. Estudos apontam ser necessidade dos adolescentes que o profissional comece o assunto; caso contrário, eles muito provavelmente não o farão.

Apesar da disponibilidade de alguns guias, não há um modelo de abordagem no atendimento médico univer-

salmente aplicável a todos. Cada consulta deve ser particularizada, considerando-se o indivíduo único com suas subjetividades. Além disso, a desenvoltura para o relacionamento interpessoal também é única em cada profissional, o qual deve investir em suas qualidades e na superação de suas dificuldades.

Mesmo levando em conta a particularização, alguns norteadores são fundamentais na construção de um roteiro de atendimento. Segundo o Ministério da Saúde (2016), a abordagem da sexualidade deve ser positiva, sem preconceitos ou juízos de valor.

O profissional deve se perguntar: estou sendo ético(a)? Estou respeitando a privacidade da minha paciente e agindo de acordo como os preceitos legais como o Estatuto da Criança e do Adolescente? Minha conduta está em harmonia com as recomendações da associação profissional/de especialidade a que pertenço? Estou sendo técnico(a) ou assumindo a postura de um conselheiro(a) amoroso(a)? Estou entendendo e sendo entendido? Muitas vezes, nossa compreensão de determinadas práticas não é a mesma de nossos pacientes: devemos fazer perguntas amplas e elucidar expressões e termos. Estou respeitando os valores da paciente, abordando o necessário e sendo delicado? Nem sempre perguntar detalhes acrescenta algo.

ANAMNESE

Como queixa principal ou como parte integrante de uma anamnese de rotina voltada para a saúde em geral, a condução dos aspectos refentes à sexualidade na entrevista deve ser tratada com naturalidade e adequada ao grau de desenvolvimento e maturidade da adolescente. Devem ser levadas em consideração a presença ou ausência do responsável e a possibilidade de a jovem omitir informações na presença do responsável.

Especialmente com as mais jovens, o ideal é abordar as práticas por ela vivenciadas de maneira gradativa, como, por exemplo, se já beijou na boca ou quais os tipos de carícias que já praticou, sempre com uma linguagem acessível. Também se recomenda perguntar o que ela pensa sobre essas práticas e quais os tipos de práticas que seus amigos já têm, como, por exemplo, se já namoram, o que os pais ou responsáveis pensam a respeito e se há diálogo familiar sobre a temática.

Recomenda-se não partir do pressuposto de que a adolescente é virgem ou que é sexualmente ativa e muito menos que seja heterossexual. Deve-se, ainda, ter em mente a infinidade de práticas sexuais possíveis, sendo necessária clareza nas perguntas. Uma adolescente "virgem" que não teve intercurso vaginal, mas que pratica intercurso anal, está exposta às IST, por exemplo.

Costuma-se considerar apropriado que o comportamento sexual do adolescente, em especial das adolescentes, esteja inserido em um relacionamento monogâmico. Com isso, nas consultas em que a sexualidade é abordada, não é raro o profissional investigar o número de parceiros sexuais e há quanto tempo aquela mulher se encontra em um relacionamento "estável". Contudo, essas perguntas podem ser ineficazes para a avaliação da vulnerabilidade da jovem. Estudos apontam que, na ausência de um relacionamento formal, as adolescentes costumam "ficar" com amigos ou com um ex-namorado.

Além disso, é importante perguntar à adolescente com quem ela se relaciona: pessoas do mesmo gênero, de gênero oposto ou outros, ou com ambos. Abordagens mais neutras e delicadas, como "você se relaciona com alguém?" em vez de perguntar "você tem namorado?", são mais adequadas. No entanto, deve ser evitado classificar a adolescente como homossexual, a menos que ela própria se identifique como tal.

Sobre a proteção contra IST e gestações inoportunas, temas adordados mais detalhadamente em outros capítulos deste livro, perguntas mais amplas, além de mais efetivas, podem servir como ferramentas para levar a adolescente à reflexão. São exemplos: "você usa alguma de forma de proteção contra as doenças que podem ser transmitidas pelo sexo?"; "quais as formas e em quais tipos de sexo?"; "em todos os contatos?"; "se não usa, qual o motivo?".

Prazer e satisfação sexual também devem ser abordados, lembrando ainda que o abuso nos relacionamentos, a violência e as questões de gênero também são temas importantes.

A internet facilitou e ampliou a comunicação entre os adolescentes, colaborando com seu desenvolvimento e ampliando suas formas de expressão e relações. Também apresenta grande potencial como fonte de informação em saúde. Além disso, alguns espaços virtuais se constituem em locais relativamente mais seguros para a troca de informações e para a autoexploração. Por tudo isso, seu uso deve ser abordado nos acompanhamentos de saúde. É importante atentar para a qualidade e a quantificação desse uso. Por exemplo, estudos apontam que a alta frequência (> 100) de trocas de mensagens instantâneas (SMS) por dia e a maior participação em redes sociais estão positivamente associadas a comportamentos sexuais de risco. A internet também pode ser fonte de acesso à pornografia, cujo consumo está associado à prática de violência sexual pelos jovens.

Educação sexual

Uma mãe traz a filha adolescente pelo braço. A menina adentra a sala com cara de poucos amigos. A mãe diz: "ela está namorando, e aí a senhora já viu, né? Eu a trouxe para a senhora explicar tudo sobre sexualidade."

Essa cena, comum nos consultórios médicos frequentados pelas adolescentes acompanhadas de seus responsáveis, aponta para a relevância do profissional que acolhe tal demanda. Por exemplo, as adolescentes cujos médicos são fontes de informação sobre dispositivo intrauterino (DIU) tendem a adotar mais o método, e os adolescentes que conversam com os médicos sobre AIDS têm maior probabilidade de usar o condom nas relações. Por outro lado, os próprios médicos, a partir de suas atitudes e equívocos, estão entre as principais barreiras para o acesso das jovens aos métodos contraceptivos reversíveis de longa duração (LARC), os quais são recomendados pela literatura como métodos de primeira escolha para a contracepção de adolescentes.

A educação sexual pode ser iniciada desde a anamnese e, caso não ocorra inicialmente, deve ser reservado um tempo ao final da consulta ou agendado um retorno. Apesar da importância dessa oportunidade, não se deve ter a pretensão de abordar todos os tópicos da sexualidade em um só atendimento, o que pode ser massante e pouco eficaz. Pode-se escolher, por exemplo, um ou dois pontos críticos para trabalhar inicialmente.

Nas ações de educação sexual, o Ministério da Saúde:

* reforça a importância da garantia dos direitos sexuais e reprodutivos como parte dos direitos humanos;
* destaca o respeito à autonomia e à individualidade, além do fornecimento de informações para o exercício dos direitos individuais, sem coerção, discriminação ou violência;
* recomenda considerar as diferentes formas de vivência da sexualidade e experimentações, inclusive as autoeróticas;
* orientar o autocuidado, o autoconhecimento e o respeito pelo outro na construção das relações afetivas.

Na prática, a consulta deve despertar o interesse da adolescente. O médico pode oferer à adolescente a oportunidade de que ela se veja através da câmera do colposcópio ou de espelhinhos e perguntar se ela já havia observado a região genital antes e o que acha do próprio corpo.

É interessante o uso de modelos anatômicos para ensinar como são colocados preservativos, coletores menstruais, absorvente íntimo ou métodos contraceptivos. O profissional pode, inclusive, se oferecer para atender a adolescente acompanhada do(a) parceiro(a) para melhor esclarecimento de dúvidas e fornecimento de orientações.

❏ PAPEL DOS PAIS

O respeito ao sigilo médico com relação à paciente jovem não significa que ela será estimulada a omitir fatos de seus pais/responsáveis. Pelo contrário, geralmente é positivo estimular o diálogo. A supervisão dos pais está associada ao início mais tardio da vida sexual independentemente do gênero da adolescente. Sua participação também é determinante como moderadores entre tudo aquilo com que os adolescentes têm contato através das mídias e seu comportamento sexual. Entretanto, nem todo tipo de supervisão dos pais é benéfico, uma vez que a autonomia e a autoconfiança dos adolescentes devem ser estimuladas.

Caso estejam presentes ao atendimento, a angústia dos responsáveis deve ser acolhida em algum momento, deixando sempre o lugar de protagonista da consulta para a adolescente.

Aos pais ou responsáveis também devem ser dirigidas ações educativas. Orientações sobre aspectos normais da adolescência devem ser abordadas e esclarecidos mitos e tabus. Para os pais com filhos LGBT (lésbicas, *gays*, bissexuais, travestis, transexuais e trangêneros), com o consentimento do adolescente, podem ser oferecidos, além de literatura a respeito, grupos de apoio, inclusive nas redes sociais (um exemplo é o grupo de Facebook "Mães pela Diversidade").

❑ CONSIDERAÇÕES FINAIS

A sexualidade dos jovens se revela desafiadora para os médicos e é vista habitualmente de maneira negativa, como sinônimo de perigo (por exemplo, gravidez inoportuna, IST e violência sexual). Grande parte dos médicos relata desconforto ao falar sobre atração ou orientação sexual com seus pacientes. Além disso, muitos alegam não terem recebido formação suficiente sobre a população LGBT para abordar o tema com adolescentes. Esses profissionais, apesar de dominarem conteúdos como contracepção, não raro também carecem de ferramentas para a abordagem de aspectos positivos ou para o estabelecimento de uma comunicação efetiva com os adolescentes. Embora aproximadamente 80% dos médicos questionem seus pacientes adolescentes sobre contracepção e uso do condom, apenas 17% a 38% dos profissionais conversam sobre o uso correto desses dispositivos. Nesse cenário, a maioria dos adolescentes relata que nunca conversa sobre atração ou orientação sexual com seus médicos.

Contudo, mudanças surgem, ainda que incipientes. Pesquisas realizadas na última década têm abordado a sexualidade do adolescente como um componente normal do desenvolvimento e não apenas como fonte de problemas. Além disso, grandes organizações, como Ministério da Saúde, FEBRASGO, Academia Americana de Pediatria e Associação Médica Americana, OMS e ONU, cada vez mais recomendam aos profissionais de saúde medidas para promoção da educação sexual de adolescentes. As mudanças são bem-vindas e, indubitavelmente, trarão benefícios. Há evidências de que os profissionais mais confortáveis com o tema têm maior probabilidade de abordá-lo.

LEITURA COMPLEMENTAR

Abdo CHN. Descobrimento sexual do Brasil: para curiosos e estudiosos. São Paulo (SP): Summus, 2004: 144.

American Psichiatric Association. Manual diagnóstico e estatístico de transtornos mentais – DSM 5. 5. ed. Porto Alegre (RS): Artmed, 2014: 948.

Buekeloo DO. Will you ask? Will they tell you? Are you ready to hear and respond?: barriers to physician-adolescent discussion about sexuality. JAMA pediatrics 2014 Feb; 168(2):111-3.

Brasil. Instituto Brasileiro de Geografia e Estatística. IBGE: Coordenação de indicadores sociais, Ministério da Saúde, Ministério da Educação. PeNSE: 2015. Rio de Janeiro (RJ): Ministério da Saúde, com apoio do Ministério da Educação, 2016. Disponível em: <http://biblioteca.ibge.gov.br/visualizacao/livros/liv97870.pdf>.

Brasil. Ministério da Saúde. Centro Brasileiro de Análise e Planejamento. Pesquisa Nacional de Demografia e Saúde da Criança e da Mulher – PNDS 2006: Relatório Final. Brasília (DF): Ministério da Saúde, 2008. Disponível em: <http://bvsms.saude.gov.br/bvs/publicacoes/pnds_crianca_mulher.pdf >.

Brasil. Ministério da Saúde. Secretaria de Atenção em Saúde. Departamento de Ações Programáticas Estratégicas. Cuidando de Adolescentes: orientações básicas para a saúde sexual e a saúde reprodutiva. Brasília (DF): Ministério da Saúde, 2015. 44 p.: il. Disponível em: <http://bvsms.saude.gov.br/bvs/publicacoes/cuidando_adolescentes_saude_sexual_reprodutiva.pdf>.

CDC: Saúde de pessoas LGBT. Disponível em: https://www.cdc.gov/lgbthealth/transgender.htm.

Coutinho RZ, Miranda-Ribeiro P. Religião, religiosidade e iniciação sexual na adolescência e juventude: lições de uma revisão bibliográfica sistemática de mais de meio século de pesquisas. Revista Brasileira de Estudos de População 2014; 31:333-65.

Crockett LJ, Raffaelli M, Moilanen KL. Adolescent sexuality: Behavior and meaning. In: Adams GR, Berzonsky MD (eds.) Blackwell Handbook of adolescence. Malden, Mass.: Black-well Publishing, 2003: 371-92.

Drescher J, Cohen-Kettenis P, Winter S. Minding the body: situating gender identity diagnoses in the ICD-11. International Review of Psychiatry 2012 Dec 1; 24(6):568-77.

Estatuto da Criança e do Adolescente. Disponível em: http://www.planalto.gov.br/ccivil_03/leis/L8069.htm.

Ethier KA, Harper CR, Hoo E, Dittus PJ. The longitudinal impact of perceptions of parental monitoring on adolescent initiation of sexual activity. Journal of Adolescent Health 2016 Nov 30; 59(5):570-6.

Fuzzell L, Shields CG, Alexander SC, Fortenberry JD. Physicians talking about sex, sexuality, and protection with adolescents. Journal of Adolescent Health 2017; 30:1e18.

Gooren L. The biology of human psychosexual differentiation. Horm Behav 2006; 50(4):589-601.

Guia Prático de Atualização da Sociedade Brasileira de Pediatria – Disforia de gênero. Disponível em: http://www.sbp.com.br/fileadmin/user_upload/2017/06/19706c-GP-Disforia-de-Genero.pdf.

Guillamon A, Junque C, Gomez-Gil E. A review of the status of brain structure research in transsexualism. Arch Sex Behav 2016; 45(7):1615-48.

Hines M, Constantinescu M, Spencer D. Early androgen exposure and human gender development. Biol Sex Differ 2015; 6:3.

Hines M. Gender development and the human brain. Annu Rev Neurosci 2011; 34:69-88.

Hugo TDO, Maier VT, Jansen K et al. Fatores associados à idade da primeira relação sexual em jovens: estudo de base populacional. Cad Saude Publica 2011; 2207-14.

Inchley J, Currie D. Growing up unequal: gender and socioeconomic differences in young people's health and well-being. Health Behaviour in School-aged Children (HBSC) study: International report from the 2013/2014 survey. 2016. Disponível em: <http://www.euro.who.int/__data/assets/pdf_file/0003/303438/HSBC-No.7-Growing-up-unequal-Full-Report.pdf?ua=1>.

Jover ER, Nunes MLT. Construção histórica da noção de adolescência e sua redefinição na clínica psicanalítica. Imaginário 2005; 11:15-33.

Kann L, Olsen EOM, McManus T et al. Sexual identity, sex of sexual contacts, and health-related behaviors among students in grades 9-12 – United States and Selected Sites, 2015. MMWR Surveill Summ 2016; 65(No. 9):1-202.

Kumar N, Brown JD. Access barriers to long-acting reversible contraceptives for adolescents. Journal of Adolescent Health 2016 Sep 30; 59(3):248-53.

Landry M, Turner M, Vyas A, Wood S. Social media and sexual behavior among adolescents: is there a link? JMIR Public Health and Surveillance 2017; 3(2):e28.

Lara LA, Abdo CH. Age at time of initial sexual intercourse and health of adolescent girls. Journal of Pediatric and Adolescent Gynecology 2016; 29(5):417-23.

Lee SY, Lee HJ, Kim TK, Park EC. Sexually transmitted infections and first sexual intercourse age in adolescents: The nationwide retrospective cross-sectional study. The Journal of Sexual Medicine 2015; 12(12):2313-23.

Paiva V, Calazans G, Venturi G, Dias R. Idade e uso de preservativo na iniciação sexual de adolescentes brasileiros. Revista de Saúde Pública 2008; 42:45-53.

Pfeffer B, Ellsworth TR, Gold MA. Interviewing adolescents about sexual matters. Pediatric Clinics 2017; 64(2):291-304.

Porchat P. Gênero, psicanálise e Judith Butler – Do transexualismo à política [tese]. São Paulo: Instituto de Psicologia, Universidade de São Paulo, 2007.

Rassial JJ. O adolescente e o psicanalista. [tradução de Leda Mariza Fischer Bernardino]. Rio de Janeiro (RJ): Companhia de Freud, 1999.

Tolman DL, McClelland SI. Normative sexuality development in adolescence: a decade in review, 2000-2009. Journal of Research on Adolescence 2011; 21:242-55.

Tronco CB, Dell'Aglio DD. Caracterização do comportamento sexual de adolescentes: iniciação sexual e gênero. Gerais: Revista Interinstitucional de Psicologia 2012 jul - dez; 5(2):254-269.

Vasilenko SA, Kugler KC, Rice CE. Timing of first sexual intercourse and young adult health outcomes. Journal of Adolescent Health 2016; 59(3):291-7.

World Health Organization. Defining sexual health. Disponível em: <http://www.who.int/reproductivehealth/topics/sexual_health/sh_definitions/en/>.

World Health Organization. FAQ on Health and Sexual Diversity – An Introduction to Key Concepts. 2016. Disponível em: <http://www.who.int/gender-equity-rights/news/20160727-health-and-sexual-diversity-faq-lowres.pdf>.

World Health Organization. FAQ on Health and Sexual Diversity – An Introduction to Key Concepts. 2016. Disponível em: <http://www.who.int/gender-equity-rights/news/20160727-health-and-sexual-diversity-faq-lowres.pdf>.

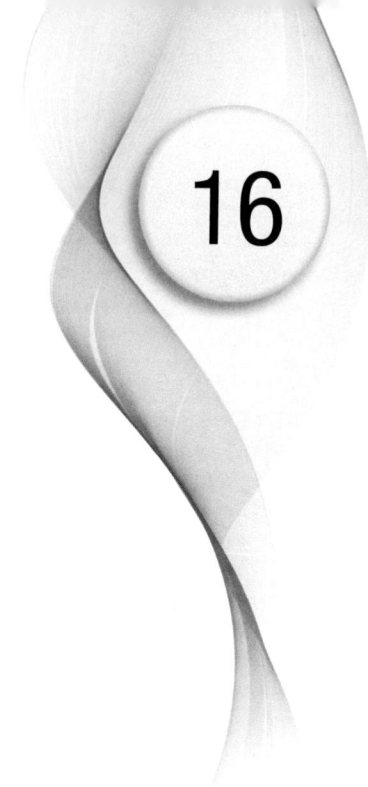

Violência Sexual na Infância e na Adolescência

Maria de Lourdes Caltabiano Magalhães

❏ INTRODUÇÃO

No ano 2000, o governo federal criou o Dia Nacional de Combate ao Abuso e à Exploração Sexual contra Crianças e Adolescentes. A escolha do dia 18 de maio se deve ao caso da menina Araceli, que em 1973 foi abusada e depois assassinada no Espírito Santo. Como os autores do crime eram pessoas de influência política e econômica do estado, ninguém foi punido. Nesse dia se enfatiza a importância do combate a esse tipo de impunidade.

Dentre as situações que permeiam a sociedade moderna, a violência contra a pessoa é indiscutivelmente o evento bioético da maior relevância, não somente pelos danos físicos e psicológicos que causa, mas também pelo número de ações necessárias para seu tratamento.

Sabe-se que a violência sempre esteve presente na história da humanidade, manifesta-se em todas as esferas do convívio social e é uma realidade em todo o mundo. Por esse motivo tornou-se ponto de convergência das preocupações e temores de todos, independentemente da condição social, econômica e de etnia.

O conceito de violência abrange violência física, negligência, violência psicológica e violência sexual.

Em 1994, a Conferência Internacional da ONU sobre População e Desenvolvimento, realizada no Cairo, e posteriormente a V Coferência Mundial sobre a Mulher, em Pequim (1995), lançaram luzes sobre a questão da violência sexual, considerando ser uma importante cesura nos direitos sexuais e reprodutivos de mulheres e adolescentes. Do mesmo modo, o Conselho Econômico e Social das Nações Unidas classificou a violência sexual como "um problema de saúde pública" a ser combatido em todo o mundo e por todos os governos, sugerindo a questão em sua plataforma de ações.

Define-se a violência sexual contra crianças e adolescentes como seu envolvimento em atividades sexuais com um adulto ou com qualquer pessoa um pouco mais velha ou maior, nas quais haja uma diferença de idade, de tamanho ou de poder, em que a criança é usada como objeto sexual para gratificação das necessidades ou dos desejos do adulto, sendo ela incapaz de dar um consentimento consciente por causa do desequilíbrio de poder ou de qualquer incapacidade mental ou física. Essa prática é considerada crime mesmo se exercida por um familiar. Crianças e adolescentes não estão preparados física, cognitiva, emocional ou socialmente para enfrentar uma situação de violência sexual. A relação sexualmente abusiva é uma relação de poder entre o adulto que vitima e a criança que é vitimada.

Conforme definição da Agência de Notícias dos Direitos da Infância (ANDI), a violência sexual contra crianças e adolescentes tem origem nas relações desiguais de poder. Dominações de gênero, classe social e faixa etária, sob os pontos de vista histórico e cultural, contribuem para a manifestação de abusadores e exploradores. A vulnerabilidade da criança, sua dificuldade de resistir aos ataques e o fato de a eventual revelação do crime não representar grande perigo para quem o comete são condições que favorecem sua ocorrência.

❏ INCIDÊNCIA E PREVALÊNCIA

Pesquisa feita pela Organização Mundial da Saúde mostrou que 20% das mulheres e 10% dos homens foram vítimas de abuso sexual na infância, e que 30% das primeiras experiências sexuais são forçadas. A quantidade e a qualidade dos dados disponíveis em todo o mundo são relativamente inferiores ao real, e sua comparação é difícil em virtude das definições, metodologias de coleta de informações, notificações e legislações diferentes. Não é possível avaliar com exatidão a prevalência da violência sexual a partir das estatísticas da polícia ou de serviços que atendem esses casos, porque apenas pequena parte das vítimas denuncia ou procura atendimento. Acredita-se que as vítimas tendam a silenciar sobre o assunto por medo de represália, vergonha ou sentimentos de humilhação e culpa. Apesar do tímido percentual de denúncias, a agressão sexual é um crime cada vez mais reportado, acometendo 12 milhões de mulheres a cada ano em todo o mundo.

Um artigo de 2015 da Coordenação de Enfrentamento da Violência Sexual contra Crianças e Adolescentes da Secretaria de Direitos Humanos/PR forneceu os seguintes dados sobre as denúncias de violência:

- No ano de 2013, o Disque 100 recebeu e encaminhou 124.079 denúncias de violência contra crianças e adolescentes (C/A); desse total, 31.761 denúncias estão direcionadas ao contexto da violência sexual.
- Até novembro de 2014 foram recebidas 88.091 denúncias direcionadas a C/A; dessas, 25% informavam casos de violência sexual, 84% das quais eram denúncias de abuso sexual e 24% de exploração sexual.
- No *ranking* das regiões que mais ofereceram denúncias de violência sexual contra C/A em 2014 encontram-se: Nordeste: 30,7%; Sudeste: 32,45%; Sul: 16,44%; Norte: 9,36%; Centro-Oeste: 10,41%.

Segundo artigo publicado em maio de 2017 pela Rede Brasil Atual e fundamentado em dados do Disque 100, apenas entre os anos de 2015 e 2016 o Disque 100 atendeu 37.000 casos de violência sexual na faixa etária de 0 a 18 anos. Ao todo, 67,7% das crianças e jovens são meninas, contra 15,52% dos meninos, e em 15,79% dos casos não foi informado o sexo. A maioria dos casos (40%) ocorre com crianças entre 0 e 11 anos, seguidas por 12 a 14 anos (30,3%) e de 15 a 17 anos (20,09%).

As estatísticas mostram que, com frequência, a violência sexual ocorre no recesso do lar, perpetrada pelo pai biológico ou padrasto com a "conivência" da mãe. Esta, geralmente, tem dificuldade em identificar que a violência vem ocorrendo por medo de perder o companheiro ou por também ter sofrido violência sexual na infância e/ou adolescência, o que a deixa "imobilizada" para interromper a violência contra sua filha. Em levantamento realizado no Adolescentro, ambulatório de vivência de violência sexual da Secretaria de Saúde do Distrito Federal, de maio de 2005 a março de 2007 foram relatados 136 incidentes, e a distribuição dos autores encontra-se discriminada na Figura 16.1.

A pouca significância do dado quantitativo revela sua significância qualitativa; a escassa notificação está associada ao tabu cultural que cerca as questões da sexualidade. Há ainda um aspecto a ser levado em consideração: quando a violência sexual ocorre contra crianças, muitas vezes não se admite que sua palavra possa ter a mesma credibilidade oferecida à do agressor; tende-se a considerar seus relatos fantasiosos e julgá-las incapazes de diferenciar o lúdico do real, protegendo, incompreensivelmente, o abusador.

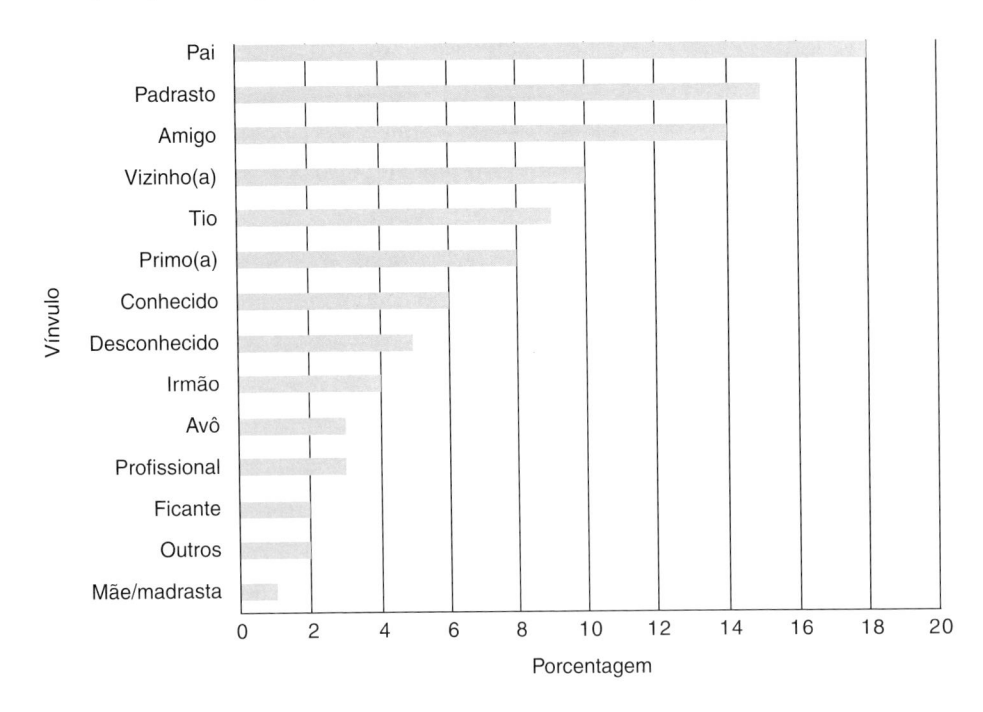

Figura 16.1 Distribuição dos autores de atos de violência por vínculo com a vítima (em porcentagem).

❑ CLASSIFICAÇÃO, QUADRO CLÍNICO E DIAGNÓSTICO

A violência sexual pode ocorrer em duas circunstâncias: intrafamiliar e extrafamiliar.

A violência sexual intrafamiliar ou incestuosa é definida como qualquer relação de caráter sexual entre um adulto e uma criança ou adolescente ou entre um adolescente e uma criança, quando existe um laço familiar ou relação de responsabilidade. Na maioria dos casos, o autor é uma pessoa que a criança conhece, ama ou em quem confia.

Essa modalidade normalmente tem duração mais longa, e as sequelas para as vítimas, do ponto de vista biopsicossocial, são mais intensas.

Já a *violência sexual extrafamiliar* ocorre fora do âmbito da família. O abusador é, na maioria das vezes, alguém que a criança e/ou a adolescente conhece e em quem confia (vizinhos ou amigos, educadores, responsáveis por atividades de lazer, médicos, psicólogos e psicanalistas, padres e pastores). Eventualmente, o autor da agressão pode ser uma pessoa totalmente desconhecida.

A violência sexual intra e extrafamilar pode se expressar de diversas maneiras:

- **Violência sexual sem contato físico:** assédio sexual; abuso sexual verbal; telefonemas obscenos; exibicionismo; voyeurismo; pornografia ou através da internet.
- **Violência sexual com contato físico:** são atos físicos genitais que incluem carícias nos órgão sexuais, tentativa de relações sexuais, masturbação e sexo oral.

Alguns autores subdividem essa categoria em *com penetração*, podendo ser vaginal ou anal, com pênis, dedos, língua ou qualquer outro objeto. Independentemente da forma de violência sexual, é importante ressaltar que mesmo aquela que acontece sem contato físico pode ter consequências biopsicossociais importantes para essa criança e/ou adolescente e por isso é também considerada violência sexual. Em virtude das concepções de gênero seculares na sociedade, há a tendência de considerar violência sexual "apenas" quando ocorre penetração.

Para não haver dúvida, a definição de *estupro* deve ser sempre lembrada: "qualquer forma de coito (vaginal, anal, oral ou manipulação genital), se for contra o consentimento inteligente e responsável da vítima, seja esta do sexo feminino ou masculino."

Como a violência contra C/A apresenta-se sob diversas formas, um sintoma ou sinal isolado não possibilita afirmar sua existência. Por esse motivo, é fundamental um olhar atento e crítico da equipe de saúde diante dos problemas identificados – seja de ordem física, sexual ou emocional – procurando correlacioná-los com o relato da possível vítima, dos familiares ou de pessoas de sua convivência sobre o ocorrido.

Os sintomas podem se manifestar logo após a agressão ou a médio e longo prazo.

MANIFESTAÇÕES CLÍNICAS

TRANSTORNOS NA PELE, MUCOSAS E TEGUMENTO

- Contusões e abrasões, principalmente em face, lábios, nádegas, braços e dorso.
- Lesões que reproduzam a forma do objeto agressor (fivelas, cintos, dedos, mordedura).
- Equimoses e hematomas em tronco, dorso e nádegas, indicando datas diferentes da agressão.
- Alopecia resultante de arrancamento brutal e repetido dos cabelos.
- Queimaduras no dorso e nos genitais com marcas do objeto (cigarro, por exemplo).
- Lesões endobucais ocasionadas por laceração do freio da língua por tentativa de introdução forçada de alimentos.
- Síndrome da orelha de lata (equimose unilateral, edema cerebral ipsilateral e hemorragia retiniana).
- Fácies de boxeador por traumatismo facial.

TRANSTORNOS MUSCULOESQUELÉTICOS

- Fraturas múltiplas – ossos longos em diferentes estágios de consolidação; secundárias à torção com sacudidelas violentas com rápida aceleração-desaceleração.
- Fraturas de costelas em menores de 2 anos.
- Fraturas de crânio ou traumatismo craniano por choque direto ou sacudidas vigorosas concomitantes com edema cerebral, hematoma subdural e hemorragia retiniana, podendo também se manifestar por convulsões, vômitos, cianose, apneia e alterações de déficit motor.
- Hematoma subperiosteal de diferentes estágios (síndrome da criança espancada).

TRANSTORNOS VISCERAIS

Rotura subcapsular de rim e baço, traumatismo hepático ou do mesentério que necessite de intervenção cirúrgica de urgência.

TRANSTORNOS GENITURINÁRIOS

Lesões na área genital e no períneo: observar a presença de dor, sangramento, infecções, corrimento, hematomas, cicatrizes, irritações, erosões, assaduras, fissuras anais, hemorroidas, pregas anais rotas ou afrouxamento do esfíncter anal, diminuição do tecido ou ausência himenal, enurese, encoprese e infecções urinárias de repetição sem etiologia definida.

Transtornos psicológicos

- Aversão ao contato físico, apatia ou avidez afetiva.
- Retardo psicomotor sem etiologia definida com melhora quando a criança se separa da família (hospitalização).
- Transtorno do sono ou da alimentação.
- Episódios de medo e pânico.
- Isolamento e depressão.
- Conduta agressiva e irritabilidade.
- Interesse precoce em brincadeiras sexuais ou conduta sedutora.
- Choro fácil sem motivo aparente.
- Comportamento regressivo.
- Comportamento autodestrutivo.
- Comportamento submisso.
- Desenhos ou brincadeiras que sugerem violência.
- Baixo nível de desempenho escolar.
- Fugas, mentiras, furto.
- Tentativa de suicídio.
- Fadiga.
- Baixa autoestima.
- Aversão a qualquer atividade de conotação sexual.

❑ ATENDIMENTO, TRATAMENTO, PROGNÓSTICO E PREVENÇÃO

O hospital é o local para onde se dirigem as crianças e adolescentes com lesões, às vezes graves e com risco de morte, e é o espaço em que se pode atuar para interromper o ciclo dessa violência.

O atendimento exige a atenção de uma equipe multiprofissional, em que os papéis e a responsabilidade de cada membro da equipe devem estar bem definidos, conforme a estrutura disponível no serviço. O registro e a notificação dos casos também devem estar sistematizados na divisão de tarefas da equipe. Caso o hospital ou a unidade de saúde não conte com um programa específico para o atendimento às vítimas de violência sexual, o médico pode realizar o primeiro atendimento e tomar as medidas necessárias.

Segundo o Ministério da Saúde:

> O ideal é que esse tipo de atendimento seja prestado por equipe multiprofissional, composta por médicos, psicólogos, enfermeiros e assistentes sociais. Entretanto, a falta de um dos profissionais da equipe – com exceção do(a) médico(a) – não inviabiliza o atendimento.

A relação do profissional com a pessoa que acompanha a criança ou o(a) adolescente deve ser firme, sincera e ao mesmo tempo demonstrar a sensibilidade que esse tipo de problema exige: acolher com carinho e respeito, evitando qualquer tipo de discriminação.

O espaço físico hospitalar para atendimento das vítimas deverá refletir a preocupação com a privacidade, sem, no entanto, estigmatizar as crianças e adolescentes ali atendidas com placas indicativas nas salas para atendimento às vítimas de violência. O espaço ideal deve constar de sala privativa para atendimento, onde possam atuar a assistência social e a psicologia, e um consultório médico com sala de exame ginecológico e pequeno armário contendo medicamentos para profilaxia de DST/AIDS e anticoncepção de emergência. Deve dispor ainda de centro cirúrgico, mesmo que pequeno, para os atendimentos que necessitem de correção cirúrgica de urgência e para a realização de abortos previstos por lei (Figura 16.2).

ATENDIMENTO MÉDICO

Ao ser procurado para atender uma criança ou adolescente vítima de violência sexual, o profissional médico deve agir de maneira indiscriminada tanto em relação ao paciente como a seus familiares, segundo o que preceitua o Código de Ética Médica em seu Art.1: "A Medicina é uma profissão a serviço da saúde do ser humano e da coletividade e deve ser exercida sem discriminação de qualquer natureza."

O ideal é que esse atendimento deva acontecer nos Centros de Referência ao Atendimento às Vítimas de Violência Sexual, prioritariamente até 72 horas após o ocorrido, para a correta profilaxia de DST virais e não virais e da gravidez indesejada e para o atendimento multiprofissional. Esses profissionais, além das providências legais, fazem o acompanhamento da vítima e de seus familiares, o que é extremamente desejável naqueles casos em que se questiona o pai ou o padrasto como agente ativo.

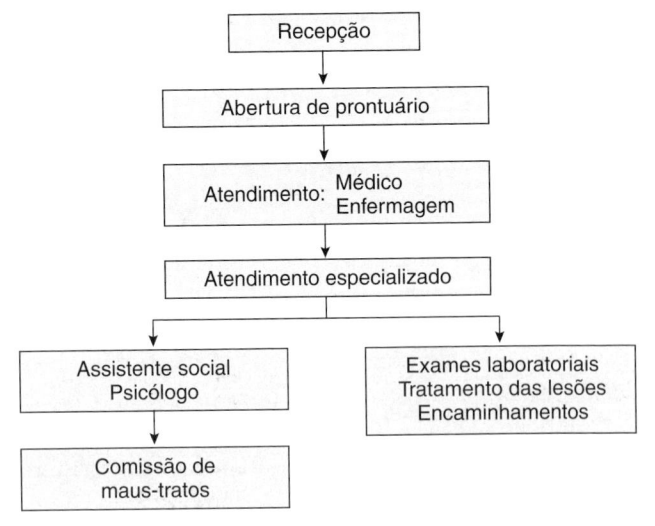

Figura 16.2 Fluxograma geral para atendimento às pessoas vítimas de violência.

Só o efetivo acompanhamento poderá coibir recorrências de agressão sexual dentro da família, além de ajudar a garantir a segurança física da vítima.

Em qualquer situação, a recusa médica ao atendimento é caracterizada como omissão de socorro de acordo com o parágrafo segundo do Art.13 do Código Penal Brasileiro, sendo ilegal a exigência de apresentação do Boletim de Ocorrência (BO) e do laudo do IML para prestar atendimento.

O atendimento médico deve ser realizado sem a preocupação de estar prejudicando a avaliação pericial, pois no ordenamento jurídico brasileiro consta que o bem maior do indivíduo é sua própria vida.

Nos casos de violência, todos os dados obtidos a respeito da vítima devem ser cuidadosamente registrados no prontuário, uma vez que a Justiça pode solicitar cópia à documentação da unidade de saúde. O profissional deve realizar a anamnese e o exame físico de maneira cuidadosa. No caso de crianças, o exame deverá ser realizado, se possível, na presença do responsável. As(os) adolescentes e crianças maiores devem ser orientadas(os) previamente sobre todos os procedimentos que serão realizados:

- **Anamnese detalhada:** a identificação dos casos pode ser feita mediante o relato da vítima (no caso de crianças, adolescentes e pessoas com deficiência cognitiva, por familiares ou responsáveis) ou por evidências de lesões genitais durante exame clínico; nessas circunstâncias, a abordagem profissional é facilitada. No entanto, os relatos espontâneos e os sinais de violência não estão evidentes em um número expressivo de casos.
- **Exame físico completo:** com especial atenção para boca, mamas, genitais, região perineal, nádegas e ânus. É importante descrever detalhadamente as lesões.
- **Exame ginecológico:** convém usar sempre um par de luvas, pois ao tocar com a mão a(o) cliente ou o material de coleta de exames, o DNA do(a) médico(a) pode ser deixado no material coletado. O médico deve ser criterioso, descrevendo minuciosamente, na ficha de atendimento/prontuário, as lesões encontradas, se possível com registro fotográfico.
- **Coleta de material para identificação do agressor:**
  - As roupas da cliente: deixar secar em ar ambiente e guardar em saco de papel.
  - Os pelos pubianos: caso haja secreção na região dos pelos pubianos, convém coletar uma amostra e acondicionar em papel, deixar secar ao ar ambiente e guardar em envelope comum.
  - Coleta de conteúdo vaginal e endocervical, oral ou anal, com *swab* de algodão: o material deve ser fixado em papel de filtro poroso, estéril, deixado secar em ar ambiente e ser armazenado em envelope comum. Identificar com nome da vítima e data da

agressão e da coleta. O material deve ficar à disposição da Justiça.
- Caso haja microscópio disponível, deve-se realizar a pesquisa de espermatozoide em lâmina a fresco com solução salina.
- Reparo das lesões: realizar, se possível, no local do atendimento ou centro cirúrgico, quando necessário, e promover a cobertura com antibióticos e analgésicos.

EXAMES LABORATORIAIS E PROFILAXIA

- Bacteriologia do conteúdo vaginal e anal.
- Cultura para *Neisseria gonorrhoeae*, pesquisa de *Chlamydia trachomatis* e papilomavírus humano, quando houver suporte laboratorial.
- Solicitar sorologia para sífilis, hepatites B e C, anti-HIV e teste de gravidez, exames necessários para avaliação do estado anterior ao episódio de violência. A sorologia anti-HIV deve ser realizada após o compromisso verbal no momento do atendimento de emergência. A profilaxia das DST não virais deve ser iniciada até 72 horas após a violência.

TRATAMENTO PROFILÁTICO RECOMENDADO PELO MINISTÉRIO DA SAÚDE

- **Adultos e adolescentes com mais de 45kg:** penicilina benzatina 1.200.000UI IM + azitromicina 1g VO com ou sem ceftriaxona 250mg IM.
- **Crianças e adolescentes com menos de 45kg:** ceftriaxona 125mg IM + penicilina benzatina 600.000UI IM + azitromicina 20mg/kg (máximo 1g) VO, em dose única. Como o metronidazol e outros derivados imidazólicos podem apresentar interações medicamentosas importantes com o ritonavir, convém evitar o uso concomitantemente. Esquema alternativo com quinolonas (ofloxacina), ceftriaxona 1g IM, ciprofloxacino 400mg a cada 12 horas durante 3 dias.
- **Contracepção de emergência:** até 5 dias, deve ser realizada em todas as pacientes expostas à gravidez por contato certo ou duvidoso com sêmen, independentemente do período do ciclo menstrual em se encontrem e de terem tido a primeira menstruação; o risco de gestação em virtude de estupro oscila entre 4% e 7%. Administrar contracepção hormonal à base de levonorgestrel em dose única oral de 1,5mg ou dois comprimidos de 0,75mg (a primeira dose imediatamente após o atendimento e a segunda após 12 horas). A contracepção de emergência deve ser utilizada preferencialmente nas primeiras 24 horas, mas pode ser administrada com segurança contraceptiva menor até o quinto dia após o ato de violência sexual.

- **Prevenção de hepatite B**:
  - Indicada em casos de violência com exposição a sêmen, sangue ou outros fluidos corporais do agressor até 14 dias após a violência sexual.
  - Contraindicada em mulheres e crianças imunizadas corretamente ou em situações de abuso crônico.
  - Dose única de imunoglobulina humana anti-hepatite B, 0,06mL/kg IM.
- **Prevenção de infecção pelo HIV:**
  - O HIV acomete 0,8% a 2,7% das pacientes com risco variável de acordo com o número e o perfil dos agressores, se houve ou não ejaculação e com o local das lesões (sexo anal: 0,1% a 3%; vaginal: 0,08% a 0,2%; oral: 0,0% a 0,04%); há maior suscetibilidade entre as meninas em virtude da imaturidade da mucosa vaginal.
  - Indicada nos casos de penetração anal/vaginal com ou sem coito oral.
  - Iniciar até 72 horas após o crime sexual e manter por 4 semanas.
  - Contraindicada se for usado preservativo masculino ou feminino durante o crime sexual ou se for realizado o teste rápido anti-HIV no agressor com resultado negativo.
  - O acompanhamento ambulatorial deve ser semanal nas primeiras 4 semanas, devendo ser solicitados hemograma completo, provas de função hepática e sorologia.
  - Em razão do dinamismo da indicação dos agentes antirretrovirais, sempre que houver necessidade de utilizá-los, deve-se reavaliar qual o melhor esquema a ser utilizado.
- **Outras medidas:**
  - Vacinação antitetânica em caso de ferimentos perfurocortantes ou contato com a terra.
  - Quando a violência sexual resultou em gravidez, está prevista no Código Penal Brasileiro (1940), em seu Art. 128, inciso II, a realização de aborto legal. As requisições podem partir tanto das autoridades policiais como do Ministério Público ou do Juiz de Direito, nos casos de apuração criminal, ou exclusivamente do juiz de Direito, nos casos civis, e da chefia imediata, nos casos administrativos.
- **Seguimento laboratorial:**
  - O acompanhamento sorológico deverá estar completo no período de 6 meses, quando as possibilidades de viragem sorológica serão mínimas.
  - Em 2 semanas, repetir hemograma completo, plaquetas, TGO e TGP
  - Em 6 semanas e em 3 meses anti-HIV e VDRL.
  - Em 6 meses, anti-HIV e sorologia para hepatites B e C.

NOTIFICAÇÃO DOS CASOS DE VIOLÊNCIA – A ASSISTÊNCIA MÉDICA E A LEI

Embora todas as pessoas tenham o dever de notificar as autoridades quando ocorre um caso de vitimação de crianças e adolescentes, os profissionais da saúde que interagem com esse segmento são os principais responsáveis por essa medida, tornando possível desencadear os mecanismos de proteção. Desses profissionais, o médico tem um papel fundamental na identificação, tratamento e prevenção das crianças vítimas de maus-tratos por frequentemente atender casos dessa natureza. O não cumprimento dessa responsabilidade é decorrente da falta de conhecimento da lei por alguns profissionais da saúde ou do fato de não estarem convencidos de que devem exercer esse papel.

O Art. 245 do Estatuto da Criança e do Adolescente (ECA) define como infração administrativa a não comunicação à autoridade competente de violência e maus-tratos por médicos, professores ou responsáveis por estabelecimento de atenção à saúde e de ensino fundamental ou pré-escola, estando sujeita à multa de três a 20 salários de referência, aplicando-se o dobro em caso de reincidência. O ECA não cobra do profissional ou do gestor das instituições de saúde uma atitude ou uma ação policial nem deverá haver qualquer equívoco nesse sentido.

Cabe a esses profissionais fazer chegar às autoridades competentes a necessária informação de que a criança ou adolescente está sendo vítima de maus-tratos (ou há suspeita dessa ocorrência). Vale ressaltar que a notificação não se caracteriza como um ato pessoal, mas uma obrigação legal do ponto de vista profissional e institucional, seja através da comissão, seja da direção do serviço de saúde.

A violência sexual contra menores de 18 anos de idade deve ser obrigatoriamente comunicada ao conselho tutelar pelo serviço que atendeu a(o) paciente para o devido acompanhamento policial, já que pela lei atual esse processo será automático, não dependendo de representação dos responsáveis pela vítima. Os conselheiros, além das providências legais, fazem um acompanhamento da vítima e de seus familiares.

Do ponto de vista legal, o crime de estupro sofreu significativas alterações com a edição da Lei 12.015/2009, que ampliou o sujeito passivo do tipo, abrangendo, a partir de então, homens e mulheres, bem como absorveu o crime de atentado violento ao pudor. Houve a fusão dos artigos 213 – Estupro – e 214 – Atentado Violento ao Pudor – e a substituição do artigo 224 – Violência Presumida – pelo novo artigo 217 – Estupro de Vulnerável: "Ter conjunção carnal ou praticar outro ato libidinoso com menor de 14 (quatorze) anos" com pena de reclusão de 8 a 15 anos.

Fica evidente que com essas alterações a intenção do legislador foi punir com mais vigor os que cometem crimes contra a liberdade sexual, principalmente quando há o envolvimento de menores de idade. O crime de estupro de vulnerável, que substitui o antigo estupro mediante violência presumida, ocorre qualquer que seja o meio de execução e ainda que haja o consentimento da vítima.

A equipe de saúde deve buscar identificar organizações e serviços disponíveis na comunidade que possam contribuir com a assistência à vítima.

Membros da rede de proteção: defesa, atendimento e responsabilização. Para melhor assistência à vítima, esses membros devem trabalhar integrados, viabilizando o processo das ações em rede.

❑ CONSIDERAÇÕES FINAIS

Além da violência estrutural a que são submetidas nossas crianças e adolescentes em decorrência das desigualdades sociais, elas também são de inúmeras maneiras violentadas dentro de seus lares, muitas vezes silenciosa e continuamente. Todas as formas de violência podem causar danos a seu desenvolvimento biopsicossocial a curto, médio ou longo prazo. É preciso compreender que o fenômeno da violência ultrapassa o domínio exclusivo de uma área do conhecimento, sendo necessário atentar para as múltiplas determinações do singular e do coletivo e para o envolvimento e enfrentamento da questão também pelo médico, o que se dá por seu comprometimento com a causa da criança e do adolescente.

Cabe sempre lembrar que no caso de violência sexual o acompanhamento deve ter a duração de cerca de 5 anos, sendo sempre multiprofissional, interdisciplinar e interinstitucional, e a "alta", em qualquer tipo de violência, só é concedida após análise de toda a equipe para se certificar de que todas as questões foram bem elaboradas.

No Brasil, o fenômeno da violência tem mobilizado diferentes áreas que procuram estabelecer parcerias e buscam diferentes estratégias de prevenção e intervenção para o enfrentamento do problema. Essa prática visa assegurar o cumprimento de princípios legalmente assegurados no ECA quanto às políticas e programas voltados para a violência social e interpessoal contra crianças e adolescentes.

Em abril de 2017 o presidente Michel Temer sancionou a Lei 13.431/2017, que estabelece o "depoimento especial" para crianças e adolescentes vítimas ou testemunhas de violência, e no dia 8 de maio sancionou duas novas legislações relacionadas com tema: a Lei 13.440/2017, que estipula pena obrigatória de perda de bens e valores em razão da prática dos crimes tipificados como exploração sexual, e a Lei 13.441/2017, que prevê a infiltração de agentes de polícia na internet com o objetivo de investigar crimes contra a dignidade sexual de crianças e adolescentes.

LEITURA COMPLEMENTAR

Agência de Notícias dos Direitos da Infância (ANDI), 2002.

Bezerra VC. A independência do sofrimento em relação ao número de incidentes de violência sexual, segundo a subjetividade das(dos) sobreviventes. [tese] Brasília: Faculdade de Medicina da Universidade de Brasília, 2008.

Brasil. Código penal brasileiro. Disponível em: http://www.planalto.gov.br/ccivil_03/decreto-lei/del2848.htm. (Acesso em 22/07/2015.)

Brasil. Lei 12.015, de 7 de agosto de 2009. Disponível em: http://www.conjur.com.br/dl/lei-12015-agostoagosto.pdf. (Acesso em 26/07/2015).

Brasil. Lei 8.069, de 13 de julho de 1990. Dispõe sobre o Estatuto da Criança e do Adolescente. Disponível em: http://www.planalto.gov.br/ccivil_03/leis/l8069.htm. (Acesso em 26/07/2015).

Brasil. Ministério da Saúde. Aspectos jurídicos do atendimento às vítimas de violência sexual. Perguntas e respostas para profissionais de violência sexual. Brasília; 2011. Disponível em: http://abenfo.redesindical.com.br/arqs/manuais/129.pdf. (Acesso em 25/07/2015).

Brasil. Ministério da Saúde. Secretaria de Assistência à Saúde. Notificação de maus-tratos contra crianças e adolescentes pelos profissionais de saúde: um passo a mais na cidadania em saúde. Brasília, 2002 (Série A – Normas e Manuais Técnicos, no 167).

Brasil. Ministério da Saúde. Secretaria de Atenção à Saúde. Departamento de Ações Programáticas Estratégicas. Prevenção e tratamento dos agravos resultantes da violência sexual contra mulheres e adolescentes: norma técnica. 3. ed. atual. ampl. Brasília, 2012.

Brasil. Ministério da Saúde. Violência intrafamiliar – orientação para a prática em serviço. Brasília, 2002. (Caderno de Atenção Básica, no 8. Serie A – Normas e Manuais Técnicos no 131.)

Campos ZM, Jorge NMDR, Tavares EMP et al. Violência sexual e interrupção da gravidez prevista por lei. Manual de orientação. São Paulo: FEBRASGO; 2010. Disponível em: http://www.febrasgo.org.br/manuais - (Acesso em 18/07/2015).

Centro de Referência para Violência Sexual. Violência sexual contra crianças e adolescentes. 1a Vara da Infância e da Juventude do Distrito Federal. Disponível em: http://www.tjdft.jus.br/institucional/imprensa/glossarios-e-cartilhas/violenciaSexual.pdf. (Acesso em 20/07/215).

Conselho Federal de Medicina. Código de Ética Médica [Internet]. Disponível em: http://www.portalmedico.org.br/resolucoes/CFM/2009/1931_2009.htm. (Acesso em 22/07/2015.)

Drezett J. Aspectos biopsicossociais da violência sexual. In: Anais da "Reunión Internacional de Violência: Ética, Justicia y Salud para la Mujer"; 2000 ago.; Monterrey, Nuevo Leon, México.

Faúndes A, Rosas CF, Bedone AJ, Orozco LT. Violência sexual: procedimentos indicados e seus resultados no atendimento de urgência de mulheres vítimas de estupro. Rev Bras Ginecol Obstet 2006; 28(2):126-35.

Fernandes S. Com quatro casos de exploração sexual de crianças por hora, Brasil debate prevenção. Rede Brasil Atual. Disponível em: http://www.redebrasilatual.com.br/cidadania/2017/05. (Acesso em 11/08/2017)

Magalhães MLC, Gadelha MFR, Rolim LSD, Rocha VD, Queiroz RMF. Violência na infância e na adolescência: assistência médica e psicossocial. In: Magalhães MLC, Reis JTL (eds.) Ginecologia infanto-juvenil: diagnóstico e tratamento. Rio de Janeiro: MedBook, 2007: 407-18.

Magalhães MLC, Reis JTL, Furtado FM et al. O profissional de saúde e a violência na infância e adolescência. Femina 2009; 37(10):547-51.

Magalhães MLC, Reis JTL. Violência sexual: quando suspeitar e como acompanhar? In: Burns DAR et al (eds.) Tratado de pediatria. Barueri: Manole, 2017: 45-50.

Minayo MCS. Violência contra crianças e adolescentes: questão social, questão de saúde. Rev Bras Saúde Matern Infant 2001; 1(2):91-102.

Organización Panamericana de la Salud (OPAS). Informe mundial sobre la violencia y la salud [Internet]. Washington, 2003. Disponível em: http://www.paho.org/Spanish/AM/PUB/Violencia_2003.htm. (Acesso em 20/07/2015).

Paraná. Secretaria de Direitos Humanos. Coordenação de Enfrentamento da Violência Sexual contra crianças e Adolescentes. Disponível em: http://obscriancaeadolescente.gov.br/index.php?option=com_content&view=category&layout=blog&id=75&Itemid=160. (Acesso em 20/07/2015)

Sociedade Brasileira de Pediatria. Guia de atuação frente a maus tratos na infância e na adolescência. São Paulo, 2001.

Villela WV, Lago T. Conquistas e desafios no atendimento das mulheres que sofreram violência sexual. Cad Saúde Pública 2007; 23(2):471-5.

World Health Organization (WHO). Guidelines for medico-legal care of victims of sexual violence [Internet]. Geneva; 2003. Disponível em: http://www.who.int/violence_injury_prevention/publications/violence/med_leg_guidelines/en/. (Acesso em 20/07/2015).

17

Infecções Sexualmente Transmissíveis

Denise Leite Maia Monteiro
Leila Cristina Soares Brollo

❑ INTRODUÇÃO

A expressão *infecções sexualmente transmissíveis* (IST) passou a ser adotada, em substituição a *doenças sexualmente transmissíveis* (DST), no Protocolo do Ministério da Saúde de 2015, em consonância com a utilização internacional empregada pela Organização Mundial da Saúde (OMS).

No contexto da atenção integral à saúde, o atendimento deve ser organizado de modo a não perder a oportunidade de diagnóstico e tratamento e contribuir para a diminuição da vulnerabilidade. Assim, o manejo integral das IST combina o rastreamento e o tratamento das IST assintomáticas e o uso de fluxogramas nas IST sintomáticas, utilizando laboratório complementar.

Quanto à vigilância epidemiológica, a notificação é obrigatória apenas nos casos de sífilis adquirida, sífilis em gestante, sífilis congênita, hepatite viral B, AIDS (síndrome da imunodeficiência adquirida), infecção pelo HIV (*human immunodeficiency virus*), infecção pelo HIV em gestante, parturiente ou puérpera e criança exposta ao risco de transmissão vertical do HIV, conforme a Portaria 1.271, de 6 de junho de 2014.

De acordo com o Centers for Disease Control and Prevention (CDC), a recomendação atual para controle e prevenção de IST é fundamentada em cinco importantes estratégias:

1. Educação e aconselhamento de pessoas sob risco de aquisição de IST.
2. Identificação de pessoas infectadas assintomáticas e pessoas infectadas sintomáticas e orientação para procura de instituições médicas para diagnóstico e tratamento.
3. Diagnóstico e tratamento efetivos de pessoas infectadas.
4. Avaliação, tratamento e aconselhamento dos parceiros sexuais de pessoas infectadas.
5. Aconselhamento em relação às vacinações existentes contra IST para pessoas sob risco de aquisição dessas doenças.

Um aspecto importante na abordagem diz respeito à prevenção de novas ocorrências por meio de aconselhamento específico, favorecendo a compreensão e o seguimento das prescrições médicas e contribuindo de maneira mais efetiva para a adoção de práticas sexuais mais seguras.

O tratamento de parceiros de pessoas com IST interrompe a cadeia de transmissão e previne outras infecções e possíveis complicações, porém é importante saber que, de acordo com o artigo 37 do Código de Ética Médica, "é vedado ao médico prescrever tratamento ou outros procedimentos sem exame direto do paciente, salvo em casos de urgência ou emergência e impossibilidade comprovada de realizá-lo, devendo, nesse caso, fazê-lo imediatamente após cessar o impedimento". Assim, a prática de prescrever tratamento para o casal deve ser abolida e substituída pela convocação e orientação do parceiro.

As IST geralmente se manifestam como úlceras, cervicites/uretrites ou pápulas.

❑ ÚLCERAS GENITAIS

A incidência global de úlceras genitais é estimada em mais de 20 milhões de casos a cada ano. O diagnóstico diferencial das úlceras genitais é amplo, incluindo agentes infecciosos, distúrbios autoimunes e traumatismos. Sua avaliação deve considerar a epidemiologia e a demografia local uma cuidadosa história sexual, a avaliação de características clínicas sugestivas (como dor, endurecimento e friabilidade) e o exame físico extragenital adicional. Devem ser utilizados testes laboratoriais conforme o caso e biópsia para estudo histológico, se necessário.

A presença de úlcera genital está associada a risco elevado de transmissão e aquisição do HIV e tem sido descrita como a principal causa de difusão do vírus nas populações mais vulneráveis. Portanto, o diagnóstico e o tratamento imediato dessas lesões constituem medidas de prevenção e controle da epidemia de HIV.

Neste capítulo serão abordadas apenas as úlceras associadas às IST: sífilis, cancroide, linfogranuloma venéreo, granuloma inguinal e herpes genital.

SÍFILIS

A sífilis é uma doença infecciosa crônica, de transmissão sexual e eventualmente transplacentária, caracterizada por longos períodos de silêncio clínico e capacidade de atingir múltiplos sistemas orgânicos, produzindo lesões cutâneas, mucosas, cardiovasculares e nervosas. Seu agente etiológico é o *Treponema pallidum*.

A transmissão se dá por meio de contato direto com lesões por via transplacentária e menos frequentemente por transfusão de sangue contaminado.

O treponema multiplica-se rapidamente no epitélio infectado e, por via linfática, atinge os gânglios regionais, onde igualmente se multiplica com rapidez, disseminando-se também por via hematogênica.

CLASSIFICAÇÃO E QUADRO CLÍNICO

SÍFILIS ADQUIRIDA

- **Recente (menos de 1 ano de evolução):** primária, secundária e latente recente.
- **Tardia (com mais de 1 ano de evolução):** latente tardia e terciária.

SÍFILIS CONGÊNITA

- **Recente:** casos diagnosticados até o segundo ano de vida.
- **Tardia:** casos diagnosticados após o segundo ano de vida.

Sífilis recente

A primeira manifestação da sífilis recente é o cancro duro, uma lesão ulcerada, redonda ou oval, de fundo limpo e rosado, granulomatoso, com serosidade transparente rica

em treponemas, sem fenômenos inflamatórios adjacentes, que aparece entre 10 e 90 dias (média de 21) após o contato sexual (Figura 17.1). A adenopatia satélite ao cancro encontra-se sempre presente e sem sinais flogísticos. Essa lesão permanece por 4 a 6 semanas, desaparecendo espontaneamente. Esse período é chamado de sífilis primária, que vai desde o contágio até o início de sintomas que caracterizarão a sífilis secundária.

A sífilis secundária se caracteriza pelo acometimento de pele e fâneros e a primeira manifestação ocorre, em média, em 4 a 8 semanas após o desaparecimento do cancro. Caracteriza-se por roséola sifilítica (tipo *rash*, foliculares, papulosas, pustulares, em diversas regiões do corpo, palmas das mãos e plantas dos pés, que podem ser acompanhadas de febre, mialgia, linfadenopatias e adinamia – Figura 17.2), condilomas

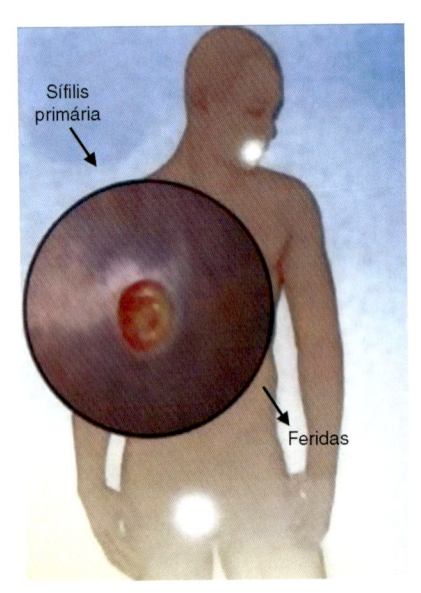

Figura 17.1 Cancro duro. (Disponível em: http://www.saudedica.com.br/sifilis-causas-sintomas-e-tratamentos/.)

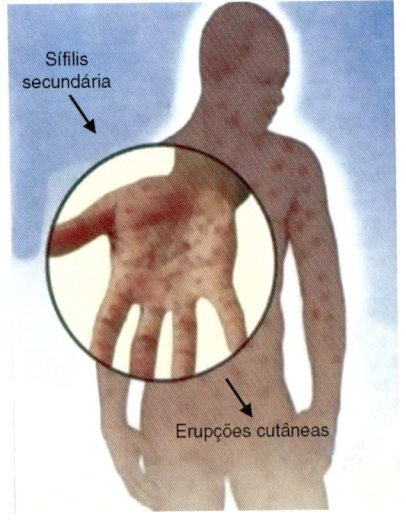

Figura 17.2 Sífilis secundária: roséolas sifilíticas. (Disponível em: http://www.saudedica.com.br/sifilis-causas-sintomas-e-tratamentos/.)

planos (lesões hipertróficas, de base ampla e lisa, observadas em região genital, perianal, nasolabial, retroauricular), alopecia em clareira e micropoliadenopatia generalizada que acompanha as lesões cutaneomucosas e podem ser observadas nas regiões cervicais, supraclaviculares, axilares e inguinocrurais. Ocasionalmente ocorrem artralgias, febrícula, cefaleia e adinamia. Essa fase evolui no primeiro e segundo ano da doença com novos surtos que regridem espontaneamente entremeados por períodos de latência cada vez mais duradouros. Por fim, os surtos desaparecem e se estabelece um grande período de latência.

Na sífilis latente não ocorre expressão clínica da doença, mas as provas laboratoriais são positivas. Na sífilis latente, tipicamente não há sintomas. A fase latente pode durar muitos anos, e a progressão para a sífilis terciária ocorre em aproximadamente um terço das pessoas não tratadas.

Sífilis tardia

A sífilis terciária pode se manifestar de 3 a 12 anos após a infecção inicial sob a forma de lesões cardiovasculares (aneurisma aórtico), lesões neurológicas (*tabes dorsalis* e demência), lesões cutaneomucosas (tubérculos e gomas) e lesões articulares (artropatia de Charcot).

A sífilis congênita é consequente à disseminação hematogênica do *T. pallidum* da gestante infectada para o concepto. A transmissão materna pode ocorrer em qualquer fase gestacional, e a taxa de transmissão vertical da sífilis, em mulheres não tratadas, é de 70% a 100%, nas fases primária e secundária, reduzindo-se para 30% nas fases latente e terciária. A morte perinatal ocorre em 40% das crianças infectadas.

Neurossífilis

O envolvimento neurológico ocorre em até 10% dos pacientes com sífilis não tratada. Na maioria das vezes é assintomática, sendo diagnosticada pela sorologia do liquor.

Embora a neurossífilis assintomática seja a apresentação mais comum, o diagnóstico deve ser considerado em pacientes com sinais ou sintomas de envolvimento neurológico em qualquer fase da infecção e em todos os pacientes com sífilis latente tardia ou terciária. Também deve ser suspeitado em pacientes que não responderam ao tratamento, foram anteriormente tratados por neurossífilis e em condições que comprometam o estado imune.

Diagnóstico

Sífilis primária

- Bacteriológico: a microscopia em campo escuro possibilita a observação do *T. pallidum* vivo, móvel, executando movimentos de rotação, torção e flexão sem se deformar.
- Pode não haver detecção de anticorpos nessa fase.

Sífilis secundária

Todos os testes sorológicos são positivos nesta fase, tanto os treponêmicos como os não treponêmicos:

- **Testes não treponêmicos:** detectam a presença de anticorpo inespecíficos (reaginas) no soro, os quais aparecem em 1 a 4 semanas após o cancro. São basicamente dois tipos de provas:
  - Provas de floculação: o VDRL (*Venereal Disease Research Laboratory*) tende a tornar-se reativo a partir da segunda semana a partir do aparecimento do cancro. Os títulos tendem a apresentar redução a partir do primeiro ano de evolução da doença. Instituído o tratamento, tende a negativar-se entre 9 e 12 meses, podendo, no entanto, permanecer com títulos baixos por longos períodos de tempo ou até mesmo por toda a vida – "memória" ou "cicatriz" sorológica. O VDRL é indispensável no seguimento pós-tratamento da sífilis.
  - Reação de fixação de complemento: reação de Wassermann e RPR (*Rapid Plasma Reagin*).
- **Testes treponêmicos:** para estabelecer o diagnóstico definitivo de sífilis. Provas específicas com base na detecção de anticorpos contra o *T. pallidum* (podem ocorrer resultados falso-positivos em algumas situações, como hanseníase, malária, mononucleose, leptospirose e lúpus eritematoso sistêmico). Em geral, tornam-se reativas a partir do 15º dia da infecção. Essas provas incluem o FTA-ABS (teste de absorção de anticorpos treponêmicos fluorescentes), o teste de imobilização do treponema (TPI), as provas de hemoaglutinação (TPHA) e os métodos de ensaio imunoenzimático (EIA).

Sífilis latente (recente e tardia)

Sem sintomas ou sinais clínicos. O diagnóstico pode ser obtido por meio de testes sorológicos:

- **Testes rápidos para sífilis:** são testes treponêmicos de rápida execução, com resultado disponível entre 10 e 15 minutos. Seu uso está recomendado nos locais que não dispõem de VDRL ou quando a gestante chega à maternidade sem o resultado do VDRL.
- **Sífilis na gravidez e forma congênita:** a infecção na gravidez pode ocasionar parto prematuro, abortamento tardio, natimortalidade ou morte neonatal e também a forma congênita da doença, mediante a transmissão vertical. O rastreamento da sífilis é obrigatório

no início do acompanhamento pré-natal e é realizado com o VDRL. Pacientes sob risco devem ser rastreadas novamente no terceiro trimestre.

Na forma congênita, verificam-se lesões cutâneas fetais e no recém-nascido com características do secundarismo sifilítico. Além dessas lesões, podem estar presentes baixo peso, hepatoesplenomegalia, linfadenopatia, anemia, rinite mucossanguinolenta, trombocitopenia e pneumonia, entre outros.

Após instituído o tratamento da gestante infectada, devem ser realizados exames de VDRL mensais para observar a diminuição da titulação e o controle de cura. Devem ser observadas reduções de quatro vezes nas titulações do VDRL 3 a 4 meses após instituído o tratamento (D). O seguimento pós-parto deve ser feito com o VDRL 3, 6 e 12 meses após o parto.

As Figuras 17.3 a 17.5 apresentam os fluxogramas para diagnóstico de sífilis com as diversas possibilidades.

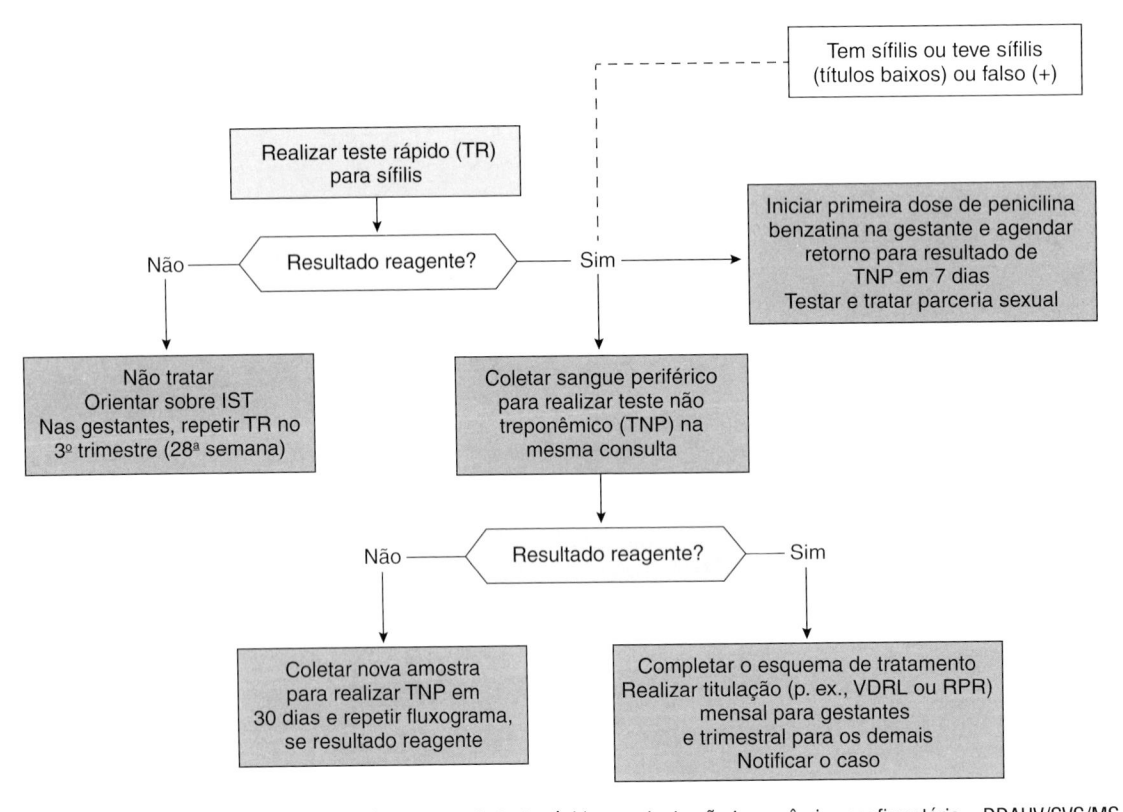

Figura 17.3 Fluxograma para manejo da sífilis utilizando teste rápido com teste não treponêmico confirmatório – DDAHV/SVS/MS.

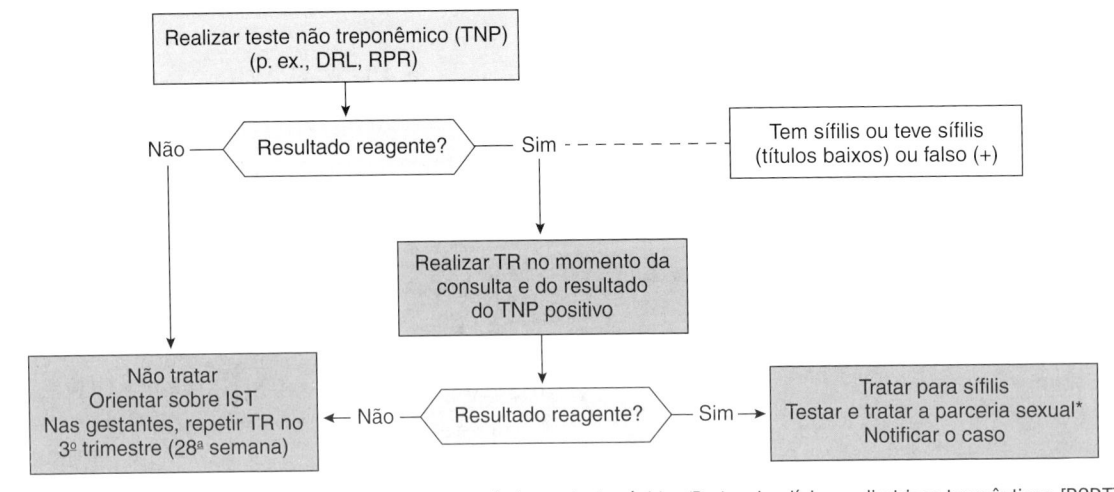

Figura 17.4 Fluxograma para manejo da sífilis com teste treponêmico + teste rápido. (Protocolo clínico e diretrizes terapêuticas [PCDT]: Atenção integral às pessoas com infecções sexualmente transmissíveis [IST] – Fonte: DDAHV/SVS/MS.)

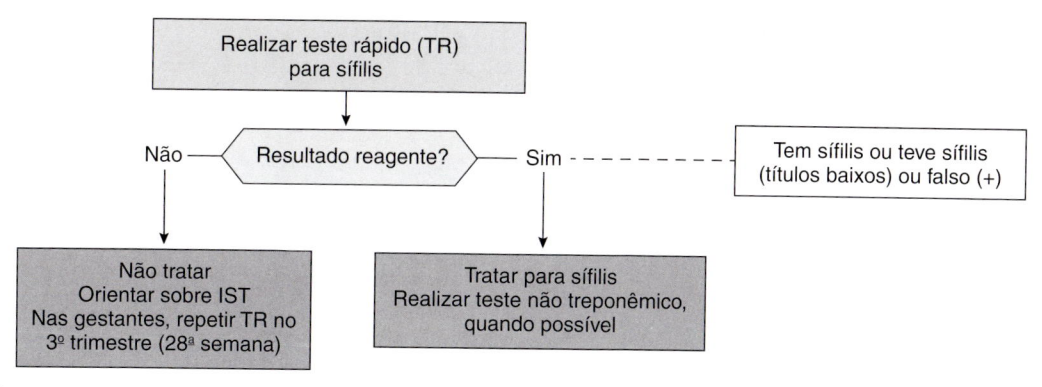

Figura 17.5 Fluxograma para manejo da sífilis utilizando apenas teste rápido. (Protocolo clínico e diretrizes terapêuticas [PCDT]: Atenção integral às pessoas com infecções sexualmente transmissíveis [IST] – Fonte: DDAHV/SVS/MS.)

Tratamento

Sífilis adquirida recente (sífilis primária, sífilis secundária e sífilis latente recente)

- Penicilina G benzatina, 2,4 milhões UI IM em dose única (1,2 milhão UI em cada glúteo).
- Alternativa para pacientes comprovadamente alérgicos à penicilina (exceto para gestantes): doxiciclina, 100mg duas vezes ao dia VO, ou tetraciclina, 500mg a cada 6 horas VO, ou eritromicina 500mg a cada 6 horas VO, por 14 dias. Para crianças alérgicas, usar eritromicina na dose adequada ao peso (50mg/kg/dia VO a cada 6 horas, por 14 dias).

Sífilis adquirida tardia (sífilis latente tardia e terciária) ou latente com duração ignorada

- Penicilina G benzatina, 2,4 milhões UI IM (1,2 milhão UI em cada glúteo), semanal, por 3 semanas. Dose total de 7,2 milhões UI.
- Alternativa para pacientes comprovadamente alérgicos à penicilina (exceto gestantes): doxiciclina, 100mg duas vezes ao dia por 30 dias, ou tetraciclina, 500mg a cada 6 horas VO, ou eritromicina, 500mg a cada 6 horas VO.

Neurossífilis

- Penicilina G cristalina aquosa, 18 a 24 milhões UI/dia IV, administradas em doses de 3 a 4 milhões UI a cada 4 horas ou por infusão contínua por 14 dias.
- Alternativa para pacientes comprovadamente alérgicos à penicilina (exceto gestantes): ceftriaxona, 2g IV uma vez ao dia por 10 a 14 dias.

Cancroide

O cancroide ou cancro mole é de transmissão exclusivamente sexual com período de incubação de 3 a 5 dias, podendo se estender até 2 semanas. O agente etiológico é o *Haemophilus ducreyi*. O quadro clínico consiste em lesões dolorosas, geralmente múltiplas, decorrentes de autoinoculação. As lesões têm borda irregular com contornos eritematoedematosos e fundo irregular recoberto por exsudato necrótico, amarelado, com odor fétido que, quando removido, revela tecido de granulação com sangramento fácil, ocorrendo frequentemente na fúrcula e na face interna dos pequenos e grandes lábios (Figura 17.6). Em 30% a 50% dos pacientes o bacilo atinge os linfonodos inguinocrurais (bubão), sendo unilateral em dois terços dos casos e observado quase que exclusivamente no sexo masculino em virtude das características anatômicas da drenagem linfática.

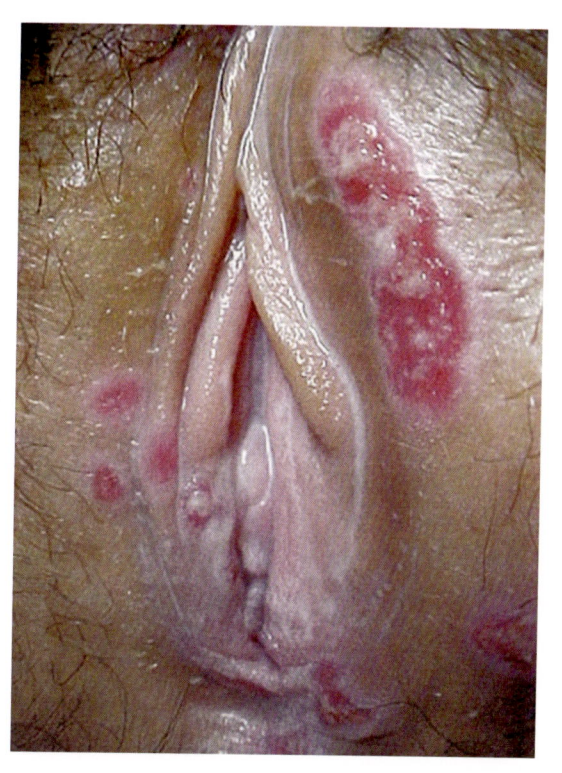

Figura 17.6 Cancroide. (Disponível em: https://prezi.com/jn7s8dnw0uff/chancroid/.)

Diagnóstico

O diagnóstico definitivo de cancroide exige a identificação de *H. ducreyi* em meios de cultura especiais que não estão amplamente disponíveis. Mesmo quando esses meios são usados, a sensibilidade é inferior a 80% e a biópsia não é recomendada.

No exame direto (Gram da secreção da base da úlcera ou aspiração do bubão) observam-se, mais intensamente nas extremidades, bacilos gram-negativos intracelulares, geralmente aparecendo em cadeias paralelas, acompanhados de cocos gram-positivos (fenômeno de satelitismo).

Tratamento

O tratamento sistêmico deve ser sempre acompanhado por medidas de higiene local:

- Azitromicina 1g VO em dose única ou
- Ceftriaxona 250mg IM em dose única ou
- Ciprofloxacino 500mg VO em dose única.
- Crianças: eritromicina, 50mg/kg/dia VO a cada 6 horas por 7 a 10 dias, ou ceftriaxona, 125mg IM em dose única, se peso da criança < 45kg, ou 250mg IM em dose única, se peso > 45kg.
- Gestantes: eritromicina (estearato), 500mg VO a cada 8 horas por 7 a 10 dias, ou ceftriaxona, 250mg IM em dose única.

A azitromicina e a ceftriaxona têm excelente atividade *in vitro* contra *H. ducreyi*. Em todo o mundo têm sido relatados vários isolados com resistência intermediária ao ciprofloxacino.

Linfogranuloma venéreo

O linfogranuloma venéreo é uma doença infecciosa de transmissão exclusivamente sexual, conhecida popularmente como "mula" e caracterizada pela presença de bubão inguinal com período de incubação entre 3 e 30 dias. O reconhecimento dos casos é prejudicado, pois a doença não é comum, e os profissionais de saúde não estão familiarizados com seus sinais e sintomas. O agente etiológico é a *Chlamydia trachomatis,* sorotipos L1, L2 e L3.

Apresenta-se em três fases. Na fase de inoculação aparece ulceração ou pápula passageira (3 a 5 dias). Com frequência, essa fase não é identificada pela paciente e, em geral, em 2 a 6 semanas surge a fase de disseminação linfática regional. Trata-se de gânglios dolorosos. Na mulher, a localização da adenopatia depende do local da lesão de inoculação (Figura 17.7). O comprometimento ganglionar evolui com supuração e fistulização por orifícios. Nessa fase ocorrem sintomas gerais, como febre, mal-estar, anorexia, emagrecimento, artralgia, sudorese noturna e meningismo

Pênis   Vagina

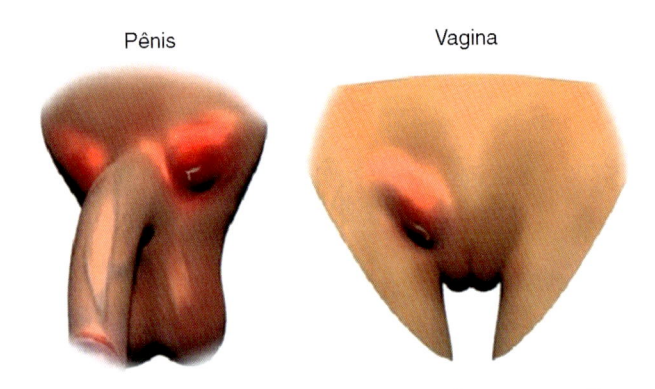

Figura 17.7 Linfogranuloma venéreo. (Disponível em: http://www.drakeillafreitas.com.br/linfogranuloma-venereo/.)

O linfogranuloma venéreo pode tornar-se crônico, levando à fase de sequelas, em que a obstrução linfática crônica ocasiona elefantíase genital, denominada estiômeno na mulher. Além disso, o acometimento retal pode levar à formação de fístulas e abscessos e causar estenose do reto e do canal anal.

Diagnóstico

O diagnóstico deve ser feito com base nas manifestações clínicas com algumas alternativas de diagnóstico laboratorial, o qual não é realizado rotineiramente.

A sorologia ou preferencialmente a reação em cadeia da polimerase (PCR) no material coletado com *swab* pode detectar a *C. trachomatis* e seus sorotipos L1, L2 e L3.

O teste de fixação é grupo-específico e identifica anticorpos contra todas as infecções por clamídia, havendo, portanto, reação cruzada com uretrite, cervicite, conjuntivite, tracoma e psitacose.

O teste da microimunofluorescência pode ser realizado utilizando-se imunoglobulinas anti-IgG e anti-IgM humanas. A presença de IgM é indicativa de resposta imune primária.

A cultura em meio de McCoy tem positividade baixa e o exame histopatológico dos linfonodos retirados ou de material coletado por biópsia retal não é específico, apenas sugestivo.

Tratamento

O tratamento promove a cura da infecção e previne danos aos tecidos. A adequada terapêutica é associada ao declínio dos títulos de anticorpos. Se não houver resposta clínica após 3 semanas de tratamento, este deve ser reiniciado com outro medicamento:

- Doxiciclina, 100mg VO a cada 12 horas por 21 dias ou 100mg VO a cada 12 horas por 21 dias ou
- Azitromicina, 1g em dose única, uma vez por semana, durante 3 semanas (preferencial nas gestantes) ou

- Eritromicina, 500mg VO, três vezes ao dia por 7 dias.
- Crianças: eritromicina, 50mg/kg/dia VO a cada 6 horas por 10 a 14 dias.
- Gestantes: eritromicina, 500mg VO a cada 6 horas por 21 dias.

A antibioticoterapia não apresenta efeito dramático na duração da linfadenopatia inguinal, mas os sintomas agudos são frequentemente erradicados de modo rápido. Os antibióticos não revertem as sequelas, como estenose retal ou elefantíase genital.

Os bubões flutuantes podem ser aspirados, não devendo ser incisados cirurgicamente.

Granuloma inguinal (donovanose)

O granuloma inguinal é uma doença crônica progressiva que acomete preferencialmente pele e mucosas das regiões genitais, perianais e inguinais, frequentemente associada à transmissão sexual, embora os mecanismos de transmissão ainda não sejam bem conhecidos. Encontra-se frequentemente em áreas tropicais.

O agente etiológico é o *Calymmatobacterium granulomatis* ou a *Klebsiella granulomatis*. A contagiosidade é baixa. O período de incubação é de 30 dias a 6 meses.

Inicia-se com ulceração de borda plana ou hipertrófica, bem delimitada, com fundo granuloso, de aspecto vermelho vivo e de sangramento fácil. A ulceração evolui lenta e progressivamente, podendo se tornar vegetante ou ulcerada. As lesões podem ser múltiplas, sendo frequente sua configuração em "espelho", em bordas cutâneas e/ou mucosas. Há predileção pelas regiões de dobras e região perianal (Figura 17.8). Não há adenite, podendo ocorrer pseudobubões (granulações subcutâneas) na região inguinal, quase sempre unilaterais. Na mulher,

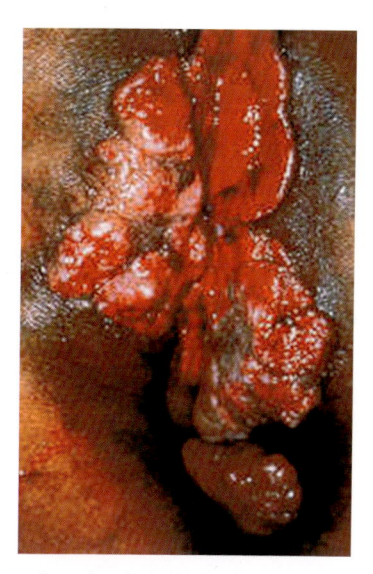

Figura 17.8 Granuloma inguinal. (Disponível em: http://www.manjadetudo.com.br/dicas.php?dica=270.)

a forma elefantiásica é observada quando há predomínio de fenômenos obstrutivos linfáticos.

Não há cura sem tratamento, e a infecção pode espalhar-se por todo o corpo, para os ossos e as articulações, ou para o fígado, provocando acentuada perda de peso, febre e anemia.

Diagnóstico

A identificação dos corpúsculos de Donovan (inclusão bacilar no citoplasma de macrófagos e histiócitos) no material obtido por citologia ou biópsia pode ser feita por meio de exame histopatológico com as colorações pelos métodos de Wright, Giemsa ou Leishman.

Tratamento

- Doxiciclina, 100mg VO a cada 12 horas até a cura clínica (no mínimo por 3 semanas) ou
- Azitromicina, 500mg, dois comprimidos VO, uma vez por semana por pelo menos 3 semanas ou até a cicatrização das lesões ou
- Ciprofloxacino, 750mg VO a cada 12 horas até a cura clínica*, ou
- Sulfametoxazol/trimetoprima (160mg e 800mg) VO a cada 12 horas até a cura clínica (no mínimo por 3 semanas).
- Crianças: eritromicina, 50mg/kg/dia VO a cada 6 horas, mínimo de 2 semanas, até o fechamento das lesões.
- Gestantes: eritromicina (estearato), 500mg VO a cada 6 horas, mínimo de 3 semanas, até o fechamento das lesões. Doxiciclina e ciprofloxacino são contraindicados na gravidez.

Herpes genital

O herpes genital é causado por dois vírus da família do herpesviridae, HSV-1 e HSV-2, que infectam algumas células de forma lítica, ocasionando a destruição da célula. Caracteriza-se pela erupção de vesículas, podendo aparecer em toda parte, mais frequentemente nos lábios e nos órgãos genitais. Ardor, prurido, formigamento e gânglios inflamados podem anteceder a erupção cutânea. Depois da primeira manifestação dos sintomas, na maioria das vezes o HSV consegue infiltrar-se em células do sistema nervoso, estabelecendo uma infecção latente e sendo possível o ressurgimento das lesões. As causas de reativação podem ser febre, relação sexual, uso de imunossupressores ou corticoides, estresse, sol, outras infecções orgânicas e condições que diminuam a imunidade

---

*Observação: não havendo resposta na aparência da lesão nos primeiros dias de tratamento com o ciprofloxacino, recomenda-se adicionar um aminoglicosídeo, como a gentamicina, 1mg/kg/dia EV a cada 8 horas.

do organismo. A frequência da recorrência varia de indivíduo para indivíduo.

DIAGNÓSTICO

O diagnóstico é clínico. A anamnese e o exame físico são os meios fundamentais para o diagnóstico da infecção herpética.

Raramente é necessária a realização de esfregaços e sua análise microscópica, como citologia, que pode evidenciar células de Tzanck presentes no exsudato das lesões em 50% dos casos de infecção herpética. A biópsia não é rotineiramente indicada e evidencia corpúsculo de inclusão. A cultura tem sensibilidade variável de acordo com o estágio da lesão.

A PCR tem sensibilidade de 96% a 100%, maior que a da cultura, porém são necessários exames envolvendo a biologia molecular dificilmente.

Existe soroprevalência combinada de HSV-1 e HSV-2 de quase 100%, e é frequente a reação cruzada. A utilização do teste de sorologia específica, para HSV é válida apenas em situações específicas, como rastreio do parceiro sexual assintomático, na vigência de úlceras genitais atípicas recorrentes com testes de PCR e cultura negativos, na triagem de indivíduos com alto risco de IST ou em mulheres grávidas com diagnóstico prévio de herpes genital.

TRATAMENTO

O aciclovir, um análogo acíclico e sintético dos nucleosídeos purínicos, tornou-se o padrão da terapia para infecções pelo HSV. O valaciclovir, um precursor que se converte em aciclovir, e o famciclovir (converte-se em penciclovir) apresentam maior biodisponibilidade oral do que o aciclovir e o penciclovir:

- **Primeiro episódio:** iniciar o tratamento o mais precocemente possível com aciclovir, 400mg VO a cada 8 horas, ou 200mg a cada 4 horas, cinco vezes ao dia por 7 dias. Também podem ser utilizados valaciclovir, 1g VO a cada 12 horas, ou famciclovir, 250mg VO a cada 8 horas por 7 dias.
- **Nas recorrências:** aciclovir, 400mg VO a cada 8 horas, ou valaciclovir, 500mg VO a cada 12 horas, ou famciclovir, 125mg VO a cada 12 horas por 5 dias. Pode ser associado o uso tópico de aciclovir ou penciclovir (que parece ser superior ao creme de aciclovir).

O tratamento supressivo pode ser oferecido a pacientes com mais de seis episódios por ano com aciclovir, 400mg VO duas vezes ao dia, ou valaciclovir, 500mg duas vezes ao dia, ambos por 6 meses, podendo o tratamento ser prolongado por até 2 anos.

O diagnóstico diferencial das úlceras genitais inclui uma grande variedade de doenças infecciosas e não

infecciosas, como herpes genital, sífilis, cancro mole, donovanose, linfogranoluma venéreo, amebíase, leishmaniose, úlcera vulvar aguda, úlcera de Lipschütz, doença de Crohn, doença de Behçet, líquen plano e lesões malignas.

A abordagem das úlceras genitais segue o fluxograma de manejo de úlcera genital do Ministério da Saúde (Figura 17.9).

❑ CERVICITES/URETRITES

Os agentes microbianos das cervicites/uretrites podem ser transmitidos por relação sexual vaginal, anal e oral. O corrimento uretral, cujo aspecto varia de mucoide a purulento, tem volume variável e está associado a dor uretral (independentemente da micção), disúria, estrangúria (micção lenta e dolorosa), prurido uretral e eritema de meato uretral. Os principais agentes etiológicos são *C. trachomatis* e *N. gonorrhoeae*.

As cervicites/uretrites gonocócicas são produzidas por diplococo gram-negativos (*N. gonorrhoeae*) e as uretrites não gonocócicas, produzidas pela *C. trachomatis* subtipos D a K, *Ureaplasma urealithicum e Mycoplasma hominis*.

O período de incubação da uretrite gonocócica é de 4 a 15 dias e da uretrite pela *Chlamydia* é de 4 a 28 dias no homem. A mulher pode não apresentar sintomas, mas pode ocorrer corrimento amarelo-esverdeado, colo hiperemiado, sangramento intermenstrual e disúria.

Em geral, trata-se de infecção de uretra ou colo uterino, que pode propagar-se para glândulas e órgãos vizinhos por via ascendente, sendo eventualmente a infecção local primitiva extragenital, produzindo quadros de conjuntivite, oftalmia, faringites e anorretite.

DIAGNÓSTICO

GONOCÓCICA

Em vários casos não se identifica a etiologia:

- *Swab* – Gram (sensibilidade de 90% no homem e de 30% a 60% na mulher).
- Cultura da secreção – meio de Thayer Martin, New York City, Martin Lewis.

NÃO GONOCÓCICA

- Cultura em células vivas (McCoy).
- Biologia molecular (PCR).

TRATAMENTO

URETRITES NÃO COMPLICADAS POR GONOCOCO E *CHLAMYDIA*

- Ciprofloxacino, 500mg, um comprimido VO em dose única + azitromicina, 500mg, dois comprimidos VO em dose única ou

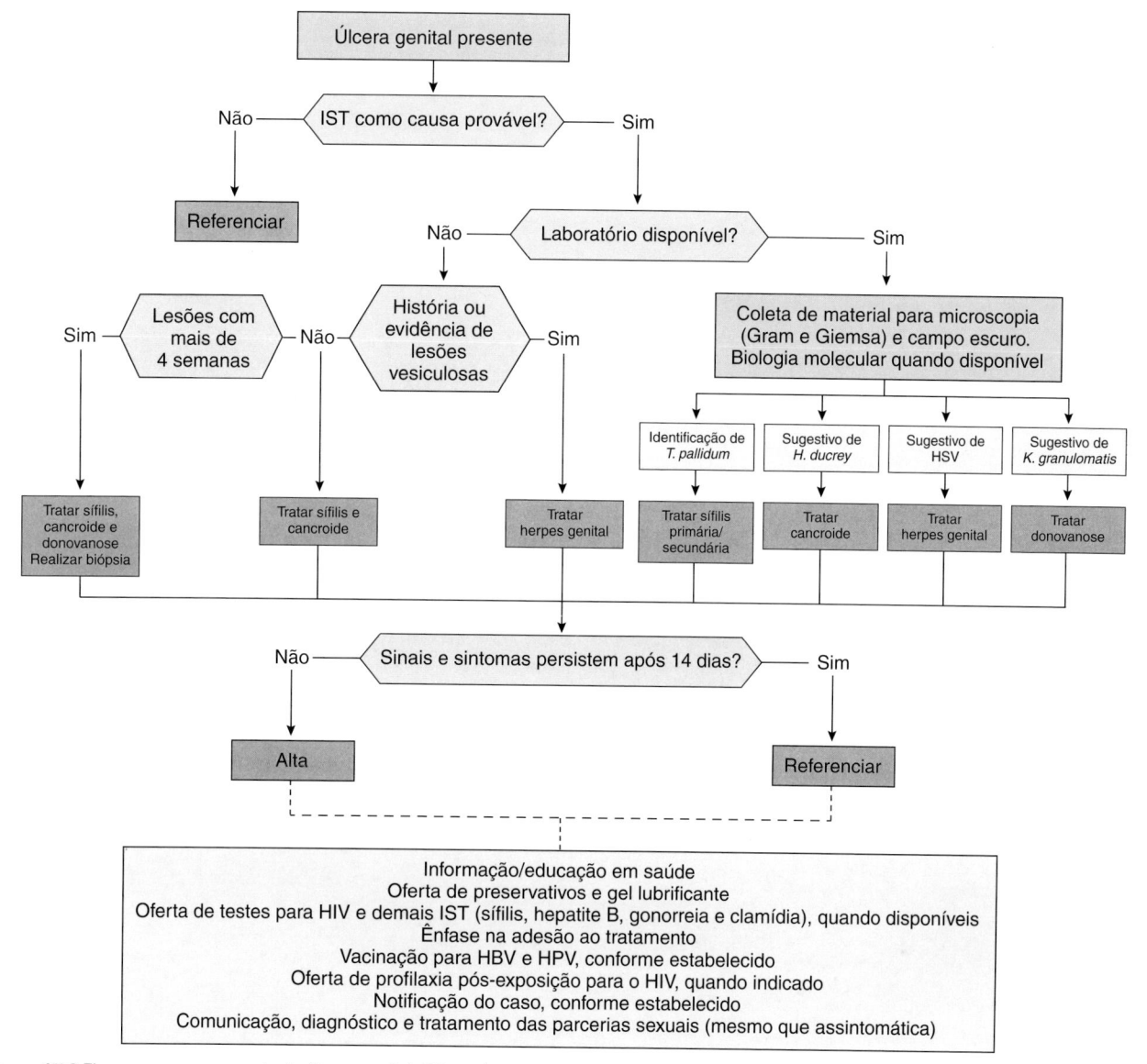

Figura 17.9 Fluxograma para manejo de úlcera genital. (Disponível em: Protocolo clínico e diretrizes terapêuticas [PCDT]: Atenção integral às pessoas com infecções sexualmente transmissíveis [IST] – Fonte: DDAHV/SVS/MS.)

- Ceftriaxona 500mg IM em dose única + azitromicina 500mg, dois comprimidos VO em dose única.
- Em menores de 18 anos e gestantes: ciprofloxacino é contraindicada, e o fármaco de escolha é a ceftriaxona.

URETRITE POR CHLAMYDIA

- Azitromicina, 500mg, dois comprimidos VO em dose única ou
- Amoxicilina, 500mg VO três vezes ao dia, por 7 dias.

O uso de ciprofloxacino está contraindicado nos estados do Rio de Janeiro, São Paulo e Minas Gerais, considerando estudos realizados nos últimos anos que demonstraram a circulação de cepas de gonococos com taxas iguais de resistência antimicrobiana. Essa alteração no tratamento ainda se encontra em processo de ava-

liação pelo Ministério da Saúde. A recomendação é a substituição pela ceftriaxona, 500mg IM em dose única.

A infecção não tratada na gravidez é associada a parto prematuro, baixo peso ao nascer, rotura prematura de membranas ovulares, aborto séptico e endometrite pós--parto.

A abordagem das cervicites segue o fluxograma de manejo de corrimento uretral do Ministério da Saúde (Figura 17.10).

❏ PÁPULAS

CONDILOMA ACUMINADO

As manifestações clínicas relacionadas com o papilomavírus humano (HPV) são muito prevalentes na população em geral, apresentando-se com enorme variedade

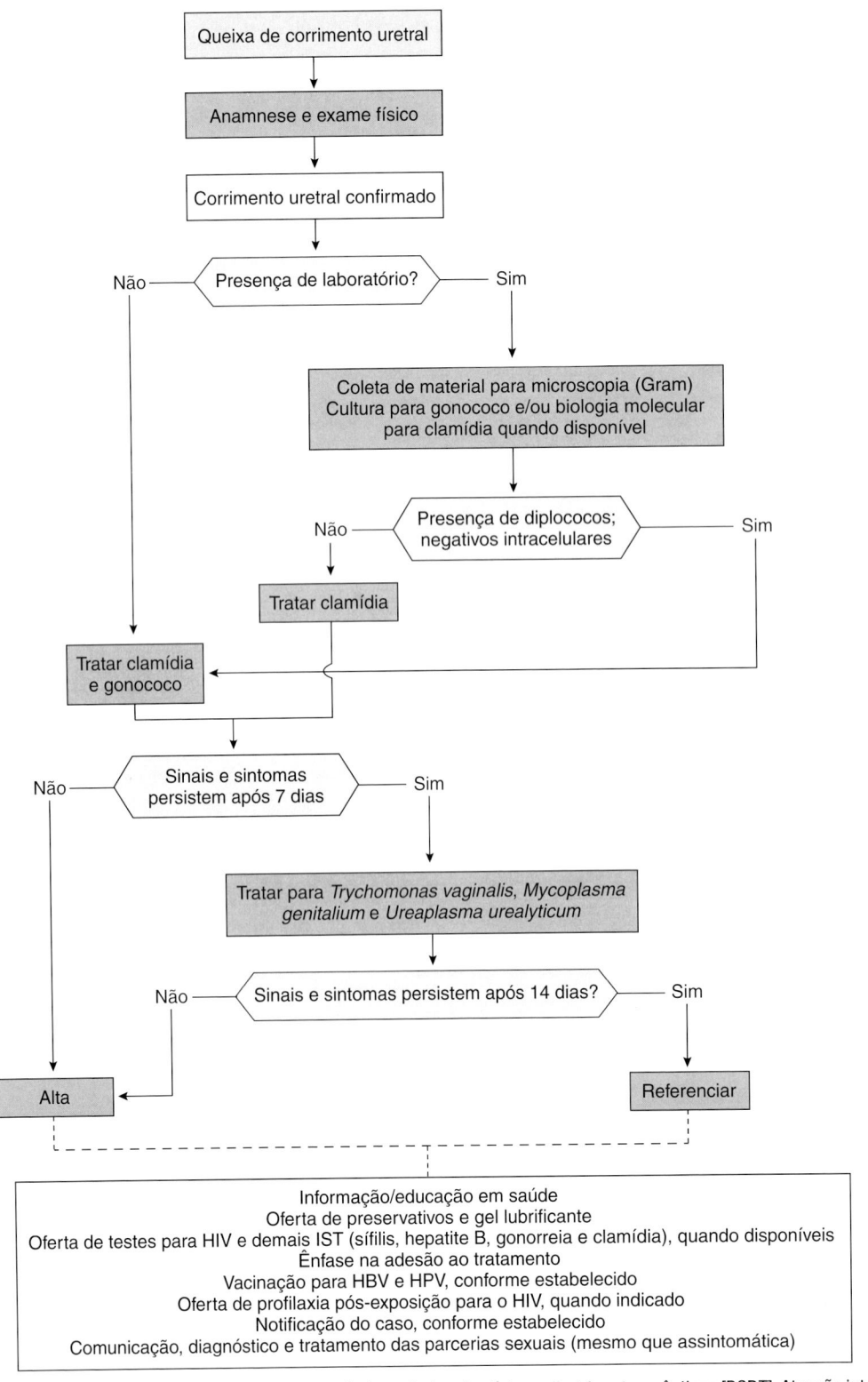

Figura 17.10 Fluxograma: manejo do corrimento uretral. (Disponível em: Protocolo clínico e diretrizes terapêuticas [PCDT]: Atenção integral às pessoas com infecções sexualmente transmissíveis [IST] – Fonte: DDAHV/SVS/MS.)

de expressões morfológicas e de gravidade, desde verrugas simples cutâneas até formas malignas, como tumores de células escamosas. O risco estimado de infecção por HPV ao longo da vida é de 50% a 80% em ambos os sexos.

Existem mais de 200 tipos de HPV que infectam vários tecidos epiteliais, incluindo a epiderme (tipos cutâneos) e os revestimentos epiteliais do sistema respiratório superior e do trato anogenital (tipos mucosotrópicos). Aproximadamente 40 tipos de HPV infectam o epitélio genital. Os tipos de HPV são classificados como tipos oncogênicos, de "alto risco", que são capazes de causar lesões pré-malignas e câncer, ou tipos não oncogênicos, de "baixo risco", que causam verrugas genitais e papilomatose laríngea.

Os HPV dos tipos 16 e 18 são os dois mais comuns de alto risco, enquanto os tipos 6 e 11 são os de baixo risco mais comuns. A infecção por um tipo não confere proteção contra outro tipo. Mais de 90% das verrugas genitais são causadas pelos vírus não oncogênicos 6 e 11, mas aproximadamente um terço das verrugas genitais tem vários tipos de HPV, incluindo coinfecção com tipos oncogênicos.

Quando as verrugas se localizam nos órgãos genitais, chamam-se condilomas acuminados ou verrugas genitais. Atualmente, a infecção pelo HPV é a infeção de transmissão sexual mais frequente.

O diagnóstico é frequentemente clínico, na maioria dos casos dispensando a biópsia.

Tratamento

A terapêutica para o condiloma apresenta alto percentual de recidiva. Após os primeiros 6 meses, as lesões reaparecem em 30% a 70% dos casos, considerando-se todos os tipos de tratamento. Entretanto, a regressão espontânea também pode ser observada em 20% a 30% das vezes após 3 meses de observação.

O tratamento pode ser realizado com agentes químicos destrutivos (ácido tricloroacético, podofilina e podofilotoxina), imunomoduladores (imiquimode) ou terapias cirúrgicas (crioterapia, *laser* ou excisão cirúrgica).

Molusco contagioso

Causado pelo poxvírus, o molusco contagioso consiste em pápulas, lisas, brilhantes, de cor rósea ou da pele normal, apresentando depressão central característica (pápula umbilicada – Figura 17.11). O vírus é adquirido a partir do contato com pessoas infectadas ou contami-

nadas e afeta principalmente crianças pequenas, adultos sexualmente ativos e pessoas imunodeprimidas, especialmente aquelas com HIV. A transmissão se dá pele a pele (raramente mucosas), infectando qualquer parte do corpo. Localiza-se preferencialmente nas axilas, na face lateral do tronco, nas regiões genitais, na região perianal e na face.

O período de incubação é de 3 a 12 semanas e o diagnóstico é clínico.

Tratamento

- Expectante – remissão espontânea.
- Curetagem.
- Diatermia.
- Imiquimode.
- Exérese das lesões.

❑ CONSIDERAÇÕES FINAIS

Algumas IST não se apresentarão como manifestações ginecológicas; portanto, deverão ser rastreadas oportunamente. Para todas as pacientes com suspeita de IST, devem ser oferecidas sorologias para HIV, hepatites B e C e VDRL. Os parceiros devem ser convocados e orientados com o objetivo de interromper a cadeia de transmissão.

Leitura complementar

Bandow GD. Diagnosis and management of vulvar ulcers. Dermatol Clin 2010; 28:753-63.

Belda Junior W, Shiratsu R, Pinto V. Approach in sexually transmitted diseases. An Bras Dermatol 2009; 84(2):151-9.

Brasil Ministério da Saúde. Secretaria de Ciência, Tecnologia e Insumos Estratégicos. Protocolo clínico e diretrizes terapêuticas (PCDT): Atenção integral às pessoas com infecções sexualmente transmissíveis (IST). Brasília: Abril, 2015. Disponível em: http://conitec.gov.br/images/Consultas/Relatorios/2015/Relatorio_ PCDT_IST_CP.pdf.

Brasil. Ministério da Saúde. Portaria 1.271, de 6 de junho de 2014. Define a Lista Nacional de Notificação Compulsória de doenças, agravos e eventos de saúde pública nos serviços de saúde públicos e privados em todo o território nacional, nos termos do anexo, e dá outras providências. Diário Oficial da União p. 67-69, seção I, 9 de junho de 2014. Disponível em: http://bvsms.saude.gov.br/bvs/saudelegis/gm/2014/prt1271_06_06_ 2014.html. Acesso em 30/06/2017.

Brown DL, Frank JE. Diagnosis and management of syphilis. Am Fam Physician 2003; 68:283-90.

Centers for Disease Control and Prevention (CDC). Sexually Transmitted Diseases, Treatment Guidelines, 2015. Atlanta, GA – USA. Disponível em: https://www.cdc.gov/std/treatment/. Acesso em 30/06/2017.

Ceovic R, Gulin SJ. Lymphogranuloma venereum: diagnostic and treatment hallenges. Infect Drug Resist 2015; 8(8):39-47.

Conselho Federal de Medicina. Resolução CFM N.1.931/2009. Aprova o Código de Ética Médica. Publicado no D.O.U. de 24 de setembro de 2009 e a Retificação no D.O.U. de 13 de outubro de 2009. Disponível em: http://www.portalmedico.org.br. Acesso em 29/06/2017.

Duarte G. Doenças sexualmente transmissíveis. In: Magalhães ML, Andrade HH (eds.) Ginecologia infanto-juvenil. Rio de Janeiro: MEDSI, 1998:343-60.

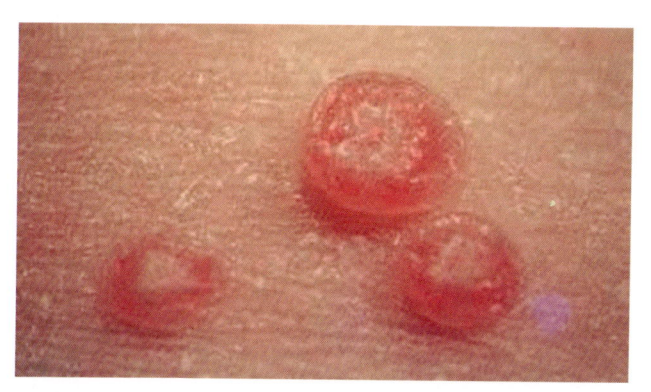

Figura 17.11 Molusco contagioso. (Disponível em: https://www.std-gov.org/stds/molluscum_contagiosum.htm.)

Geller M, Neto M, Ribeiro M et al. Herpes simples: atualização clínica, epidemiológica e terapêutica. DST J Bras Doenças Sex Transm 2012; 24(4).

Glenny AM, Mauleffinch LMF, Pavitt S, Walsh T. Interventions for the prevention and treatment of herpes simplex virus in patients being treated for cancer. Cochrane Database of Systematic Reviews 2009, Issue 1. Art. No.: CD006706. DOI: 10.1002/14651858.CD006706.pub2.

Gonzalez-Beiras C, Marks M, Chen CY, Roberts S, Mitja O. Epidemiology of Haemophilus ducreyi infections. Emerging Infectious Diseases 2016; 22(1).

Gupta L, Singhi MK. Tzanck smear: A useful diagnostic tool. Indian J Dermatol Venerol Leprol 2005; 71:295-9.

Husein-El, Ahmed H. Acute genital ulcer associatedwith erythema nodosum: what should the first suspicion be? Biomedica 2010; 34:13-4.

Jackson SL, Soper DE. Doenças sexualmente transmitidas durante a gravidez. Clínicas Obstétricas e Ginecológicas da América do Norte 1997; 3:587-98.

Johnston C, Koelle DM, Wald A. Current status and prospects for development of an HSV vaccine. Vaccine 2014; 32(14):1553-60.

Lafond RE, Lukehart SA. Biological basis for syphilis. Clin Microbiol Rev 2006; 19:29-49.

Lorenzi DRS, Fiaminghi LC, Artico GR. Transmissão vertical da sífilis: prevenção, diagnóstico e tratamento. Femina 2009; 37(2):83-90.

Mohan RPS, Verma S, Singh AK, Singh U. Molluscum contagiosum: report of one case with overview. BMJ Case Rep 2013.

Richens J. Donovanosis (granuloma inguinale). Sex Transm Infect 2006; 82 (Suppl 4):iv21-2.

Roett MA. Diagnosis and management of genital ulcers. Am Fam Physician 2012 Feb 1; 85(3):254-62.

Rosman IS, Berk DR, Bayliss SJ et al. Acute genital ulcers in nonsexually active young girls: case series, review of the literature, and evaluation and management recommendations. Pediatr Dermatol.2012; 29:147-53.

Stulberg DL, Hutchinson AG. Molluscum contagiosum and warts. Am Fam Physician 2003; 67:1233-40, 1243-4.

Vasilevsky S, Greub G, Nardelli-Haefliger D, Baud D. Genital Chlamydia trachomatis: understanding the roles of innate and adaptive immunity in vaccine research Clin Microbiol Rev 2014; 27:346-70.

Walker CK, Sweet RL. Gonorrhea infection in women: prevalence, effects, screening, and management. International Journal of Women's Health 2011; 3:197-206.

Weaver BA. Epidemiology and natural history of genital human papillomavirus infection. J Am Osteopath Assoc 2006; 106(Suppl. 1):S2-S8.

Breen E, Bleday R. Condyloma acuminata [online]. Disponível em: http://www.uptodate.com. [cited 2017].

Workowski KA, Bolan GA. Sexually transmitted diseases treatment guidelines, 2015. MMWR Recomm Rep 2015; 64(RR-03):1-137.

Yap T, Watkin N, Minhas S. Infections of the genital tract: human papillomavirus-related infections. European Urology Supplements 2017; 16(4):149-62.

Zeiguer NJ, Zeiguer BK. Úlcera genital. In: Zeiguer NJ, Zeiguer BK (eds.) Vulva, vagina y cuello. Buenos Aires: Editorial Médica Panamericana, 1996: 125-47.

18

Infecção do Trato Urinário na Adolescência

Ana Cristina Corrêa Costa
Karine Ferreira dos Santos

❏ INTRODUÇÃO

Infecção do trato urinário (ITU) é uma expressão usada para definir a invasão do trato urinário, previamente esté ril, por bactérias de origem entérica, comumente associada a sinais sistêmicos de infecção.

Na maioria das vezes, as infecções ocorrem por via ascendente com envolvimento sequencial e progressivo de uretra, bexiga e rins, e a febre alta geralmente indica o envolvimento do parênquima renal.

A ITU é a segunda infecção mais comum na população em geral, acometendo todas as faixas etárias, e a cistite não complicada é importante causa de morbidade em adolescentes do sexo feminino.

Em adolescentes, a ocorrência de ITU coincide com o início da atividade sexual, um fator de risco importante para o desenvolvimento de infecções sexualmente transmissíveis (IST). Cinquenta e três or cento das ITU em mulheres jovens estão associadas às IST, e a taxa de recorrência de ITU em adolescentes sexualmente ativas é de 42%.

As infecções do trato urinário podem ser classificadas segundo sua localização (trato urinário superior ou inferior), complexidade (simples ou complicada) e presença ou ausência de anomalias congênitas ou funcionais.

❏ CONCEITOS FUNDAMENTAIS

- **Bacteriúria assintomática:** pelo menos duas uroculturas com crescimento de 100.000 unidades formadoras de colônias (UFC)/mL com a mesma bactéria na ausência de sintomas.
- **Cistite:** sintomas de disúria, polaciúria e/ou piúria, infecção mais comum, localizada na bexiga.
- **Pielonefrite:** infecção do parênquima renal associada a sinais sistêmicos de infecção.
- **Uretrite aguda:** infecção da uretra que pode ser causada por *Neisseria gonorrhoeae* ou *Chlamydia trachomatis*.
- **Infecção recorrente:** duas ou mais ITU em 6 meses ou três ou mais em 1 ano causadas pelo mesmo agente etiológico.

❏ FATORES DE RISCO NO SEXO FEMININO

- Uretra curta.
- Higiene perineal inadequada.
- Início de atividade sexual ou novo parceiro.
- Vulvovaginites.
- Gravidez.
- Retardo em urinar após relação sexual.
- Proximidade anatômica entre uretra e ânus.
- Uso de diafragma.

❏ FATORES DE RISCO EM AMBOS OS SEXOS

- Alterações urológicas que levam a estase e/ou obstrução.
- Refluxo vesicoureteral.
- Instrumentação uretral.

❏ ETIOLOGIA

Os agentes etiológicos mais frequentemente encontrados nos quadros de ITU, em adolescentes do sexo feminino, são: *E. coli* (80% a 90%), *Staphylococcus* (15%), *Klebsiella*, *Enterobacter*, *Citrobacter*, *Serratia* e *Proteus*.

As alterações hormonais que ocorrem nessa faixa etária favorecem a colonização vaginal por bactérias, principalmente de origem entérica, que podem causar ITU.

As cistites (infecções baixas) são mais frequentes.

❏ CLÍNICA

O quadro clínico em adolescentes do sexo feminino não difere do encontrado nas mulheres adultas.

As cistites apresentam-se com queixas de disúria, algúria, polaciúria, urgência, urina com mau cheiro, incontinência urinária, dor ou desconforto em região hipogástrica e, às vezes, febre baixa e hematúria macroscópica.

Na prática diária do consultório, muitas pacientes têm dificuldade em diferenciar, durante a anamnese, os sintomas de cistite e os de vulvovaginites.

As pielonefrites cursam com dor lombar, punhopercussão lombar dolorosa, dor abdominal alta, queda do estado geral, náuseas, vômitos e febre alta.

❏ DIAGNÓSTICO

O exame padrão-ouro para diagnóstico de ITU é a urocultura. O ideal é a coleta do jato médio da primeira urina da manhã ou após 4 horas sem urinar.

Valores > 100.000UFC/mL estão relacionados com ITU, mas devem ser valorizados mesmo valores menores associados a sintomas sugestivos.

No exame de urina rotina, a piúria (> 10 pontos por campo) tem sensibilidade de 85% e especificidade de 60%. Também é possível averiguar a presença de nitrito e hematúria.

O Gram de gota demonstra hematúria em 30% e bacteriúria em 90% dos casos quando há mais de 100.000UFC/mL.

Na prática diária do consultório, quando os sintomas são muito característicos, opta-se pelo tratamento mesmo antes do resultado da urocultura, uma vez que o resultado desse exame não é imediato e a infecção poderá complicar-se.

Testes simultâneos para gonococos e clamídia devem ser solicitados simultaneamente aos exames de urina, principalmente quando os sintomas estão associados a secreção uretral, sempre tendo em mente a associação frequente entre ITU e IST.

Cabe lembrar que as adolescentes têm mais dificuldade em distinguir ou descrever seus sintomas em comparação às mulheres adultas.

❏ TRATAMENTO

CISTITE NÃO COMPLICADA

O uso de antibiótico por 3 dias, na maioria das vezes, é suficiente para o tratamento de adolescentes com ITU não complicada.

Nessas infecções, recomenda-se o uso de sulfametoxazol associado à trimetoprima a (800mg/160mg a cada 12 horas) ou nitrofurantoína (100mg a cada 6 horas).

Em pacientes gestantes, portadoras de comorbidades com sintomas por mais de 7 dias ou histórico de ITU prévia, o tratamento deve ser feito durante 7 dias com os mesmos fármacos.

Em gestantes, a nitrofurantoína não deve ser utilizada no final da gestação em virtude do risco de hiperbilirrubinemia neonatal por anemia hemolítica. O sulfametoxazol associado à trimetoprima não deve ser usado no terceiro trimestre em razão do risco de hiperbilirrubinemia neonatal e *kernicterus*. As quinolonas também estão contraindicadas por causa de seu potencial teratogênico.

As quinolonas poderão ser utilizadas em adolescentes com mais de 18 anos de idade.

A Food and Drug Administration (FDA) libera o uso de quinolonas em menores de 18 anos em caso de ITU complicada, pielonefrite e tratamento após exposição ao antrax (doença infecciosa aguda provocada pela bactéria *Bacillus anthracis*, cuja forma mais virulenta é altamente letal).

O uso das quinolonas em crianças menores de 18 anos produziu efeitos adversos, principalmente musculoesqueléticos, embora o motivo permaneça desconhecido. A artralgia é a queixa mais comum, mas esse sintoma é transitório e se resolve espontaneamente após a descontinuação do uso. Os organismos que infectam adolescentes com ITU são frequentemente resistentes ao uso de ampicilina (38,8%).

PIELONEFRITE

No caso de pielonefrite não complicada, leve ou moderada, a terapia deve ser oral, com duração de 10 a 14 dias, com sulfametoxazol associado à trimetoprima (800mg/160mg a cada 12 horas). As quinolonas poderão ser usadas em adolescentes com mais de 18 anos.

A internação é necessária em caso de pielonefrite grave ou em pacientes que apresentam comorbidades, assim como o uso de antibióticos por via parenteral com sulfametoxazol associado à trimetoprima (800mg/160mg a cada 12 horas), ceftriaxona (1 a 2g/dia), ciprofloxacino (200 a 400mg a cada 12 horas), gentamicina (1g/kg a cada 12 horas, associada ou não à ampicilina) ou imipenem (500mg a cada 8 horas).

O tratamento passa a ser oral após a paciente permanecer afebril por 48 horas, mantendo, se possível, o mesmo antibiótico por mais 14 dias.

As adolescentes grávidas deverão ser internadas e submetidas a tratamento parenteral com ceftriaxona ou gentamicina. O tratamento parenteral deverá ser substituído pelo oral após a paciente permanecer afebril por 48 horas e mantido por mais 14 dias com sulfametoxazol associado à trimetoprima.

Infecção recorrente

A profilaxia nos casos de infecção recorrente ainda é controversa, e a resistência aos antibióticos é uma preocupação frequente.

A profilaxia pós-coito poderá ser adotada quando as infecções recorrentes estão associadas à relação sexual. Adiministra-se dose única de nitrofurantoína (50 a 100mg), sulfametoxazol + trimetoprima (200/40mg) ou cefalexina (250mg).

A profilaxia também poderá ser contínua com dose diária de nitrofurantoína (50 a 100 mg), sulfametoxazol + trimetoprima (200/40mg), cefalexina (250mg) ou norfloxacino (200mg). Convém sempre lembrar que as quinolonas não deverão ser utilizadas em menores de 18 anos.

Bacteriúria assintomática

As evidências atuais não recomendam o tratamento da bacteriúria assintomática em pacientes não grávidas. As gestantes deverão ser tratadas, pois a bacteriúria assintomática nesse grupo está associada a prognóstico sombrio para a mãe e o feto.

❏ CONSIDERAÇÕES FINAIS

Na anamnese de adolescentes com ITU devem ser sempre investigadas a história sexual, a história de ITU na infância, os hábitos intestinais e qualquer patologia geniturinária diagnosticada na infância.

As adolescentes devem ser orientadas a aumentar a ingesta de água, esvaziar regularmente a bexiga e urinar logo após a relação sexual. Essas são orientações importantes para prevenção de ITU.

Além disso, como em adolescentes a ITU está estreitamente associada à atividade sexual, deve-se aproveitar a oportunidade para orientar sobre métodos contraceptivos para prevenção de gestações indesejadas e o uso de preservativo para prevenção das IST

Leitura complementar

Grossman E, Caroni MM. Infecção urinária na adolescência. Adolesc Saude 2009; 6(4):41-7.

Horowitz M, Cohen, J. Review of adolescent urinary tract infection. Current Urology Reports July 2007; 8(4):319-23.

Huppert JS, Biro F, Lan D, Mortensen JE, Reed J, Slap GB. Urinary Symptoms in adolescent females: STI or UTI? Journal of Adolescent Health 2007; 40: 418-24.

Oliveira ECF, Borges LE. Infecção urinária em mulheres. In: Camargos AF, Melo VH, Reis FM, Murta EFC, Filho ALS (eds.) Ginecologia ambulatorial. 3 ed. Belo Horizonte: Coopmed, 2016:801-10.

Patel K, Goldman JL. Safety concerns surrounding quinolone use in children. The Journal of Clinical Pharmacology September 2016; 56(9):1060-75

Paula LB, Diniz MB, Terra SSE. Infecção do trato urinário. In: Filho ALS, Laranjeira CLS (eds.) Manual SOGIMIG de ginecologia e obstetrícia. 6 ed. Rio de Janeiro: Medbook, 2017: 341-4.

Prentiss KA, Newby PK, Vinci RJ. Adolescent female with urinary symptoms: a diagnostic challenge for the pediatrician. Pediatric Emergency Care September 2011; 27(9):789-94.

19

Peculiaridades da Gestação e Pré-Natal na Adolescência

Fabiene Bernardes Castro Vale
Geraldo Diniz Vieira Mendes

❏ INTRODUÇÃO

A adolescência é caracterizada por intensas mudanças físicas, biológicas e emocionais e marcada por relações afetivas e, muitas vezes, pelo início das experiências sexuais. O início da atividade sexual nessa fase da vida sem uma contracepção adequada pode resultar em gravidez precoce. De acordo com dados oficiais, 26,8% da população sexualmente ativa (15 a 64 anos) iniciou sua vida sexual antes dos 15 anos no Brasil. A gravidez precoce, segundo a Organização Mundial da Saúde (OMS), consiste na gravidez de meninas entre 10 e 19 anos de idade e é considerada uma gestação de alto risco em virtude das repercussões biológicas sobre a mãe e seu filho, além de acarretar problemas psicológicos e sociais para o binômio mãe/feto, assim como para toda a família.

A taxa de fecundidade entre as adolescentes, ou seja, a razão entre o número de filhos nascidos vivos no ano e o número de mulheres entre 10 e 19 anos, pode ser considerada um dos melhores indicadores da qualidade de saúde de um país moderno. O Fundo de População das Nações Unidas (UNFPA) é responsável por ampliar as possibilidades de mulheres e jovens levarem uma vida sexual e reprodutiva saudável. A UNFPA estima que 16 milhões de meninas entre 15 e 19 anos dão à luz todos os anos em todo o mundo, sendo 1 milhão dessas meninas menores de 15 anos. Das gestações precoces, 95% estão concentradas nos países em desenvolvimento e, até 2035, serão 20 milhões de mães com menos de 19 anos, tornando a gravidez na adolescência um dos principais problemas de saúde pública da atualidade.

Ao longo das últimas duas décadas, a taxa de fecundidade entre as adolescentes diminuiu na maioria dos países de médios e grandes recursos, incluindo os EUA. O Brasil seguiu a mesma tendência com taxa de fecundidade entre adolescentes passando de 80,1 em 2000 para 60,9 em 2010. Em 2009, 2,8% das adolescentes de 12 a 17 anos tinham um ou mais filhos. Cerca de 19,3% das crianças nascidas vivas em 2010 no Brasil são filhos e filhas de mulheres de 19 anos ou menos. Em 2010, 12% das adolescentes de 15 a 19 anos tinham pelo menos um filho (em 2000, o índice para essa faixa etária era de 15%). Entre 2004 e 2014, no Brasil, a taxa de fecundidade específica de mulheres de 15 a 19 anos passou de 78,8 para 60,5 crianças por 1.000 mulheres nessa faixa etária. No entanto, a participação dos adolescentes na taxa de fecundidade total permaneceu alta, diminuindo de 18,4 para apenas 17 por 1.000.

A gravidez precoce no Brasil pode ser explicada pelas características do contexto social, sendo mais prevalente entre as adolescentes com nível socioeconômico baixo, negras ou indígenas, em razão de fatores como adversidades na infância, menor escolaridade, ineficiência dos serviços de atenção e reduzida assistência aos adolescentes (as adolescentes com menos assistência à saúde tendem a engravidar mais que as outras). Muitas gravidezes de adolescentes e jovens não foram planejadas e são indesejadas. Inúmeros casos decorrem de abusos e violência sexual ou resultam de uniões conjugais precoces, geralmente com homens mais velhos. Ao engravidarem voluntária ou involuntariamente, essas adolescentes têm seus projetos de vida alterados, o que pode contribuir para a exclusão, o abandono escolar e a perpetuação dos ciclos de pobreza. A pobreza extrema que se repete entre os filhos de adolescentes é fator de risco para a repetição do modelo. A gravidez precoce é considerada de alto risco em razão da complexidade de fatores e se torna um problema de saúde pública em virtude das consequências que impõe à sociedade como um todo.

No entanto, os desafios únicos enfrentados pelas mães adolescentes e suas famílias justificam uma maior compreensão do acolhimento, do acompanhamento do pré-natal e das medidas de promoção e prevenção de saúde das mães adolescentes. Mudanças na política para favorecer o apoio às mães adolescentes e abordar as causas da gravidez na adolescência e das desvantagens sociais podem ajudar a melhorar a vida dessas mães e de suas famílias. A gravidez na adolescência é considerada um problema de saúde pública que deve ser abordado de maneira abrangente. O diagnóstico, o manejo clínico precoce da gravidez, a condução da gestação no pré-natal e o acompanhamento no puerpério por equipe multidisciplinar são relevantes com a finalidade de garantir o bem-estar físico, psicológico e social dessas mães adolescentes, de seus filhos e dos familiares.

❑ QUADRO CLÍNICO – SUSPEITA DE GRAVIDEZ

Os profissionais da saúde devem suspeitar de gravidez em adolescentes em caso de queixa de falta da menstruação ou de ciclos menstruais irregulares. Esses profissionais precisam estar cientes de que um adolescente pode ou não ter considerado a possibilidade de gravidez ou pode apresentar queixas vagas com suspeita de gravidez. Assim, deve coletar uma história menstrual e sexual detalhada independentemente da natureza de suas queixas, como:

- Quando foi a data de sua última menstruação?
- Seu último ciclo menstrual foi semelhante aos outros períodos menstruais?
- Você se envolve em atividade sexual?
- Você usa algum método contraceptivo?
- Você tem sintomas de gravidez, como náusea, frequência urinária, aumento do apetite ou ganho de peso?
- Existe alguma chance de estar grávida?

❑ DIAGNÓSTICO

No exame físico convém ficar atento aos achados pertinentes na adolescente cuja gravidez é suspeitada. Em seguida, cabe recomendar a avaliação laboratorial, mas, antes, são importantes o aconselhamento pré-teste e perguntar à adolescente o que ela faria se seu teste de gravidez fosse positivo antes de o teste ser realizado com a finalidade de estabelecer apoio adequado particularmente quando os resultados são fornecidos. As adolescentes podem apresentar uma variedade de respostas emocionais a uma gravidez diagnosticada recentemente, sendo a mais extrema delas o suicídio, motivo pelo qual é importante uma ação multidisciplinar para abordagem da gravidez na adolescência.

GRAVIDEZ CONFIRMADA

Confirmada a gravidez, deve ser iniciado o aconselhamento pós-teste. O primeiro passo, após a confirmação de uma gravidez, consiste em informar à adolescente o resultado do teste e escutar seus pensamentos e sentimentos sobre o resultado. O médico deve antecipar uma variedade de respostas da adolescente grávida: ambivalência, apatia, medo, choro ou mesmo choque. O apoio emocional à adolescente é importante nesse momento, e seus sentimentos devem ser reconhecidos como normais. Nesse momento, também a adolescente deve ser informada sobre a duração da gravidez, os cuidados do pré-natal e a data estimada do parto, apesar de sua resposta emocional.

Depois de explorados os sentimentos da adolescente sobre a gravidez, é importante perguntar como ela vai informar seus pais e o pai do bebê. O médico pode oferecer ajuda à adolescente para divulgar a informação aos pais/responsáveis, seja simplesmente estando presente para dar suporte, seja ajudando a adolescente a iniciar a discussão com os pais.

Após o aconselhamento pós-teste, é importante prescrever ácido fólico, solicitar os exames de pré-natal, orientar sobre uma boa nutrição e descrever os efeitos nocivos do álcool, das drogas e do tabagismo sobre o desenvolvimento do feto. Em seguida, a adolescente deve ser encaminhada para o pré-natal e avisada de que é importante o acompanhamento durante toda a gravidez para assegurar uma gravidez saudável.

❑ TRATAMENTO – ASSISTÊNCIA PRÉ-NATAL E NO PUERPÉRIO

O pré-natal é amplamente reconhecido como um dos principais determinantes da evolução de uma gestação normal, desempenhando papel fundamental nos resultados obstétricos e perinatais. Quanto melhor a qualidade desse pré-natal, mais favorável será o efeito com menor taxa de mortalidade materna e perinatal.

O pré-natal é considerado adequado quando iniciado no primeiro trimestre da gestação e com no mínimo seis consultas. O pré-natal da adolescente deve incluir, além do atendimento médico, um atendimento psicológico e social com atividades em grupo com as gestantes e os acompanhantes. O pré-natal deve, sempre que possível, ser realizado em unidade de saúde que disponha de equipe multidisciplinar (no mínimo, obstetra, enfermeiro, assistente social, psicólogo e pediatra) sensibilizada e capacitada para assistir essa faixa etária com características específicas. O atendimento deverá ser realizado em local adequado e, se possível, em horário específico para as gestantes adolescentes. Esse é o momento ideal para enfatizar junto aos familiares e principalmente para o parceiro que a gestante precisa de compreensão.

Na primeira consulta do pré-natal devem ser realizados: anamnese completa, avaliação nutricional, exame físico geral e específico, solicitação de exames, prescrição de suplementação de ferro e ácido fólico e avaliação do risco gestacional. Durante o exame físico, o Ministério da Saúde recomenda a realização de exame ginecológico com coleta de material cervicovaginal para exame citopatológico, embora o Instituto Nacional de Câncer José Alencar Gomes da Silva (INCA, 2016) oriente o rastreamento do câncer de colo uterino a partir de 25 anos em todas as mulheres que iniciaram atividade sexual.

Cabe lembrar que a gravidez na adolescência pode ser a única oportunidade para o diagnóstico precoce de lesões cervicais. Quando necessário, pode ser realizado o toque vaginal. Em todas as consultas de retorno, deve ser perguntado sobre a melhora dos sintomas anteriores, as queixas atuais, o uso da medicação prescrita e o seguimento das instruções e realizados exame obstétrico e exames de acordo com a idade gestacional. O exame obstétrico deve incluir a mensuração de peso, pressão arterial e altura do fundo uterino, a ausculta dos batimentos cardiofetais, a definição da situação, posição e apresentação fetais (quando possível) e a verificação de edemas, com as respectivas orientações a partir dos resultados observados caso a caso. O retorno deverá ser mais frequente quando estiverem presentes situações consideradas de risco, como desnutrição, doenças sistêmicas (metabólicas, cardiovasculares etc.), complicações obstétricas (especialmente doença hipertensiva específica da gravidez) e alterações psicossociais (depressão, extrema pobreza, baixa autoestima, abandono familiar ou do parceiro etc.)

COMPLICAÇÕES PERINATAIS

As adolescentes grávidas podem experimentar anemia, complicações do diabetes gestacional e hipertensão induzida pela gravidez com mais frequência do que os adultos. Consequentemente, apresentam índices maiores de mortalidade materna e fetal. Nascimento pré-termo, baixo peso ao nascer e morte neonatal também são mais frequentes nas gravidezes de adolescentes do que nas adultas. A maioria das disparidades na morte neonatal pode ser atribuída a

parto prematuro, baixo peso ao nascer, imaturidade biológica materna ou falta de acesso ao pré-natal.

O conjunto de cuidados pré-natais aumenta a frequência de amamentação, além de reduzir a mortalidade materna e infantil e o parto prematuro entre as mulheres jovens. As visitas domiciliares de enfermagem no período pré-natal e no pós-natal melhoram os resultados de saúde a curto e longo prazo entre as mães adolescentes e seus filhos.

Para diminuir as complicações de uma gravidez precoce são recomendados:

- Avaliação nutricional: as adolescentes grávidas devem submeter-se a uma avaliação nutritiva, com orientação sobre a alimentação necessária, a suplementação de vitaminas e o acesso a uma estratégia para reduzir a anemia e o baixo peso ao nascimento e para otimizar o ganho de peso na gravidez. A ingestão de ácido fólico (400μg/dia) é importante para a prevenção de algumas anomalias congênitas e na produção de glóbulos vermelhos. O ferro é necessário tanto para a mãe como para o feto, inclusive para expandir a massa de glóbulos vermelhos materna. A ingestão de cálcio durante a adolescência é um determinante importante na mineralização e na densidade óssea, devendo ser de 1.300mg por dia a ingestão adequada de cálcio em adolescentes grávidas (14 a 18 anos).
- Testes de infecção sexualmente transmissível (anti-HIV + VDRL + HbsAg) e para vaginose bacteriana devem ser realizados no primeiro e novamente no terceiro trimestre.
- Rastreamento de diabetes: glicemia de jejum na primeira consulta e rastreamento de diabetes de 24 a 28 semanas de gestação. Recomendar medidas de prevenção primária (alimentação saudável e atividade física regular).
- Ultrassonografias estão justificadas no primeiro trimestre para garantir datamento adequado da gestação, em torno de 22 semanas, para avaliação anatômica fetal e predição da prematuridade, e entre 32 e 34 semanas para avaliação do bem-estar fetal, principalmente em virtude do risco de restrição do crescimento intrauterino.
- Controle de rotina do consumo de álcool, tabagismo, uso de substâncias ilícitas, violência e transtornos de humor a cada trimestre. Para as adolescentes que fazem uso de qualquer substância nociva é importante estimular a cessação do tabagismo e do uso de álcool e drogas.
- Consultas mais frequentes no segundo e terceiro trimestres principalmente em razão do maior risco de parto prematuro.
- Orientar sobre sinais de gravidade e sintomas de hipertensão na gravidez e de parto prematuro.

• Sempre que possível, incluir o parceiro da adolescente e os pais ou responsáveis.

PARTO NA ADOLESCÊNCIA

Em geral, a adolescente apresenta condições fisiológicas para o parto vaginal, sendo fundamental o preparo emocional da gestante para o desfecho obstétrico. As evidências científicas atuais são muito consistentes quanto à recomendação da via vaginal, reservando a operação cesariana para as indicações precisas. O direito ao acompanhante, garantido pela Lei 11.108/2005, no caso das adolescentes, deveria contar também com a possibilidade da presença da mãe, tendo em vista o suporte emocional e a confiança estabelecida.

PUERPÉRIO NA ADOLESCÊNCIA

A orientação contraceptiva deve ser iniciada no oitavo mês de gestação. Os métodos de contracepção reversível de longa duração (LARC) são mais eficazes, bem tolerados e com taxas altas de continuação. Ao contrário dos conceitos equivocados amplamente difundidos, os dispositivos intrauterinos podem ser inseridos com segurança em um ambiente de atenção primária, não havendo aumento no risco de infecção, perfuração ou sangramento em mulheres jovens.

Convém estimular a participação do pai do bebê que, muitas vezes, também é adolescente. O envolvimento do pai nos serviços de saúde, tanto no pré-natal como no planejamento familiar, tem sido enfatizado de modo a melhorar a atenção à saúde reprodutiva, assim como estimular psicologicamente a paternidade responsável, o que pode reduzir a reincidência de gestação na adolescência, fato especialmente associado a fatores reprodutivos e socioeconômicos. Tal preocupação se torna mais relevante quando se constata que a cada nova gravidez diminui a probabilidade de a adolescente concluir os estudos, ter um emprego estável e ser economicamente autossuficiente. Deve-se estimular a amamentação e fornecer orientações sobre cuidados com o recém-nascido. Convém promover a assistência social (serviços de convivência e fortalecimento de vínculos), objetivando incentivar a permanência escolar e a inserção social. Por último, deve-se manter o acompanhamento psicológico.

❑ CONSIDERAÇÕES FINAIS

A assistência pré-natal adequada às gestantes adolescentes pode promover o diagnóstico precoce e corrigir os fatores de risco para baixo peso ao nascimento, principalmente nas gestantes mais jovens. As adolescentes devem ter condições de aprimorar sua situação socioeconômico-cultural, receber mais estímulo para estudar, abrindo

perspectivas de um futuro melhor, e adotar uma atitude mais positiva em relação à sexualidade e ao planejamento familiar. Durante a assistência devem ser oferecidas informações e meios para a prática do sexo seguro e responsável. A disponibilidade de centros de atendimento voltados para a promoção da saúde da adolescente, o planejamento familiar e a prevenção de infecções sexualmente transmissíveis com equipe médica multidisciplinar pode reduzir o risco de gestações na adolescência.

LEITURA COMPLEMENTAR

Bastian LA, Piscitelli JT. Is this patient pregnant? Can you reliably rule in or rule out early pregnancy by clinical examination? JAMA 1997 Aug 20; 278(7):586-91.

Brasil. Ministério da Saúde. Instituto Brasileiro de Geografia e Estatística – IBGE 2015/Brasil. Ministério da Saúde. Saúde Brasil 2011: uma análise da situação de saúde e a vigilância da saúde da mulher. Brasília: Ministério da Saúde, 2011.

Brasil. Ministério da Saúde. Instituto Brasileiro de Geografia e Estatística – IBGE 2015. Cenário da Infância e Adolescência no Brasil. Brasília: Ministério da Saúde, 2015.

Brasil. Ministério da Saúde. Secretaria de Vigilância em Saúde. Departamento de DST, Aids e Hepatites Virais. Pesquisa de conhecimento, atitudes e práticas na população brasileira/Ministério da Saúde. Secretaria de Vigilância em Saúde. Brasília: Ministério da Saúde, 2011.

Dobkin LM, Perrucci AC, Dehlendorf C. Pregnancy options counseling for adolescents: overcoming barriers to care and preserving preference. Curr Probl Pediatr Adolesc Health Care 2013 Apr; 43(4):96-102.

Ganchimeg T, Ota E, Morisaki N et al. WHO Multicountry Survey on Maternal Newborn Health Research Network. Pregnancy and childbirth outcomes among adolescent mothers: a World Health Organization multicountry study. BJOG 2014 Mar; 121 Suppl 1:40-8.

Ganchimeg T, Ota E, Morisaki N, et al. Pregnancy and childbirth outcomes among adolescent mothers: A World Health Organization multicountry study. BJOG 2014; 121 Suppl 1:40-8

Gavin L, Moskosky S, Carter M et al. Centers for Disease Control and Prevention (CDC).Providing quality family planning services: Recommendations of CDC and the U.S. Office of Population Affairs. MMWR Recomm Rep 2014 Apr 25; 63(RR-04):1-54

Gortzak-Uzan L, Hallak M, Press F, Katz M, Shoham-Vardi I. Teenage pregnancy: risk factors for adverse perinatal outcome. J Matern Fetal Med 2001; 10(6):393-7.

Lindahl V, Pearson JL, Colpe L. Prevalence of suicidality during pregnancy and the postpartum. Arch Womens Ment Health 2005 Jun; 8(2):77-87

Ministério da Saúde. Instituto Nacional de Câncer José Alencar Gomes da Silva – INCA/2016.

Ministério da Saúde. Instituto Sírio-Libanês de Ensino e Pesquisa. Protocolo de Atenção Básica: Saúde das Mulheres/2016.

Nathalie F, Teresa O'D, Gisela B, Rachel FS. Adolescent pregnancy Guidelines. J Obstet Gynaecol Can 2015; 37(8):740-56.

O'Neil Callahan M, Peipert JF, Zhao Q, Madden T, Secura G. Twenty-four-month continuation of reversible contraception. Obstet Gynecol 2013; 122(5):1083-91.

Olds DL, Kitzman H, Knudtson MD, Anson E, Smith JA, Cole R. Effect of home visiting by nurses on maternal and child mortality results of a 2-decade follow-up of a randomized clinical trial. JAMA Pediatric 2014; 168(9):800-06.

Rosengard C, Pollock G, Weitzen S et al. Concepts of the advantages and disadvantages of teenage childbearing among pregnant adolescents: a qualitative analysis. Pediatrics 2006; 118:503.

Sedgh G, Finer LB, Bankole A, Eilers MA, Singh S. Adolescent pregnancy, birth, and abortion rates across countries: levels and recent trends. J Adolesc Health 2015; 56(2):223-30.

UNFPA. Fundo de População das Nações Unidas. 2016. Disponível em: http://www.unfpa.org/press/unfpa-state-world-population-2016.

World Health Organization. Adolescent pregnancy: fact sheet. Setembro, 2014.

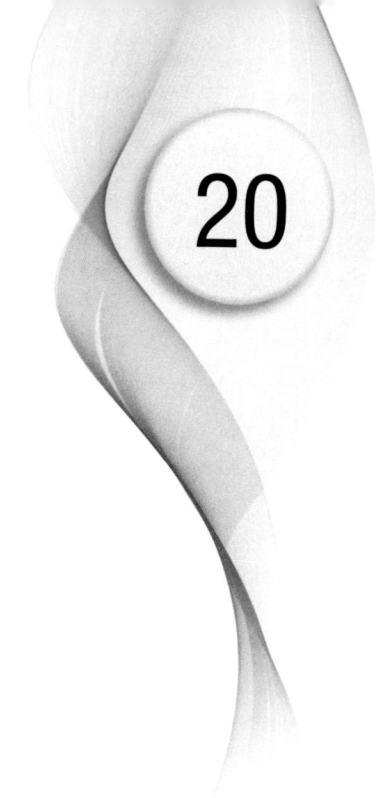

20

Distúrbios Alimentares na Adolescência e suas Repercussões Ginecológicas

Ivana Fernandes Souza

❏ INTRODUÇÃO

A adolescência é um período de intenso crescimento e desenvolvimento em que a nutrição desempenha papel fundamental. O surto de crescimento que acontece na adolescência representa cerca de 25% da altura e 50% do peso final do adulto. Além disso, as meninas desenvolvem a capacidade reprodutiva durante esse período.

A presença de distúrbios alimentares na infância ou adolescência pode ocasionar diversas alterações ginecológicas, incluindo interrupção do desenvolvimento puberal, atraso na menarca e distúrbios do ciclo menstrual. A disfunção menstrual é uma característica clínica comum a todos os tipos de distúrbios alimentares.

A etiologia exata dos distúrbios alimentares é desconhecida. Acredita-se que seja uma interface entre predisposição genética e biológica, influências ambientais e socioculturais e traços psicológicos.

Há evidências crescentes de que os distúrbios alimentares sejam hereditários com risco sete a 12 vezes maior de desenvolvimento de um distúrbio alimentar em pacientes com parentes portadores desses distúrbios.

De acordo com a quinta edição do *Manual Diagnóstico e Estatístico de Transtorno Mental* (DSM-5), os transtornos alimentares são classificados como "uma perturbação persistente na alimentação ou no comportamento relacionado com a alimentação que resulta no consumo ou na absorção alterada de alimentos e que compromete significativamente a saúde física ou o funcionamento psicossocial".

Entre os transtornos classificados no DSM-5, os que podem apresentar repercussões ginecológicas são a anorexia nervosa (AN), a bulimia e o transtorno de compulsão alimentar.

A obesidade, não incluída no DSM-5, também será abordada neste capítulo em razão de suas importantes repercussões ginecológicas.

❏ ANOREXIA NERVOSA

A AN é um distúrbio de saúde mental com consequências físicas importantes. De acordo com o DSM-5, a AN consiste na restrição da ingesta calórica em relação às necessidades, levando a um peso corporal significativamente baixo no contexto de idade, gênero, trajetória do desenvolvimento e saúde física. Associa-se ao medo intenso de ganhar peso ou de engordar ou a comportamento persistente que interfere nesse ganho, mesmo estando ele significativamente baixo. A autoavaliação encontra-se distorcida com ausência persistente de reconhecimento da gravidade do baixo peso corporal.

Acredita-se que as características biológicas, psicológicas, familiares e socioculturais sejam fatores que interagem na determinação da manifestação da NA.

A anorexia costuma afetar mais adolescentes e adultos jovens com prevalência de 3,7%, atingindo o sexo feminino em cerca de 95% dos casos. O pico de incidência ocorre entre 14 e 18 anos e em 85% das vezes tem início antes dos 20 anos de idade. Quase 100% dos casos ocorrem antes dos 25 anos de idade.

O curso da AN é frequentemente prolongado, e a mortalidade para as pacientes com anorexia é de aproximadamente 5,6% por década. Essa é a maior taxa de mortalidade de qualquer transtorno psiquiátrico.

A AN é caracterizada por mudanças em múltiplos eixos neuroendócrinos, incluindo hipogonadismo hipogonadotrófico adquirido, resistência e níveis baixos do hormônio do crescimento semelhante à insulina (IGF-1), hipercortisolemia relativa e alterações em adipocinas, como leptina e peptídeos intestinais, incluindo grelina, peptídeo YY (PYY) e amilina.

REPERCUSSÕES GINECOLÓGICAS DA ANOREXIA NERVOSA

As pacientes adolescentes com AN podem apresentar alterações menstruais decorrentes da supressão hipotalâmica e correm grande risco de desenvolver osteopenia, osteoporose e fraturas. Dependendo da idade de instalação da anorexia, também pode ser encontrado atraso no desenvolvimento puberal.

Alguns estudos têm demonstrado que, embora as mulheres com AN não pareçam diferir da população em geral quanto à incidência de câncer ginecológico, o risco de mortalidade para os cânceres de útero e ovário nessas pacientes é duas vezes maior do que na população em geral. Acredita-se que esse aumento seja decorrente do atraso no diagnóstico e tratamento de neoplasias ginecológicas em indivíduos com AN, bem como da diminuição da efetividade dos tratamentos em virtude do estado nutricional das pacientes.

ALTERAÇÕES MENSTRUAIS

A amenorreia e a oligomenorreia caracterizam-se como alterações menstruais frequentes nas pacientes com AN. Embora tenha sido removida dos critérios do DSM-5 como parte do diagnóstico da AN, a amenorreia ocorre em cerca de 66% a 84% das mulheres com anorexia, e a oligomenorreia acomete 6% a 11% das pacientes.

Os principais fatores preditores de amenorreia são baixo índice de massa corporal (IMC), baixa ingesta calórica e nível maior de atividade física.

Na AN, a amenorreia está relacionada com restrição calórica severa e subsequente supressão do eixo hipotálamo-pituitário. Há alterações na regulação na liberação pulsátil de hormônio liberador da gonadotrofina (GnRH) além da reversão da secreção pulsátil do hormônio luteinizante (LH) para os padrões pré-puberais com supressão da produção pituitária de LH e do hormônio folículo-estimulante (FSH). Na ausência de ciclos normais de LH e FSH, o nível circulante de estrogênio é muito baixo, e não ocorre a ovulação. A fertilidade, portanto, também pode estar comprometida nessas pacientes.

Pode-se dizer que as pacientes com AN percorrem o caminho inverso do desenvolvimento puberal, regredindo ao estágio de hipogonadismo hipogonadotrófico.

A leptina também apresenta papel importante no desenvolvimento das alterações menstruais em pacientes com AN. Em situações normais, a leptina regula as oscilações minuto a minuto do hormônio luteinizante (LH), e seu aumento noturno determina a liberação do LH antes da ovulação. A leptina encontra-se baixa em pacientes com AN em virtude da restrição calórica e da diminuição da massa de gordura. Isso resulta em disfunção da ovulação, do desenvolvimento endometrial da menstruação e do crescimento ósseo.

Normalmente, o peso das pacientes com anorexia encontra-se diminuído em 15% ou mais em relação ao limite inferior esperado para idade e altura. Cerca de 20% delas desenvolvem amenorreia antes da perda significativa de peso.

A recuperação da nutrição e do peso é um fator preponderante para a resolução da amenorreia, embora esta possa persistir mesmo após a recuperação do peso.

ALTERAÇÕES ÓSSEAS

A maior parte da aquisição óssea ocorre durante o início da infância e na fase tardia da adolescência. Os anos da adolescência são especialmente críticos, já que durante esse período são alcançados 60% do pico de massa óssea.

Numerosos estudos têm relatado os efeitos deletérios da AN sobre a saúde óssea e o aumento do risco de fraturas.

A osteoporose na AN é determinada por vários fatores, como extrema limitação da ingesta alimentar, baixo peso e a secreção anormal de hormônios que influenciam o metabolismo ósseo, acarretando hipoestrogenismo, hipercortisolemia e diminuição dos níveis do sulfato de desidroepiandrosterona (DHEA-S), de testosterona e de (IGF-1).

A severa desnutrição das pacientes com AN altera a liberação do LH e dos esteroides gonadais. Meninas com anorexia têm níveis mais baixos de estrogênio e testosterona (hormônios com ação antirreabsortiva) do que as controles, o que é um importante fator contribuinte para a baixa densidade mineral óssea (DMO).

A persistência de amenorreia associada ao hipoestrogenismo nessa idade pode levar a uma massa óssea máxima reduzida, resultando em risco aumentado de fraturas ósseas, inclusive no futuro.

Adolescentes com anorexia têm níveis séricos e urinários de cortisol mais elevados do que as controles. O aumento do cortisol está associado à diminuição do índice de massa corporal (IMC), da gordura corporal e dos níveis glicêmicos e consiste em resposta adaptativa ao estado de desnutrição. Níveis elevados de cortisol estão associados à diminuição da DMO e ao aumento dos marcadores de *turnover* ósseo.

As mudanças que ocorrem em muitos hormônios relacionados com o *status* energético do organismo, como PYY, leptina, grelina e insulina, também podem afetar o osso.

A grelina é um hormônio orexígeno cuja relação com o osso parte da constatação da presença de receptores de grelina nos osteoblastos e do aumento da atividade osteoblástica seguida da administração da grelina. A grelina também está positivamente associada aos parâmetros de secreção do hormônio do crescimento (GH) na AN.

O efeito da grelina na DMO pode ser indireto e relacionado com efeitos da secreção do GH, do cortisol e do eixo gonadal.

Estudos indicam que a diminuição da leptina associada ao baixo peso e à diminuição da gordura corporal é também um fator importante na etiologia da osteoporose na AN, diminuindo a formação do osso cortical e o efeito protetivo sobre a inibição da reabsorção óssea.

O uso de medicamentos comumente prescritos no tratamento da AN, como inibidores seletivos da recaptação da serotonina por mais de 6 meses, também está associado à diminuição da DMO em adolescentes e adultos jovens.

A diminuição da DMO depende da duração do quadro de AN, não sendo significativa em adolescentes com quadros de curta duração, como 2,5 a 12 meses.

Audi e cols. demonstraram que a presença de amenorreia por mais de 20 meses foi associada a osteopenia em quase todas as pacientes com AN e em 50% daquelas com amenorreia com duração inferior a 20 meses.

Em outro estudo com pacientes anoréticas, a presença de osteoporose foi detectada em 38% das mulheres com amenorreia nos últimos 24 meses.

Outros estudos realizados com mulheres jovens encontraram valores correspondentes a osteopenia em 48% a 92% das mulheres e presença de osteoporose em 21% a 38% delas.

Tanto as regiões dos ossos trabeculares como as dos corticais são afetadas nas pacientes com AN, embora alguns estudos demonstrem que as de osso trabecular (como a coluna lombar), que é mais metabolicamente ativo e tem maior taxa de *turnover*, são mais severamente afetadas do que as predominantemente corticais (como o quadril e o restante do corpo).

A taxa anual de declínio da DMO em mulheres com anorexia é da ordem de 2,6% na coluna lombar e de 2,4% no quadril. A perda de osso trabecular pode chegar a 3% ao ano.

As consequências da osteoporose são fraturas atraumáticas ou de baixo impacto. O risco de fratura é particularmente alto em pacientes com anorexia crônica (> 7 a 10 anos). As fraturas podem ser tardias e ocorrer até 10 anos depois do diagnóstico de AN.

O aumento da DMO nas pacientes com AN depende diretamente do aumento de peso e da retomada das menstruações.

QUADRO CLÍNICO E DIAGNÓSTICO

Com frequência, a consulta ginecológica das pacientes com AN é motivada pela amenorreia. Normalmente, as pacientes demonstram magreza excessiva, temor extremo de ganho de peso e autoimagem distorcida.

Alguns traços de personalidade, como perfeccionismo, comportamento obsessivo-compulsivo, isolamento social e depressão, também podem ser observados nessas pacientes.

O conhecimento dos critérios diagnósticos do DSM-5 é ferramenta importante no diagnóstico (Quadro 20.1).

Na consulta ginecológica, a suspeita de AN pode partir da confluência de quatro fatores: adolescência, conduta alimentar restritiva, emagrecimento e amenorreia. O quadro costuma instalar-se progressivamente com a diminuição dos caracteres sexuais secundários e a perda dos contornos do quadril e das nádegas. Na evolução, ocorre a instalação da amenorreia hipotalâmica com hipoestrogenismo e infertilidade. Essas alterações, em geral, são dependentes da duração da amenorreia, do grau de desnutrição e também da intensidade do comprometimento emocional.

Além das alterações menstruais, as pacientes podem apresentar diversos outros sinais e sintomas de acordo com o tempo de evolução e a gravidade do quadro (Quadro 20.2).

Quadro 20.1 Critérios diagnósticos da anorexia nervosa conforme o DSM-5

A. Restrição da ingesta calórica em relação às necessidades, levando a um peso corporal significativamente baixo no contexto de idade, gênero, trajetória do desenvolvimento e saúde física. Peso significativamente baixo é definido como peso inferior ao peso mínimo normal ou, no caso de crianças e adolescentes, menor do que o minimamente esperado

B. Medo intenso de ganhar peso ou de engordar ou comportamento persistente que interfere no ganho de peso, mesmo estando com peso significativamente baixo

C. Perturbação no modo como o próprio peso ou o formato corporal são vivenciados, influência indevida do peso ou do formato corporal na autoavaliação ou ausência persistente de reconhecimento da gravidade do baixo peso corporal atual

Quadro 20.2 Sinais e sintomas que podem estar presentes nas pacientes com anorexia nervosa

Alterações gastrointestinais

Constipação intestinal
Sensação de plenitude pós-prandial
Diminuição da motilidade intestinal
Quadros de diarreia em decorrência do uso de laxantes

Alterações cardiovasculares

Bradicardia
Arritmias
Hipotensão ortostática
Tonturas e síncopes

Alterações neurológicas

Neuropatia óptica
Atrofia cerebral

Falhas na termorregulação

Episódios de hipotermia
Aumento da sensibilidade ao frio

Alterações dermatológicas

Ressecamento da pele
Presença de lanugo
Rarefação capilar
Cabelos quebradiços e avermelhados

Alterações hidroeletrolíticas

Hiponatremia
Hipopotassemia
Edema

Alterações ósseas

Osteopenia
Osteoporose

Alterações endocrinometabólicas

Perda de peso
Hipercortisolismo
Diminuição do hormônio do crescimento

Alterações ginecológicas

Amenorreia
Oligomenorreia
Infertilidade

Fonte: Campos & Haack (2012) e Fonseca e cols. (2012).

Embora seja pequena a possibilidade de gravidez, estando a paciente em amenorreia, mesmo com quadro clínico sugestivo de AN, deve-se confirmar ou excluir gravidez, bem como aprofundar a pesquisa de transtornos alimentares, muitas vezes negados pelas pacientes. A confirmação do diagnóstico, sugerido de maneira importante pela anamnese e o exame físico, deve ser estabelecida mediante avaliação psíquica por especialista.

A avaliação laboratorial do eixo neuroendócrino reprodutor mostra as seguintes disfunções: hipogonadismo hipogonadotrófico com FSH, LH e estradiol baixos, resistência nutricionalmente adquirida ao GH com dimi-nuição do IGF-1, hipercortisolemia relativa, triiodotironina (T3) total baixa, apesar de níveis normais de hormônio estimulante da tireoide (TSH), níveis baixos de leptina e insulina, PYY e, possivelmente, adiponectina.

A densitometria óssea é outro exame que pode ser solicitado. A recomendação atual é que seja realizada em crianças e adolescentes com doenças crônicas, incluindo AN, quando a paciente pode se beneficiar de intervenções para diminuir o risco elevado de uma fratura clinicamente significativa e quando os resultados do exame influenciarão a conduta médica. Faltam evidências científicas que determinem exatamente quando o exame deve ser solicitado e com qual frequência.

A densitometria óssea está indicada nas pacientes com desordens alimentares e amenorreia por cerca de 1 ano.

Os valores densitométricos a serem considerados na avaliação da densitometria óssea de pacientes jovens são os do Z-escore. Os sítios ideais em crianças são a coluna lombar e o corpo total, exceto a cabeça. Após completado o crescimento e em adultos, o quadril também pode ser um local avaliado.

A lista de exames complementares sugeridos pode ser contemplada no Quadro 20.3.

TRATAMENTO

O tratamento da anorexia, em geral, é realizado por equipe multidisciplinar com a meta de melhorar a saúde mental e física, utilizando tratamentos especializados que conduzirão à recuperação do peso e das funções metabólicas e endócrinas, o que é fundamental para a cura.

O acompanhamento psiquiátrico e psicoterapêutico o uso de antidepressivos, bem como a atenção nutricional dessas pacientes, são os pilares fundamentais do tratamento.

Neste capítulo será descrito apenas o tratamento das alterações ginecológicas decorrentes da anorexia nervosa.

Quadro 20.3 Exames complementares

β-HCG

Hemograma

Glicemia

Eletrólitos

TSH, T4 e T3

FSH

LH

Estradiol

Vitamina D

Cálcio sérico

Densitometria óssea (em caso de mais de 1 ano de amenorreia)

Eletrocardiograma (ECG)

GANHO DE PESO

O ganho de peso é um pré-requisito fundamental para restabelecer a função endócrina, sendo considerado a terapia de primeira linha e a estratégia mais efetiva para o ganho de massa óssea e o retorno da função menstrual.

Durante o ganho de peso, o aumento da massa gordurosa resulta na normalização dos hormônios gonadais e dos níveis de leptina.

A magnitude do ganho de peso necessário para a retomada dos ciclos ovulatórios e o intervalo entre a recuperação de peso e a retomada menstrual ainda são pouco entendidos. Ainda não existe um acordo sobre a definição do peso-alvo ideal para a restauração das menstruações.

Um estudo alemão de 2013 demonstrou que o peso-alvo correspondente a um percentil de IMC entre 15 e 20 parece ser favorável em termos da retomada menstrual.

Alguns autores acreditam ser preciso alcançar 90% do peso corporal ideal, ao passo que outros recomendam o retorno ao peso em que ocorreu a parada menstrual.

Na verdade, o peso ideal necessário para o restabelecimento da função menstrual ainda é objeto de estudo, mas sabe-se que o ganho de peso está diretamente relacionado com o restabelecimento das funções endócrinas e a recuperação da massa óssea da adolescente e também à melhora das outras condições clínicas associadas à anorexia.

Apesar disso, algumas pacientes permanecem amenorreicas por anos mesmo após a recuperação do peso corporal.

CÁLCIO E VITAMINA D

A suplementação com cálcio e vitamina D está indicada para pacientes com AN e DMO baixa, embora não afete significativamente os ossos de pacientes com quadros persistentes de má nutrição e amenorreia.

A obtenção do cálcio por meio da dieta é preferível à suplementação; quando isso não é possível, recomenda-se a administração de 1.200mg de cálcio associados a 600 a 8.000UI de vitamina D diariamente.

A restauração do peso e o uso de cálcio e vitamina D, além do retorno espontâneo das menstruações ou por meio do tratamento hormonal, são importantes e podem acelerar o processo de recuperação óssea.

BIFOSFONADOS

Os bifosfonados são medicamentos com ação antirreabsortiva, mas seu uso em adolescentes ainda é controverso. Há o registro da administração semanal de 35mg de risedronato, por 1 ano, aumentou a DMO na ordem de 3% na coluna e 2% no quadril em mulheres adultas com AN. No entanto, não está claro se efeitos similares podem ser esperados em populações mais jovens.

Alguns estudos realizados em adolescentes com AN recebendo bifosfonados demonstraram aumento mínimo da DMO em relação ao placebo.

Acredita-se que, em virtude da longa vida útil e de seu risco potencial de teratogenicidade, os bisfosfonados não devem ser utilizados em mulheres em idade reprodutiva até que sejam estabelecidas sua eficácia e segurança.

REPOSIÇÃO HORMONAL

O hipogonadismo é importante causa de diminuição da DMO nas pacientes com anorexia; entretanto, a administração oral de pílulas hormonais combinadas não está associada ao aumento da DMO possivelmente também em razão dos efeitos supressivos do estrogênio sobre o IGF-1, um importante hormônio trófico ósseo que se encontra naturalmente baixo nas pacientes com AN.

A administração oral de estrogênio contribui para a diminuição dos níveis de androgênios, o que também tem efeito desfavorável sobre os ossos.

Na verdade, em virtude dos determinantes multifatoriais da osteoporose na AN, o uso isolado de estrogênios parece ser inefetivo.

Entretanto, resultados promissores foram obtidos em um grupo de adolescentes que receberam doses fisiológicas de estrogênio natural.

O estudo de Misra e cols. demonstrou que a administração de estrogênio por meio de adesivo transdérmico em pacientes com AN causou aumento significativo da DMO naquelas com mais de 18 meses de AN comparadas ao grupo placebo. O ganho de DMO na coluna e no quadril foi de 2,3%, sendo de 1,1% no grupo placebo. De acordo com esse estudo, a reposição de estradiol mediante o uso de adesivo transdérmico com 100μg de estrogênio natural associado a progesterona cíclica aumenta a DMO na coluna e no quadril e possibilita a avaliação densitométrica do Z-escore.

Embora a reposição fisiológica de estrogênio evite a perda óssea na AN, isso não resulta em recuperação completa, provavelmente porque persistem outras deficiências hormonais.

A reposição estrogênica é importante também no sentido de promover o restabelecimento dos ciclos menstruais nas adolescentes, mas pode dar uma falsa sensação de normalidade às pacientes e contribuir para a falta de motivação para o aumento de peso e a psicoterapia com a restauração espontânea das menstruações.

REPOSIÇÃO DE IGF-1

A diminuição do IGF-1 é importante determinante para a diminuição da DMO na AN. Estudos em mulheres adultas demonstraram aumento significativo da DMO com o uso de IGF-1 associado à terapia estrogênica. Os estudos não avaliaram o impacto do uso prolongado de IGF-1 em adolescentes com AN.

Estudos de longo prazo estão em andamento para avaliar a eficácia da associação do IGF-1 ao estradiol transdérmico no aumento da massa óssea em meninas com AN.

Desidroepiandrosterona

Alguns autores demonstraram benefícios da administração da desidroepiandrosterona (DHEA) sobre o metabolismo ósseo e a normalização dos níveis de estrogênio, testosterona e IGF-1 em adolescentes com AN.

Divasta e cols. conduziram um estudo randomizado, controlado por placebo, com 209 pacientes entre 15 e 26 anos de idade no estágio 5 de Tanner e com diagnóstico de AN. Um grupo recebeu 18 meses de DHEA micronizada oral (50mg/dia) e estrogênios equinos conjugados (0,3mg/dia) por 3 meses, seguidos por 15 meses de contraceptivo oral combinado (COC) contendo 20μg de etinilestradiol + 0,1mg de levonorgestrel. O outro grupo recebeu placebo durante os 18 meses. Após a randomização, as participantes retornaram para as avaliações em 3, 6, 12 e 18 meses. Ao longo dos 18 meses, o grupo que usou DHEA + COC apresentou estabilização na DMO do fêmur em comparação com diminuição no grupo placebo, havendo melhora da espessura dos ossos corticais. Nesse estudo, a reposição de hormônio suprarrenal e gonadal melhorou a saúde óssea de pacientes com AN.

Todavia, em virtude da falta de estudos de longo prazo que demonstrem a eficácia e a segurança do tratamento com hormônios anabolizantes, seu uso ainda não é recomendado.

Teriparatida

Esse agente anabolizante ósseo foi aprovado para o tratamento da osteoporose em adultos, porém ainda não foi estudado em crianças e adolescentes com AN.

Internação

Algumas pacientes podem apresentar quadros graves de AN e necessitar internação hospitalar, sendo importante que o ginecologista saiba reconhecer esses quadros.

Normalmente, a hospitalização é recomendada para pacientes com alterações metabólicas importantes e para aquelas abaixo do peso considerado saudável.

Além disso, pacientes com complicações decorrentes da desnutrição (convulsão, falência cardíaca, arritmia etc.), evolução ambulatorial desfavorável, vômitos incoercíveis e emergência psiquiátrica (ideação suicida) também devem ser encaminhadas para internação.

❏ BULIMIA NERVOSA

A bulimia nervosa é um transtorno alimentar também classificado no DSM-5. Trata-se de transtorno associado a episódios de ingestão excessiva de alimentos com sensação de perda de controle. A ingestão excessiva é seguida por comportamentos compensatórios.

Os comportamentos compensatórios incluem vômitos autoinduzidos, abuso de laxantes e diuréticos, excesso de exercício, restrição calórica e abuso de pílulas dietéticas. Normalmente, a paciente sente remorso importante após esse comportamento, mas não consegue controlar o impulso de repeti-lo. A jovem com bulimia costuma ter baixa autoestima, estar deprimida e/ou ansiosa e ter um controle de impulso fraco. Ela tipicamente se envolve em outros comportamentos de risco, como abuso de substâncias, atividade sexual desprotegida, automutilação e tentativas de suicídio.

A prevalência da bulimia nervosa ao longo da vida varia entre 0,9% e 3%, sendo mais comum em adolescentes com idade entre 16 e 17 anos.

Embora as taxas de mortalidade das pacientes bulímicas girem em torno de 2%, o risco de suicídio e as tentativas de suicídio são muito maiores nessas pacientes. Estima-se que 20% a 30% das pacientes bulímicas apresentam história pregressa de AN, em geral de curta duração.

Repercussões ginecológicas

A irregularidade menstrual ocorre apenas em metade das pacientes bulímicas, provavelmente porque essas mulheres raramente conseguem perder peso suficiente para desenvolver algum padrão de irregularidade menstrual.

Um estudo que examinou o peso corporal como fator preditivo de menstruação anormal em pacientes com bulimia concluiu que, quando o peso atual era inferior a 85% do peso inicial da paciente, a secreção anormal de LH era frequente.

Assim como nas pacientes anoréticas, a diminuição da secreção pulsátil de LH parece estar associada à presença de irregularidade menstrual em pacientes bulímicas com baixo peso.

Nas pacientes bulímicas que se apresentam com peso normal ou discreto sobrepeso, a osteoporose pode não ser uma preocupação, particularmente naquelas que se exercitam regularmente.

Em séries menores, a bulimia tem sido associada a risco aumentado de abortos espontâneos.

Quadro clínico e diagnóstico

O diagnóstico das pacientes bulímicas nem sempre é fácil, principalmente porque com frequência as pacientes escondem a situação. Uma anamnese detalhada, perguntas assertivas e um bom exame físico podem conduzir à suspeita diagnóstica.

Os critérios do DSM-5 para bulimia nervosa incluem a presença de episódios de compulsão alimentar e comportamentos compensatórios subsequentes pelo menos uma vez por semana durante 3 meses.

Apesar desses comportamentos, as pacientes bulímicas, na maioria das vezes, apresentam-se com peso normal ou com discreto sobrepeso, o que pode confundir o diagnóstico.

Cuidadores ou colegas das pacientes com esse distúrbio alimentar podem ser importantes auxiliares no diagnóstico. O relato de atitudes anormais, como mudanças de humor, comportamentos estranhos, como aumento do tempo no banheiro após as refeições, o hábito de esconder alimentos ou períodos de jejum ou exercício excessivo, podem ser úteis para o diagnóstico.

Apesar de o exame físico ser completamente normal em muitas pacientes bulímicas, alguns dados da história e do exame físico, quando presentes, podem ser úteis para o diagnóstico (Quadro 20.4).

Alterações comuns às pacientes anoréticas podem estar presentes nas pacientes bulímicas, especialmente nas que apresentam perda de peso importante (veja o Quadro 20.4).

Quando se identifica um quadro significativo de oligomenorreia, podem ser úteis dosagens séricas de LH, FSH, TSH e prolactina. Avaliação sérica da testosterona total e livre e do DHEA-S pode ser solicitada em pacientes com quadros de androgenização associados.

Tratamento

O tratamento da bulimia nervosa exige equipe multidisciplinar constituída por psiquiatra, psicólogo, pediatra (ou clínico geral) e nutricionista.

Nas pacientes amenorreicas pode ser realizado o teste de progesterona com a administração oral de acetato de medroxiprogesterona, 10mg/dia por 5 a 7 dias. A presença de sangramento após o teste da progesterona, em pacientes com exames hormonais normais, indica níveis endógenos suficientes de estrogênio, o que torna possível estabelecer o diagnóstico de anovulação crônica.

Nesses casos, pode-se optar pelo uso de contraceptivos orais ou pelo uso mensal de progesterona, 10 a 12 dias na segunda fase do ciclo, o que induzirá menstruações normais em pacientes com níveis endógenos normais de estrogênio.

❑ OBESIDADE

A obesidade (excesso de gordura corporal) resulta do excesso prolongado de ingestão energética em relação ao gasto energético.

Uma gama de fatores genéticos, fisiológicos, comportamentais e ambientais que variam entre os indivíduos contribui para o desenvolvimento da obesidade.

Para o diagnóstico de obesidade em adultos o parâmetro mais comumente utilizado consiste na avaliação do IMC, o qual é calculado dividindo-se o peso da paciente em quilogramas pela altura em metros elevada ao quadrado (peso/altura^2).

De acordo com os critérios adotados pela Organização Mundial da Saúde (OMS), o peso é considerado normal quando o resultado do cálculo do IMC se situa entre 18,5 e 24,9. IMC entre 25 e 29,9 caracteriza os pacientes com sobrepeso, ao passo que os pacientes com IMC > 30 são classificados como obesos.

Para o diagnóstico de obesidade em crianças e adolescentes são utilizadas curvas de percentil do IMC para definição de sobrepeso e obesidade. Existem gráficos de IMC padronizados para esses grupos etários, uma vez que, além da variação do peso, o IMC também varia com a altura e com a idade.

O Brasil adota as curvas de IMC da OMS disponíveis para meninas e meninos de 0 a 5 anos e de 5 a 19 anos. Nessas curvas são classificados como sobrepeso e obesos os indivíduos com mais de 5 anos de idade que apresentem Z-IMC-escore ≥ +1 e +2, respectivamente.

A International Obesity Task Force se utiliza de curvas de percentil do IMC para definir sobrepeso e obesidade, sendo consideradas com sobrepeso crianças e adolescentes com IMC entre os percentis 85 e 95 para a idade. As obesas apresentam percentil para a idade > 95, e aquelas com percentil > 99 são consideradas severamente obesas.

A obesidade é fator de risco para uma série de doenças. Crianças e adolescentes obesas estão mais propensas a desenvolver hipertensão, doenças cardiovasculares,

Quadro 20.4 Achados clínicos em pacientes bulímicas
Erosão do esmalte e hipersensibilidade dentária
Queilite
Gengivite
Diminuição da saliva
Desidratação
Epistaxe
Refluxo gastroesofágico e esofagite (eventualmente rotura esofágica)
Hemorragia subconjuntival
Lesões e calosidades nas articulações interfalangianas proximais (sinal de Russel)
Hipertrofia das glândulas salivares (10% a 50% das pacientes)

Fonte: Fernandes (2007) e Mehler & Rylander (2015).

diabetes tipo 2, dislipidemia, resistência insulínica, esteatose hepática e complicações psicossociais, além de irregularidades menstruais e infertilidade.

REPERCUSSÕES GINECOLÓGICAS DA OBESIDADE

A obesidade pode ou não afetar a saúde ginecológica de uma adolescente. Cabe salientar que a maturação sexual precoce é mais frequente em meninas obesas.

Os efeitos da obesidade são mediados principalmente pelas mudanças hormonais. A resistência à insulina é uma consequência bem estabelecida da obesidade. O aumento da insulina circulante eleva a produção de androgênios, que, por sua vez, leva à redução da globulina carreadora de hormônio sexual (SHBG), resultando em mais androgênios livres e em suas consequências naturais, como acne, hirsutismo, acantose nigricante e, menos comumente, clitoromegalia. A relação entre a insulina e os androgênios parece ser o gatilho subjacente da síndrome dos ovários policísticos (SOP), quadro frequente entre as pacientes obesas.

❏ SOP

Causa frequente de disfunção menstrual em adolescentes, a SOP é definida pelo aumento de androgênios associado à anovulação, que se manifesta clinicamente como oligo/amenorreia e/ou sangramento uterino disfuncional. Embora geralmente ocorra em pacientes obesos, também pode estar presente em pacientes com peso normal.

A anovulação decorrente da obesidade e a consequente falta de produção de progesterona levam a um estado de hiperestrogenismo sem oposição da progesterona, o que futuramente pode aumentar o risco de câncer de endométrio nessas pacientes.

Outra consequência da anovulação crônica nessas pacientes é a infertilidade.

DIAGNÓSTICO E TRATAMENTO

O diagnóstico e o tratamento pormenorizados da SOP serão abordados em capítulo específico deste manual.

❏ CONSIDERAÇÕES FINAIS

Os distúrbios alimentares podem ter repercussões importantes na saúde geral de crianças e adolescentes. As principais repercussões ginecológicas envolvem alterações menstruais e ósseas e infertilidade.

No que se refere ao tratamento, para as pacientes portadoras de AN a melhor conduta consite na intervenção no padrão nutricional, sendo a recuperação do peso um fator preponderante para a retomada da menstruação e a recuperação óssea.

Para as pacientes obesas, intervenções efetivas na dieta e a inclusão de atividade física rigorosa com consequente perda de peso apresentam os melhores resultados.

LEITURA COMPLEMENTAR

Abreu CN, Cordás TA. Anorexia nervosa e bulimia nervosa: do diagnóstico médico ao tratamento em psicoterapia. In: Cury S(ed.) Psicoterapia hospitalar. São Paulo: Casa do Psicólogo; 2010:10-2

Adair LS, Gordon-Larsen P. Maturational timing and overweight prevalence in US adolescent girls. Am J Public Health 2001; 91:642-4.

Aladashvili-Chikvaidze N, Kristesashvili J, Gegechkori M. Types of reproductive disorders in underweight and overweight young females and correlations of respective hormonal changes with BMI. Iran J Reprod Med March 2015; 13(3):135-40.

Associação Brasileira para o Estudo da Obesidade e da Síndrome Metabólica. Diagnóstico e tratamento da obesidade em crianças e adolescentes. In: Diretrizes Brasileiras de Obesidade – Associação Brasileira para o Estudo da Obesidade e da Síndrome Metabólica. 4. ed. São Paulo, 2016: 129-60.

Audi L, Vargas DM, Gusinye M, Yeste D, Mari G, Carrascosa A. Clinical and biochemical determinants of bone metabolism and bone mass in adolescent female patients with anorexia nervosa. Pediatr Res 2002; 51:497-504.

Campbell K, Peebles R. Eating disorders in children and adolescents: state of the art review. Pediatrics September 2014; 134-3).

Campos JGSC, Haack A. Anorexia e bulimia: aspectos clínicos e drogas habitualmente usadas no seu tratamento medicamentoso. Com Ciências Saúde 2012; 23(3):253-62

Dempfle A, Dahlmann BH, Timmesfeld N et al. Predictors of the resumption of menses in adolescent anorexia nervosa. BMC Psychiatry 2013; 13:308.

DiVasta AD, Feldman HA, Beck TJ, LeBoff MS, Gordon CM. Does hormone replacement normalize bone geometry in adolescents with anorexia nervosa? Journal of Bone and Mineral Research : the official journal of the American Society for Bone and Mineral Research 2014; 29(1):10.

DSM-5-Diagnostic and Statistical Manual of Mental Disorders. 5th ed. Arlington, VA: American Psychiatric Association; 2015.

Fernandes MA. Anorexia nervosa e bulimia na adolescência: diagnóstico e tratamento. Adolescência & Saúde 2007 agosto; (4)3.

Fleitlich BW, Larino MA, Cobelo A, Cordás TA. Anorexia nervosa na adolescência. Jornal de Pediatria 2000; 76(3).

Fonseca AM, Bagnoli VR, Arie WMY, Neves EM, Baracat EC. Anorexia nervosa: revisão baseada em evidências. Femina 2012 maio/Junho; 40(3): 161-6.

Golden NH, Carlson JL. The pathophysiology of amenorrhea in the adolescent. Ann N Y Acad Sci 2008; 1135:163-78.

Golden NH. Eating disorders in adolescence: what is the role of hormone replacement therapy? Curr Opin Obstet Gynecol 2007; 19(5):434-9.

Grinspoon S, Thomas E, Pitts S et al. Prevalence and predictive factors for regional osteopenia in women with anorexia nervosa. Ann Intern Med 2000; 133:790-4.

Gungor NK. Overweight and obesity in children and adolescents. J Clin Res Pediatr Endocrinol 2014; 6(3):129-43

Halvorsen I, Platou D, Høiseth A. Bone mass eight years after treatment for adolescent-onset anorexia nervosa. Eur Eat Disord Rev 2012; 20: 386-92.

Jacoangeli F, Masala S, Staar Mezzasalma F et al. Amenorrhea after weight recover in anorexia nervosa: role of body composition and endocrine abnormalities. Eat Weight Disord EWD 2006; 11:20-26.

Jagielska G, Przedlacki J Bartoszewicz Z, Racicka. E. Bone mineralization disorders as a complication of anorexia nervosa – etiology, prevalence, course and treatment. Psychiatr Pol 2016; 50(3):509-520.

Jagielska G, Wola czyk T, Komender J, Tomaszewicz-Libudzic C, Przedlacki J, Ostrowski K. Bone mineral density in adolescent girls with anorexia nervosa: a cross sectional study. Eur Child Adolesc Psychiatry 2002; 11:57-62.

Kenisha C, Rebecka P. Eating disorders in children and adolescents: state of the art review. Pediatrics September 2014; (134)(3).

Kim SW, Her SJ, Park SJ et al. Ghrelin stimulates proliferation and differentiation and inhibits apoptosis in osteoblastic MC3T3-E1 cells. Bone 2005; 37:359-69.

Kimmel MC, Ferguson EH, Zerwas S, Bulik CM, Meltzer-Brody S. Obstetric and gynecologic problems associated with eating disorders. Int J Eat Disord 2016 March; 49(3):260-75.

Klibanski A, Biller B, Schoenfeld D et al. The effects of estrogen administration on trabecular bone loss in young women with anorexia nervosa. J Clin Endocrinol Metab 1995; 80:898-904.

Legroux-Gerot I, Vignau J, D'Herbomez M et al. Evaluation of bone loss and its mechanisms in anorexia nervosa. Calcif Tissue Int 2007; 81:174-82.

Lindberg N, Sailas E. Anorexia nervosa and involuntary treatment. Duodecim 2011; 127(11):1090-6.

Maccarinelli G, Sibilia V, Torsello A et al. Ghrelin regulates proliferation and differentiation of osteoblastic cells. J Endocrinol 2005; 184:249-56.

Machado LV. Visão unitária da fisiopatologia ovariana. In: Machado LV (ed.) Endocrinologia ginecológica. 3. ed. Rio de Janeiro: Medbook, 2015: 96-114.

Marjorie E, Kaplan S, Vaughn I. R. Impact of anorexia, bulimia and obesity on the gynecologic health of adolescents. Am Fam Physicia 2001 Aug 1; 64(3):445-51.

Mehler PS, Rylander M. Bulimia nervosa – medical complications. Journal of Eating. Disorders Journal of Eating Disorders 2015; 3:12.

Miller K, Grinspoon S, Ciampa J, Hier J, Herzog D, Klibanski A. Medical findings in outpatients with anorexia nervosa. Arch Intern Med 2005; 165:561-66.

Miller KK, Meenaghan E, Lawson EA et al. Effects of risedronate and low-dose transdermal testosterone on bone mineral density in women with anorexia nervosa: a randomized, placebocontrolled study. J Clin Endocrinol Metab 2011; 96:2081-8.

Miller KK. Endocrine dysregulation in anorexia nervosa update. J Clin Endocrinol Metabol 2011; 96:2939-49.

Mirenal Beumont PJV, Russel JD, Touyz SW. Treatment of anorexia nervosa. Lancet 1993; 341:1635-40.

Misra M, Klibanski A. Bone health in anorexia nervosa. Curr Opin Endocrinol Diabetes Obes 2011 December; 18(6):376-82.

Misra M, Golden NH, Katzman DK. State of the art systematic review of bone disease in anorexia nervosa. The International Journal of Eating Disorders 2016; 49(3):276-92.

Misra M, Katzman D, Miller KK et al. Physiologic estrogen replacement increases bone density in adolescent girls with anorexia nervosa. J Bone Miner Res 2011; 26:2.433-8.

Misra M, Klibanski A. Anorexia and osteoporosis. Rev Endocrinol Metab Dis 2006; 7(1-2):91-9.

Misra M, Klibanski A. Anorexia nervosa and bone. J Endocrinol 2014 June; 221(3):163-76

Misra M, Klibanski A. Neuroendocrine consequences of anorexia nervosa in adolescents. Endocr Dev 2010; 17:197-214.

Misra M, Le Clair M, Mendes N, et al. Use of SSRIs may impact bone density in adolescent and young women with anorexia nervosa. CNS Spectr 2010; 15:579-86.

Misra M, Miller K, Kuo K et al. Secretory dynamics of ghrelin in adolescent girls with anorexia nervosa and healthy adolescents. Am J Physiol Endocrinol Metab 2005; 289:E347-E356.

Mitan LA. Menstrual dysfunction in anorexia nervosa. J Pediatr Adolesc Gynecol 2004; 17(2):81-5.

Nabuco AC, Cangelli FR, Anorexia nervosa e bulimia nervosa – abordagem cognitivo-construtivista de psicoterapia Revista de Psiquiatria Placebocontroled study. Clínica 2007; 31 (4): 177-83.

Popat VB, Prodanov T, Calis KA, Nelson LM. The menstrual cycle: a biological marker of general health in adolescents. Ann N Y Acad Sci 2008; 1135: 43-51.

Reid IR. Should we prescribe calcium supplements for osteoporosis prevention? J Bone Metab 2014; 21:21-8.

Schmidt E, Mata GF. Anorexia nervosa: uma revisão. Fractal Rev Psicol 2008; 20(2).

Schultze UME, Schuler, S, Schlamp D, Schneider P, Mehler-Wex C. Bone mineral density in partially recovered early onset anorexic patients – a follow-up investigation. Child Adolesc. Psychiatry Mental Health 2010; 4:20-31.

Schweiger U, Pirke KM, Laessle RG, Fichter MM. Gonadotropin secretion in bulimia nervosa. J Clin Endocrinol Metab 1992; 74:1122-7.

Seidenfeld ME, Rickert VI. Impact of anorexia, bulimia and obesity on the gynecologic health of adolescents. Am Fam Physician 2001 Aug 1; 64(3): 445-50.

Sim LA, McGovern L, Elamin MB, Swiglo BA, Erwin PJ, Montori VM. Effect on bone health of estrogen preparations in premenopausal women with anorexia nervosa: a systematic review and meta-analyses. Int J Eat Disord 2010; 43(3):218-25.

Singhal V, Misra M, Klibanski A. Endocrinology of anorexia nervosa in young people: recent insights. Curr Opin Endocrinol Diabetes Obes 2014 Feb; 21(1):64-70.

Strokosch GR, Friedman AJ, Wu SC, Kamin M. Effects of an oral contraceptive (norgestimate/ethinyl estradiol) on bone mineral density in adolescent females with anorexia nervosa: a doubleblind, J Adolesc Health 2006; 39:819-27.

Sundblad C, Bergman L, Eriksson E. High levels of free testosterone in women with bulimia nervosa. Acta Psychiatr Scand 1994; 90:397-8.

Swanson SA, Crow SJ, Le Grange D, Swendsen J, Merikangas KR. Prevalence and correlates of eating disorders in adolescents. Results from the National Comorbidity Survey Replication Adolescent Supplement. Arch Gen Psychiatry 2011; 68(7):714-23.

Vale B, Brito S, Paulos L, Moleiro P. Menstruation disorders in adolescents with eating disorders – target body mass index percentiles for their resolution. Einstein 2014; 12(2):175-80.

Vestergaard P, Emborg C, Stoving RK, Hagen C, Mosekilde L, Brixen K. Fractures in patients with anorexia nervosa, bulimia nervosa and other eating disorders – a nationwide register study. Int J Eat Disord. 2002; 32:301-8.

Vyver E, Steinegger C, Katzman DK. Eating disorders and menstrual dysfunction in adolescents. Ann N Y Acad Sci 2008; 1135:253-64.

Weltzin TE, Cameron J, Berga S, Kaye WH. Prediction of reproductive status in women with bulimia nervosa by past high weight. Am J Psychiatry 1994; 151:136-8.

Zgorzalewicz-Stachowiak M, Peretiatkowicz A, Bartkowiak Z. Neurophysiological evaluation of cognitive functions in patients with anorexia nervosa – preliminary report. Przegl Lek 2011; 68(3):150-3.

APÊNDICES

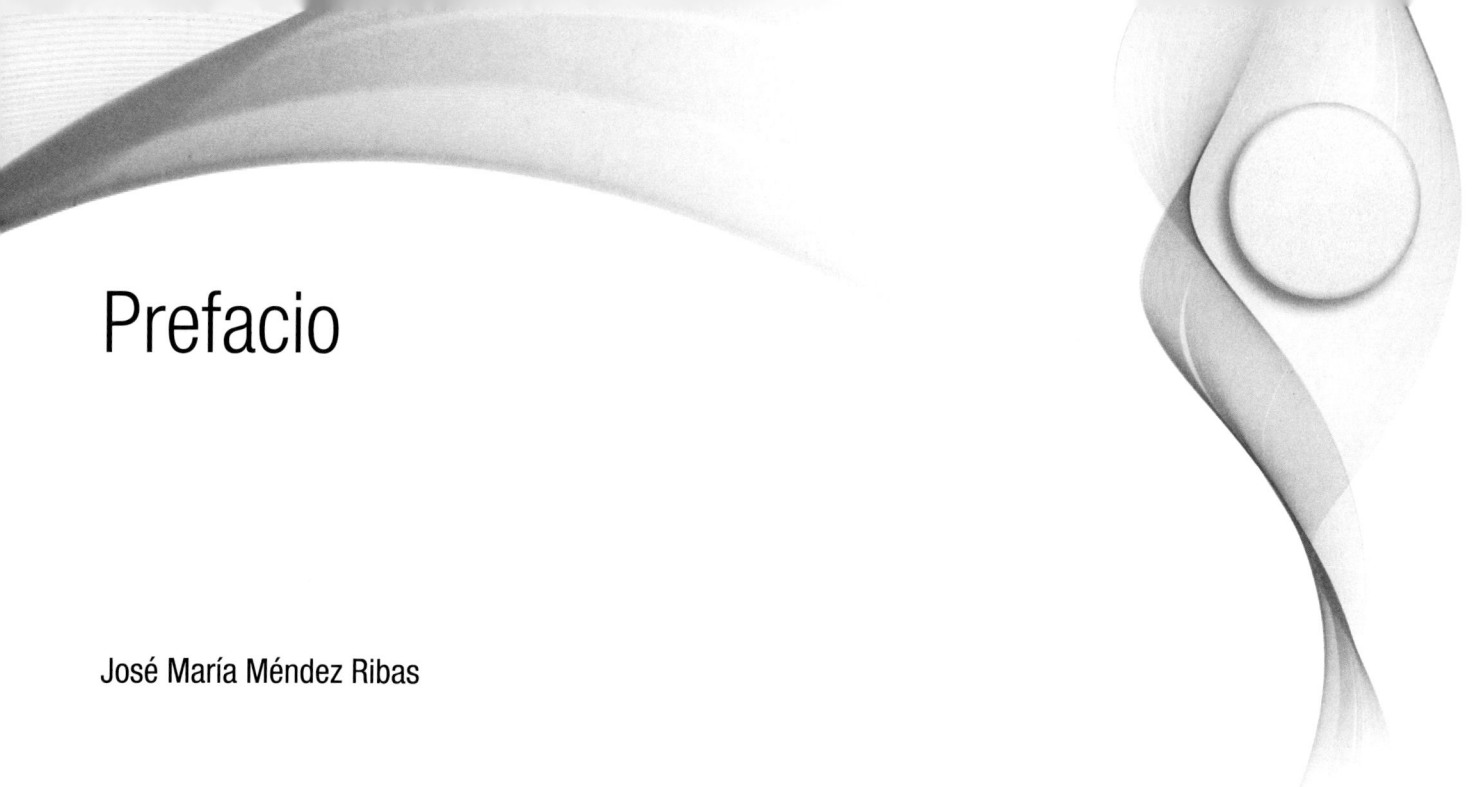

Prefacio

José María Méndez Ribas

Hoy no se discute la importancia de priorizar la atención médica de los adolescentes jóvenes, enfatizando su accionar en medidas preventivas y el enfoque interdisciplinario del problema. Una cuarta parte de la población mundial (25%) está comprendida entre las edades de los 10 a 24 años y sin duda necesitan políticas de salud específicas interconectadas con las educativas y laborales. Una de ellas y muy importante es la **capacitación** de los profesionales en el abordaje integral de este grupo etáreo y en este sentido, si bien hasta hoy se ha avanzado mucho en el tema, es más aun lo que hay que hacer. Pediatras, ginecólogos, trabajadores sociales y equipos especializados en salud mental son los profesionales que en primera instancia más acuden los jóvenes y/o sus familiares.

A este grupo específicamente va dirigido este libro excelentemente coordinado y escrito por los Dres. Claudia Barbosa y Joao Leite dos Reis y en el cual participaron referentes de la especialidad.

Creemos que la integración actualizada de temas biológicos, psicológicos, sociales y educativos permitirá a los nuevos jóvenes profesionales interesados en esta temática tener una **visión más integral** cómo debe ser el abordaje moderno de una adolescente sana o con una patología determinada.

Hoy más que nunca los adolescentes, sus familias y la sociedad en general reclaman profesionales entrenados que los escuchen y atiendan con idoneidad.

El adolescente de hoy poco tiene que ver con el de hace 40 años atrás y las respuestas que dábamos en esa época como verdaderas hoy en gran parte han perdido vigencia. Los adolescentes y sus familias nos han cambiado las preguntas y es necesario afrontarlas en el quehacer diario con gran amplitud de criterio basado en una buena capacitación y siempre apoyándonos en las otras disciplinas que también abordan la muy compleja problemática adolescente

No hay duda que vivimos en una época de gran transformación sociocultural que atraviesa transversalmente tanto a las diferentes clases sociales como a los distintos grupos etarios a nivel nacional y global. El final del túnel parecería aún lejano.

Sin embargo el ser médico o profesional de la salud nos obliga a no cambiar nuestra actitud hacia el paciente, ponerse siempre a disposición de él con vocación de servicio, tener empatía para ayudarlo y nunca abandonarlo, demostrando en la atención profesionalismo y sobre todo humildad. Más aún si de adolescentes se trata ya que **nacemos humanos pero debemos luego convertirnos en personas** con todo lo que ello significa en valores, en el quererse a uno mismo (autoestima) y sobre todo en nuestra relación con los otros. Por ello debemos tomar real conciencia que estamos trabajando durante esa etapa tan transcendental de nuestra paciente y es mucho lo que podemos hacer por ella cuando aún está en plena formación.

Un adolescente que no encuentra en la consulta un profesional capacitado que lo atienda con idoneidad y empatía puede originar que el mismo no vuelva a consultar y esta situación en salud pública se llama **oportunidades perdidas**.

A continuación quisiera transcribir textualmente un extracto del Capítulo N°1 de mi libro (1) que escribió un pionero del desarrollo de la Ginecología Infantojuvenil en Brasil el gran profesor Alvaro Cunha Bastos:

---

(1) "Enfoque actual de la adolescente por el Ginecólogo" 3° edición. 2015. Ed. Ascune. Buenos Aires.

*"Cuando nuestra atención se dirige hacia las condiciones actuales de vida, vemos a la **sociedad moderna llena de riesgos y violencia**. A los médicos nos cabe un importante papel en la tarea de preparar a los adolescentes para enfrentar esa situación.*

En Brasil, la situación es extremadamente preocupante. Tenemos un número considerable de adolescentes y una gran cantidad de niños que serán los adolescentes del mañana. Leí, hace días, sobre una campaña nacional de vacunación: cerca de quince millones de niños iban a ser atendidos. Este número supera la población de muchos países. Y nosotros no estamos pudiendo dar, a gran parte de esos niños, la atención necesaria para una vida digna. De allí el cuadro deplorable de los menores abandonados, que caen en la criminalidad.

Además de este trágico panorama, los adolescentes de cualquier clase social, en todo el mundo, están expuestos a otros riesgos. Principalmente la adolescente que habiendo conquistado su emancipación, inicia precozmente su vida sexual sin la maduración síquica, sin educación sexual, exponiéndose a situaciones que propician el embarazo no deseado, el uso de drogas o las enfermedades de transmisión sexual, entre las que se incluye el sida, flagelo de nuestros días.

*Se debe tener en cuenta que toda energía, para que ejerza una acción constructiva, necesita ser debidamente controlada. Así lo hacemos con la energía eléctrica, con la energía nuclear y con la fuerza de las aguas. El adolescente también tiene una energía que es su "apanágio", necesitando no obstante, controlarla a través de la educación para no volverse víctima de sus propios ímpetus. No se trata de inhibir ni de penar; como dice Marta Suplicy: **"la prohibición no inhibe el comportamiento, simplemente cierra el canal de comunicación"**. Es preciso, pues, alertar a los adolescentes sobre los riesgos que corren, es preciso tratarlos con atención y con cariño, es preciso educarlos. En este particular es importante la participación de los profesionales de la salud (médicos, sicólogos, asistentes sociales, pedagogos y enfermeros), de todos los que se involucran con adolescentes en el día a día de los hospitales y en los consultorios en las tareas de alertar, de aconsejar y de resolver los conflictos íntimos y familiares de los jóvenes.*

¿Y el futuro? ¿Qué nos espera? Depende mucho de lo que hagamos. En todo el mundo, se realiza trabajo concreto en pro de los adolescentes. Es preciso considerar que la adolescente de mayor riesgo para un embarazo no deseado, para el uso de drogas y para contraer enfermedades de transmisión sexual es ante todo una víctima. Le falta el ambiente familiar adecuado, lo que la coloca sin defensa en un medio social hostil y lleno de oportunidades negativas, desde el punto de vista físico y síquico. No será suficiente, pues, con atenderla en la consulta y medicarla o prescribirle anticonceptivos. Es necesario que al planificar la atención se averigüen las causas de la consulta a la cual la adolescente va sola, demostrando su soledad. Seguramente puede tener actitudes agresivas, en principio contra su propia familia, luego contra la sociedad que la rodea y por último, contra sí misma, destruyendo su autoestima.

*Se vuelve necesaria la acción en equipo, evaluando las condiciones de vida familiar de la adolescente, para corregir eventuales situaciones de conflicto. Los padres deben ser alertados para ser menos represivos y más comprensivos con los hijos en proceso de formación. **Los agentes de salud deben estar preparados para auxiliar a los psicólogos y asistentes sociales en este importante trabajo.** También los médicos necesitan estar atentos al importante papel que les toca desempeñar. Deben:*

- comprender la sexualidad de la adolescente,
- orientarla para controlar el impulso sexual,
- alertarla acerca de los riesgos de la práctica sexual desprevenida,
- enseñarle a usar las medidas de prevención.

Es sumamente necesaria una acción evaluadora y terapéutica del psiquismo de los adolescentes, realizada por profesionales capacitados para ello. No basta con afirmar que la adolescencia es un período de crisis emocional, es preciso cuidar de esta crisis, que el gran psiquiatra Mauricio Knobel resumió en diez ítems y llamó el síndrome de la adolescencia normal.

El futuro, mis amigos, requiere un trabajo arduo de todos nosotros, en pro de la niñez y la adolescencia normal.

El futuro depende, y mucho, de la conducta de cada uno de nosotros, que se debe regular por el deseo de colaborar en la preparación de las nuevas generaciones.

*El futuro tiene que ser, antes que nada, envuelto por una brisa de esperanza. Esperanza de que un mundo mejor pueda surgir, con más solidaridad y amor con el prójimo. **Esperanza de que nuestro esfuerzo no será en vano, y que mañana las generaciones futuras tendrán un panorama mucho mejor que el de hoy, tan cruel y tan perverso."***

Felizmente hoy podemos decir con satisfacción que los ginecólogos, pediatras y otros profesionales de la salud que quieran formarse en esta relativamente nueva disciplina cuentan hoy con múltiples y variadas propuestas docentes de jerarquía aquí en Brasil (nombrarlas) o en países cercanos, como en la Argentina donde hemos podido organizar la Carrera de Especialista en Medicina de Adolescentes avalado por la Universidad Nacional de Buenos Aires (2 años) y el Curso de Formación en Ginecología Infantojuvenil (1 año) avalado por la Universidad Nacional de La Plata. A ellos se agregan los muy buenos Libros y Revistas de la especialidad así como Congresos Nacionales e Internacionales periódicos para lograr una permanente actualización , a lo que se agrega ahora este muy buen libro.

En resumen: vocación+ aptitud+ capacitación= consulta exitosa= prevención del riesgo= mayor probabilidad de adulto sano.

José María Méndez Ribas

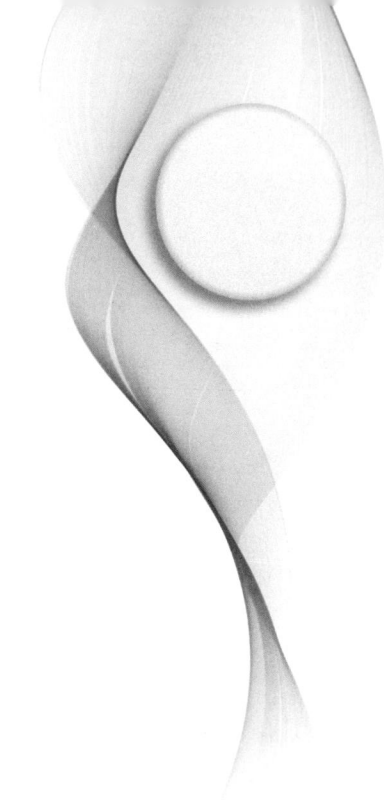

Anomalías del Desarrollo Genital en las Adolescentes

José María Méndez Ribas

No pretendemos agotar aquí este complejo tema sino dar elementos de comprensión para el médico que atiende adolescentes, acerca no sólo de la falla anatómica del aparato genital, sino también del significado que las malformaciones tienen para la salud emocional y reproductiva de la paciente. Hemos aprendido en estos años qué tan importante es efectuar un correcto y oportuno diagnóstico (ver cuadro I), cómo adecuar los tiempos y las palabras en la devolución de ese diagnóstico tanto a la adolescente como sus padres. Este concepto es válido también para el manejo terapéutico y los controles posteriores, donde deben extremarse los cuidados para no producir efectos iatrogénicos.

❏ ASPECTOS PSICOLÓGICOS DEL PROBLEMA

La gran adquisición de la medicina consiste en haber determinado de un modo objetivo que los conflictos de la psiquis no resueltos se traducen, a corto o mediano plazo, en enfermedades orgánicas manifiestas.

Sobre la salud personal del niño hay una salud del conjunto familiar; *la salud de cada una influye sobre la salud de los otros*. La enfermedad de un miembro puede desintegrar la relación familiar o, por el contrario, poner a prueba y fortalecer el vínculo. Este proceso es claramente visible en el caso de las malformaciones congénitas.

La salud es una fuerza altamente contagiosa, por lo tanto si está presente puede evitar el agravamiento y todo médico experto sabe que ninguna enfermedad prolongada o crónica de un niño se mantiene si el núcleo familiar a su vez no mantiene las tensiones de su agrava-

ción, porque el chico tiende a imponer su sufrimiento al medio ambiente y a desorganizarlo.

El ejercicio de la práctica psicoterapéutica fortalece paulatinamente la convicción de que la enfermedad somática no posee una existencia independiente de las vicisitudes de la vida inconsciente. La posibilidad de recobrar la salud en un paciente malformado es el resultado de un *trabajo en conjunto médico-psicológico* para evaluar las posibilidades que el paciente tiene de recobrar o adquirir una nueva normalidad; más allá de un órgano, atender al organismo todo. Dentro de este procedimiento será útil distinguir la influencia de un movimiento transferencial que se desarrolla como producto espontáneo o dirigido de una relación médico-paciente y la influencia de hacer conscientes significados inconscientes (identidad femenina, imagen corporal, fantasía de castración, sentimiento de culpa).

Resumiendo, diríamos que el papel de la psicología en el abordaje de las malformaciones consiste no sólo en tratar a la paciente sino en *brindar apoyo profesional al médico tratante* (frecuentemente desbordado por la situación) y a la familia en la aceptación y comprensión de esta patología. En la etapa diagnóstica, será en la preparación para los métodos auxiliares, algunos de ellos cruentos (laparoscopia, examen bajo anestesia) y luego en la devolución del mismo, que deberá ser gradual y adecuada al caso, teniendo en cuenta además la etapa evolutiva de la paciente y las características de la familia. Finalmente, en la etapa terapéutica será útil en la preparación preoperatoria, esclareciendo, informando los pasos quirúrgicos y luego en el seguimiento postoperatorio, especialmente en aquellos casos de resolución no inmediata.

En este capítulo sólo nos referiremos a las malformaciones que se manifiestan en la niñez y en la adolescencia ya sea descubiertas por la paciente, por sus padres o por el médico. No incluiremos aquellas que clínicamente se expresan en una etapa posterior, cuando la consulta se efectúa por esterilidad o infertilidad.

❑ CONCEPTOS EMBRIOLÓGICOS

En los textos correspondientes, los interesados podrán profundizar los conocimientos acerca de la compleja embriología del aparato genital que aun hoy presentan puntos oscuros en su desarrollo que tiene que resolver la biología molecular. Para la comprensión de este capítulo bastará recordar los siguientes conceptos actualizados:

a) Los tejidos que forman el aparato genital femenino y masculino tienen un origen común y pasan por un *período indiferenciado* antes de alcanzar su desarrollo definitivo.

b) La presencia del cromosoma Y con su gen SRY determina que la gónada aun indiferenciada hasta la 7° semana del desarrollo embrionario, rápidamente se transforme en testículo. Este luego producirá 2 hormonas, la antimulleriana (HAM) liberada por la célula de Sertoli que inhibirá la formación del conducto de Muller y la testosterona (producida por la célula de Leidyg) que estimulara el desarrollo del conducto de Wolff (aparato genital masculino).

Por el contrario, la ausencia del gen SRY y la presencia del cromosoma X con sus determinantes genéticos hará que la gónada indiferenciada se transforme en ovario y al no existir la HAM ni la Testosterona el conducto de Muller podrá desarrollarse en plenitud dando origen al canal genital (trompa, útero y dos tercios superiores de la vagina).

c) De esta manera el aparato genital femenino y los ovarios tienen orígenes diferentes: el conducto de Müller deriva del mesodermo y el ovario del endodermo. Así pueden coexistir ovarios normales y funcionales con el canal genital no desarrollado y viceversa. (Ver figura 1)

d) Las vías genitales se forman en la mujer a partir de los *conductos de Müller,* alrededor de la 6ª semana de vida intrauterina. Entre la 6ª y 9ª semana transcurre la etapa de la formación tubárica, uterina y cervicovaginal. Desde la 9ª a la 12ª se unen los conductos de Müller aún sólidos y desde este momento hasta la 17ª se produce la reabsorción del tejido embrionario, ahuecándose y transformándose en un verdadero tubo, proceso que se produce de abajo hacia arriba. El tercio inferior de la vagina y el futuro himen se forman de abajo hacia arriba partiendo de un esbozo del seno urogenital (endodermo) que terminará uniéndose con el extremo inferior del conducto de Muller que ya formó como vimos los dos tercios superiores del canal vaginal. En este período se producen la mayoría de las malformaciones genitales obstructivas. (Ver figura 2 y 3)

e) En mujeres cromosómicamente normales las anomalías congénitas del aparato genital se expresan por *ausencia (disgenesia), anormalidades en la fusión o de la posterior canalización tisular del conducto de Muller (laterlal/vertical).* Estos problemas de desarrollo pueden aparecer en uno o ambos lados y la falla afecta a todo el tejido o a parte del mismo.

f) La proximidad en tiempo y lugar del desarrollo del aparato urinario (mesonefros, conducto de Wolff) explican la frecuente *simultaneidad de las malformaciones genitourinarias* (probable acción teratogénica que actúa entre la 6ª y 9ª semana).

g) En lo que respecta a los genitales externos, debe recordarse que al comenzar la organogénesis los aparatos urinario, genital y digestivo desembocan en una estructura única: *la cloaca,* lo que explica las diferentes anomalías de desembocadura que pueden ocurrir entre estos aparatos a este nivel.

h)   Estos defectos no han sido atribuidos a anormalidades cromosómica estructurales, sin embargo, el gen humano que codifica la síntesis de hormona anti-Mülleriana (AMH) que desempeña un papel esencial en el desarrollo de los órganos genitales en el embrión masculino, está situado sobre *el brazo corto del cromosoma 19* y no como se podría esperar en el cromosoma sexual. Ya se ha localizado el gen de esta hormona, cuya existencia se conoce desde 1947, pero recién fue aislada en 1984.

Figura 1 Comienzo de diferenciaciòn del aparato genital interno.

Figura 2 Apareamiento y unión de los conductos de Müller.

Figura 3 Restos embrionarios del conducto de Wolff que pueden originar patologia.

Definición y clasificación

Se entiende por malformación congénita a la alteración de la estructura anatómica de un órgano determinado en algún momento de su desarrollo o la detención del mismo en la vida intrauterina (hipoplasia).

   Con fines didácticos, dividiremos las malformaciones en las que afectan a los genitales externos de los internos, siendo el límite **el introito vaginal**.

Genitales externos

a) genitales ambiguos,

b) persistencia del seno urogenital,

c) labios menores (agenesia, hipertrofia),

d) uretra (epispadias, hipospadias),

e) himen (imperforado, malformado),

f) ano (imperforado, vestibular, vaginal).

Debe saberse que el abordaje de este grupo de malformaciones no es del campo exclusivo del ginecólogo infantojuvenil. Las anomalías de la uretra, una vez diagnosticadas, deben ser tratadas por el urólogo infantil y las del ano por el cirujano pediatra, con quienes los ginecólogos podemos colaborar. Es también de gran ayuda el endocrinólogo pediatra para hacer los diagnósticos diferenciales en las persistencias del seno urogenital. En un ambiente institucional, es ideal que este grupo de profesionales trabaje interdisciplinariamente.

Las malformaciones de los **labios menores**, si bien son hallazgos poco frecuentes y en general asintomáticos, causan preocupación en la adolescente que las presenta. Solamente la *hipertrofia* suele ocasionar molestias con el uso de pantalones muy ajustados o al andar en bicicleta. En este caso, puede indicarse la resección parcial del labio con sutura estética. Pueden ser uni o bilaterales. (Ver figura 4)

Figura 4A e **B** Hipertrofia de labios menores

Las **anomalías de la uretra** (epispadias, hipospadias) se diagnostican en general a edades pediátricas y, como dijimos, el urólogo infantil las debe resolver una vez estudiadas.

Las malformaciones más comunes de los genitales externos, y que el médico de adolescentes debe conocer en detalle, son las del **himen**. Cuando éste está malformado pero con abertura, la consulta ocurrirá cuando la adolescente intente colocarse un tampón vaginal durante la menstruación o inicie actividad coital. El intento reiterado por parte del varón de lograr la penetración producirá intenso dolor en la adolecente que indicirá la consecuente contracción de los músculos elevadores y "cierre" de la vagina. Esto puede confundirse con una disfunción sexual (vaginismo) con la indicación errónea por parte del ginecólogo de iniciar psicoterapia o tratamiento sexologico por no realizar un adecuado examen ginecológico. Este concepto como veremos se repetirá en otras malformaciones obstructivas del aparato genital bajo. Para poder observar bien el himen hay que tomar los labios mayores con el pulgar e índice y traccionar hacia el examinador, con el fin de conseguir que la membrana himeneal se despliegue totalmente **(maniobra de Capraro)** (Ver figura 5). No siempre es fácil verlo bien. Con un hisopo de algodón y respetando el pudor de la paciente, se explora la hendidura himeneal y la cavidad vaginal. Se detectan

así las distintas variedades anatómicas del himen. (Ver figura 6 e 7). Todas ellas dejan pasar la menstruación sin inconvenientes. Aclarado el diagnóstico, se le explica a la paciente y a su madre la anomalía con un dibujo comprensible que incluirá la afirmación de que con la operación el himen se reconstruye, no perdiendo así su virginidad anatómica. Excepcionalmente las malformaciones himeneales se acompañan de otras anomalías; de cualquier manera se aprovecha la anestesia para un examen completo del aparato genital que incluirá especuloscopia.

Figura 5 Maniobra de Capraro.

Figura 6 Tabique himeneal (dificultad al coito o al colocarse un tampón).

Figura 7 Himen tabicado.

En caso de que el himen esté **imperforado,** el problema es distinto (Figura 7). Un pediatra cuidadoso puede diagnosticar ya en edades tempranas la anomalía, aun si es asintomática. También se debe saber que en edades premenárquicas puede formarse un *mucocolpos* (secreción mucosa en vagina de origen cervical) a veces de gran tamaño, que puede ser confundido con un quiste de ovario. Lamentablemente, todavía existen pediatras que no examinan en salud los genitales de la niña. Esto ocasiona que la paciente con himen imperforado llegue a la adolescencia con la anomalía y consulte por *menarca tardía* acompañada por leves dolores mensuales en hipogastrio. En realidad, lo que está ocurriendo es la acumulación de sangre menstrual en la vagina que al ser muy elástica puede recibir numerosas menstruaciones antes de dar síntomas (**hematocolpos**). Si éste es muy grande origina compresión de la uretra y retención vesical, y el motivo de la consulta podrá ser por dificultad en la micción. En otras oportunidades consultan por cólicos uterinos (hematometra) o reacción peritoneal (hematosalpinx, hemoperitoneo) consultando ya de urgencia en una guardia. Estos casos se presentan como un "tumor" en abdomen inferior que sorprende al médico, quien debe descartar embarazo o quiste de ovario. (Ver Figura 8).

Figura 8 Himen imperforado e Hematometra.

El diagnóstico diferencial del himen imperforado también debe hacerse con la ausencia congénita de vagina y los grandes quistes **paravaginales de Gartner** (restos del conducto de Wolf) (Ver figura 9). En este caso, la ecografía con transductor perineal ayuda al diagnóstico junto con el tacto rectal, al percibirse una colección líquida lateralizada. Si se punza se observa que el contenido no es sangre sino un líquido serohemático característico de los restos embrionarios enquistados. Otras veces el diagnóstico se hace en la sala de operaciones ya que, evacuado el quiste, aparece la vagina normal que estaba comprimida.

Figura 9 Quiste de Gartner.

Como diagnóstico diferencial hay que tener también presente la **ausencia congénita uterovaginal**. En esta situación la uretra es más central, la zona himeneal suele estar deprimida más que abombada (no hay colección líquida) y por tacto rectal no se encuentra el cordón de tejido engrosado que se aprecia cuando existe la vagina. Un ecografista entrenado puede visualizar la luz vaginal y la presencia o no del útero colocando el transductor en el periné. Como recurso final queda la punción cuidadosa, con aguja fina, a través del himen buscando una posible cavidad.

Si el diagnóstico clínico es de himen imperforado con hematocolpos, debe completarse el estudio con una *ecografía pelviana* para comprobar la existencia o no de hematometra y la altura del *stop* inferior (diagnóstico diferencial con tabique vaginal bajo) (Ver figura 10)

Figura 10 Himen imperforado. Ecografía que muestra hematocolpos y leve hematómetra.

Efectuada la apertura quirúrgica (incisión en cruz con resección del borde sobrante y puntos en corona con 000 Dexon), se deja drenar libremente la sangre acumulada sin efectuar lavajes ni tactos vaginales posteriores para evitar la infección (la vagina presenta en estos casos epitelio inadecuado con escasa proliferación de bacilos de Doderlein). Se indican antibióticos profilácticos y si existía hematometra y hematosalpinx debe quedar internada en posición de Trendelenburg invertida para el correcto drenaje espontáneo. En caso de hemoperitoneo es de buena práctica efectuar un lavado de la sangre menstrual derramada por vía translaparoscópica para evitar futuros implantes endometrales.

Debe comprenderse que si bien la operación es simple, la adolescente debe estar *preparada e informada* para recibir su primera menstruación como resultado de la intervención quirúrgica. El cirujano tiende a minimizar esta situación, sin reparar en la trascendencia que tiene para la paciente. Por ello se impone conocer la personalidad previa de la adolescente y sus conceptos acerca de la feminidad y el rol que cumple la menstruación en esto. De acuerdo a estos datos, debe obrarse con prudencia cuando se detectan sentimientos adversos frente a la

menstruación, generalmente transmitidos consciente o inconscientemente por su madre.

Como conclusión, diremos que el médico de adolescentes, ante la consulta por menarca tardía de una paciente fenotípicamente normal, lo primero que debe constatar es la presencia de vagina permeable con útero funcionante. Aún recordamos los tres casos derivados por pediatras con diagnóstico de tumor pelviano, a los cuales se les había pasado por alto un himen imperforado por no examinar los genitales externos.

Las malformaciones anales y rectales en general se manifiestan a edades pediátricas y las suele resolver el cirujano infantil (Ver figuras 11 y 12). El ginecólogo colabora para descartar anomalías genitales asociadas o cuando se produce una fístula rectovaginal. Sin embargo, los años que abocan en el perineo pueden ser funcionalmente adecuados y no son diagnosticados hasta que la niña es mayor, como tuvimos oportunidad de observar en dos adolescentes ya con ciclos menstruales. La mayoría de las malformaciones anorrectales consisten en una bolsa rectal que termina en fondo de saco ciego a corta distancia del ano imperforado. Esto ocurre por una migración defectuosa del intestino cuando la cloaca se divide en seno urogenital y recto. Al examen se encuentra a nivel del ano una depresión frecuentemente con el esfínter presente, ya que este deriva del mesénquima del piso pelviano. Las fístulas rectales congénitas pueden desembocar en cualquier parte de la vagina, pero generalmente lo hacen en el tercio inferior. Si se ubican en la fosa navicular o el perineo, no tienen incontinencia y pasan desapercibidos durante la infancia. De cualquier manera, si el caso no urge (obstrucción, incontinencia) conviene esperar la estrogenización de las mucosas genitales y el desarrollo del periné para hacer la corrección quirúrgica adecuada.

Figura 11 Ano vestibular

Figura 12 Fístula rectal paravaginal (estenosis de recto)

Esta alteración puede formar parte del síndrome malformativo de regresión caudal e ir asociada a defectos vertebrales, atresia de esófago y displasia del radio conocido como asociación VATER. Atendimos tres casos, uno de ellos con agenesia úterovaginal.

Las malformaciones de los **genitales internos** que pueden ser sintomáticas; en la adolescencia son.

GENITALES INTERNOS

Los **tabiques vaginales transversos** pueden aparecer a cualquier nivel por encima del himen. Se producirían por un defecto en la canalización de la vagina en aquella parte que deriva del seno urogenital. Como vimos, el brote mesodérmico del conducto de Müller desciende en sentido céfalo-caudal y se une con el brote del seno urogenital, de origen ectodérmico, cuyo sentido es caudo-cefálico. **En el límite de unión de ambos epitelios puede originarse el defecto que forma los tabiques a distintos niveles.** Los que están ubicados en el tercio inferior y medio en general son completos y los superiores suelen estar perforados (incompletos). Como se comprenderá, estos últimos permanecen asintomáticos hasta que la adolescente intenta colocarse un tampón vaginal o bien inicia actividad coital ya que menstrúan normalmente. En cambio los completos (Ver figura 13) se comportan como un himen imperforado reteniendo el sangrado menstrual con el agravante de que al examen externo la indemnidad del introito y la frecuente presencia del himen demoran el diagnóstico(Ver figura 14). Esto apoya la hipótesis de que el himen y la vagina se originan en estructuras embriológicas distintas. Por todo lo visto, es de buena práctica en la entrevista en salud antes de la menarca, *explorar el canal vaginal* con un hisopo largo desde el himen hasta el cuello uterino. Esta maniobra practicada suavemente, respetando el pudor y bien explicitada da tranquilidad a la adolescente acerca de la normalidad de su aparato genital bajo (Ver figura 15)

Figura 13 Esquema de tabique vaginal transverso.

Figura 14 Tabique vaginal transverso-completo. Hematocolpos, hematómetra, hematosalpinx.

Figura 15 Exploración de la permeabilidad del canal vaginal en adolescentes vírgenes.

Cuando se sospecha una menarca retenida por un tabique transversal, es muy importante confirmar el diagnóstico por ecografía con el fin de evaluar la *altura del mismo.* Para ello se coloca el transductor en introito y se mide la distancia entre la colección hemática y el himen. Esto orienta al cirujano acerca del espesor del tabique y facilita la táctica quirúrgica adecuando la vía de abordaje (Ver figura 16). Si se diagnostica en una niña debe esperarse la etapa del desarrollo genital para su plástica correctora. No confundir un tabique transverso bajo con un himen imperforado ya que el espesor es muy diferente y la técnica quirúrgica también.

Figura 16 Extirpación tabique vaginal bajo

Los tabiques transversos altos incompletos ocasionan serias dificultades coitales y su corrección quirúrgica no es sencilla. Puede intentarse dilatar el orificio si es laxo con bujía de Hegar hasta el N°10. De lo contrario la técnica más conveniente es la zetaplastia intentando ampliar a ese nivel la luz vaginal, ya que si la apertura es "desprolija" puede originarse una cicatriz fibrosa anular en el pos operatorio alejado que producirá una dispareunia difícil de corregir. Por ello inmediatamente después de la cirugía conviene colocar un molde intravaginal (preservativo relleno con gomapluma) hasta la disolución de los puntos. Es recomendable, dependiendo de la experiencia quirúrgica del ginecólogo infantojuvenil, ser asistido por un cirujano plástico. En todos los casos en que el diagnóstico del tabique se haya hecho por la dificultad coital, el médico deberá reafirmar la sexualidad normal de la paciente brindándole elementos de comprensión de su defecto anatómico al igual que su pareja, teniendo en cuenta que la corrección quirúrgica no siempre deja canales vaginales perfectos.

Los **tabiques vaginales longitudinales** pueden ser completos e incompletos y se producen por una falla en la reabsorción del tabique medial formado por el adosamiento de los conductos de Müller. También pueden ser simétricos (2 vaginas iguales) o asimétricos y acompañarse o no de úteros dobles. (Ver figura 17). En general son hallazgos del examen o bien la adolescente manifiesta alguna dificultad si mantiene relaciones sexuales o al intentar colocarse un tampón. Debe completarse el estudio con ecografía uterina para evaluar el pronóstico reproductivo. Hecho el diagnostico, se reseca el mismo con tijera y finos puntos o electrobisturi.

Figura 17 Tabique vaginal longitudinal total: vagina doble.

Son raros pero de difícil diagnóstico los casos dobles *cuando uno de los canales vaginales no se comunica al exterior.* Cuando se produce la menarca una de las vaginas comienza a dilatarse con sangre menstrual y comprime poco a poco a la otra hasta que la luz de esta termina por desaparecer (Ver figura 18 y figura 19).

Figura 18 Útero doble con hemivagina no comunicada

Figura 19 Ecografía de Síndrome de Wunderlich. Deformación anatómica por hematocolpos, hematometra y hematosalpinx.

La duplicidad completa del canal útero-vaginal asociado a la obstrucción de una de las dos hemivaginas se acompaña siempre de agenesia renal homolateral y así es conocida como **Síndrome de Wunderlich –Herlyn–Werner**, quienes lo fueron describiendo sucesivamente (1922). Si bien es una malformación mülleriana infrecuente, llamativamente en la última década aparecieron en la bibliografía numerosas publicaciones. Nosotros, al cierre de esta edición, atendimos ya 29 casos desde 1992.

Como la paciente menstrúa normalmente por el lado comunicado, el diagnóstico es tardío y complejo ya que recién consultará cuando se forme con "tumor" abdominopelviano (Ver figura 20) (hematocolpos, hematometra, hematosalpinx unilateral). De esta manera no es infrecuente que asista a una guardia por dolor intenso (hemoperitoneo) con un cuadro de abdomen agudo y le efectúen una laparotomía explorada. Si el cirujano no tiene experiencia puede cometer serios errores tácticos (anexectomía, histerotomía y drenaje, etc). El tratamiento correcto consiste simplemente en resecar lo más ampliamente posible el tabique vaginal por vía perineal. Lo ideal es hacerlo bajo control laparoscópico para extraer toda la sangre intrapelviana derramada (prevención de endometrosis) y además evaluar el tamaño de los dos hemiuteros para una futura fertilidad. Si el tabique está fistulizado se complica la situación porque habitualmente se produce una infección secundaria (pelviperitonitis).En general cuando esto ocurre se produce previamente un llamativo **spotting intermenstrual** que hace sospechar la existencia de la malformación. Como la anatomía está muy deformada, el diagnóstico se hace conociendo la existencia de esta malformación y por una resonancia magnética nuclear (RMN) que ayuda a interpretar la gran distorsión de la anatomía intrapelviana.(Ver figura 21) Como consejo general, no se debe hacer una laparotomía de urgencia en una adolescente sin antes realizar un buen examen rectovaginal.

Figura 20 "Tumor" en hipogastrio que corresponde a hematómetra unilateral con hematosalpinx.

Figura 21 RMN: Se ve con claridad hematocolpo unilateral con hematometra.

Abierto el tabique vaginal y drenado el hematocolpos, el pronóstico reproductivo es bueno ya que los hemiúteros habitualmente son de buen tamaño y continentes. Cinco de nuestros casos, que lo desearon, se embarazaron sin dificultades (1 cesárea). Por el contrario, si uno de los hemiúteros es muy pequeño es mejor su extirpación para evitar futuras complicaciones.

La **agenesia vaginal** se debe a atresia de la placa vaginal o a falla de la proliferación de la unión útero-vaginal. Va asociada casi en la totalidad de los casos a la agenesia de útero y a esta asociación se la conoce en la literatura como *malada malformativa de Rokitansky-Kuster -Hauser,* ya que se acompaña con distinta frecuencia de malformaciones urinarias (agenesia o ectopia renal, du-

plicidad uretral) y osteoarticulares (espina bífida, sacralización de la 5ª lumbar) (Figura 22). Si se diagnostica cuando la niña es pequeña plantea dificultades diagnósticas diferenciales con el himen imperforado o tabique transverso bajo como ya fue descripto. Como la ausencia de vagina también se presenta en individuos intersexuales (síndrome de feminización testicular) es de buena práctica, en los casos dudosos, estudiar el cariotipo. Los ovarios son funcionales así que la niña desarrollará normalmente los caracteres sexuales secundarios y su ritmo de crecimiento será el esperado. Si la falla no se diagnostica en la infancia consultará por menarca tardía. En esta etapa un buen examen clínico y ecografía que revele la ausencia de útero será suficiente para el diagnóstico inicial. Ante la duda es licito indicar R.M.N. Tuvimos dos casos a los que se les diagnosticó por ecografía agenesia de útero y resultaron luego ser *hipoplasias transitorias* , y pocos años después menstruaron normalmente. En otras oportunidades existen hemiúteros rudimentarios de diverso tamaño que se observan ecográficamente como dos nódulos lateralizados cerca de los ovarios. A veces presentan en su interior endometrio que puede funcionar y producir dolor cíclico mensual.

Figura 22 Agenesia útero vaginal 15.9 años. Consulta por menarca tardía. Obsérvese el buen desarrollo de los caracteres sexuales secundarios.

Hecho el diagnóstico, debe completarse el estudio con un urograma excretor y radiografía de columna lumbosacra, buscando malformaciones asociadas. En estos casos, el examen de los genitales externos muestra los labios y el clítoris normal. Con frecuencia el meato uretral está desplazado hacia el tercio medio o inferior del introito, el periné es corto, existe himen o parte de él y suele hallarse en más de la mitad de los casos un esbozo de vagina de entre 1 y 3 cm, que termina en fondo de saco **(seno urogenital).**

Esta es una de las malformaciones que más difícil que el diagnóstico y el tratamiento es el *manejo de la adolescente y su familia.*

Aquí se observa con claridad la necesidad de la presencia del psicólogo en el equipo, ayudando al médico y la paciente ha manejar la situación. Debe comprenderse que esta malformación afecta en principio la relación coital, la función menstrual y reproductiva de la paciente. La devolución de este diagnóstico debe ser muy bien elaborada, teniendo en cuenta las características personales de la adolescente y su familia, como ya fue explicado en la introducción. Con un enfoque práctico nuestra experiencia nos ha enseñado que debemos ir de lo sano a lo enfermo progresivamente. Concretamente, en esta malada malformativa diremos que no hay pérdida de la salud general y la presencia de los ovarios aseguran un desarrollo femenino normal. Además de su función hormonal, los ovarios en la ecografía muestran una cantidad normal de óvulos posibles de ser fecundados por su futuro esposo, aunque hoy la resolución final del implante del mismo no está definida. Finalmente, por diferentes técnicas, puede resolverse muy satisfactoriamente la actividad coital que será normal en la mayoría de los casos, por lo cual podrá formar una pareja sin inconvenientes. De tal manera, lo único que el médico no le puede ofrecer a su paciente es la descamación menstrual. Esta información tal cual fue descripta debe ser explicada en consulta aparte a los padres, pero a la adolescente se le irá informando progresivamente de acuerdo a sus requerimientos. Una paciente de 14 años es muy probable que no esté preocupada en ese momento por su actividad coital ni su futuro embarazo.

La reciente información (2013) de los primeros éxitos de transplantes uterinos (madres que donaron a sus hijas) nos permite brindarles esperanzas reproductivas a la joven paciente y sus padres que nos planteen esta inquietud.

Hecha la devolución diagnostica lo mas prolija y efectivamente posible hay que prepararse para un largo seguimiento y acompañamiento de la adolescente en las futuras etapas por venir (primeros noviazgos, inicio de relaciones sexuales, consolidación de la pareja, etc) quedando uno como médico referente. El tiempo nos ha permitido evaluar a la distancia los numerosos éxitos (matrimonios estables con 1,2 y ya 3 hijos adoptados) pero también grandes esfuerzos por remontar diagnosticos mal hechos por colegas no suficientemente preparados que obligaron a largas terapias psicológicas no siempre con buen resultado.

Finalmente no hay que olvidarse de apoyar a las madres quien con frecuencia se culpan por haber gestado una niña malformada.

TRATAMIENTO DE LA AGENESIA VAGINAL

Existen dos metodologías. Una incruenta y otra cruenta. La **incruenta** fue descripta ya hace mucho por Robert Frank (1938) cuando observó algunas pacientes con un corto muñón vaginal que desarrollaron una aceptable vagina por la sola insistencia de sus parejas de efectuar el coito. Consiste en la introducción en el pequeño seno vaginal de un tubo de diverso material (vidrio, plástico, o preferentemente acrílico) de 0,10 mm de diámetro y 15 cm de alto con punta roma, primero en sentido antero-posterior hasta lograr formar una foseta. El médico explicará pacientemente la mecánica de la maniobra untando el dilatador con crema de xylocaína y estrógenos. La adolescente en su casa repeti-

rá el ejercicio idealmente 3 veces por día, media hora. Obtenidos los primeros centímetros de canal, se cambia la orientación de la maniobra siguiendo el eje vaginal y aumentando progresivamente el diámetro del tubo hasta alcanzar los 2 cm. (Ver figura 23)

Figura 23 Método de Frank para dilatar la vagina con tutores (acrílico). **(A)** Posición inicial para formar la foseta. **(B)** Posición de dilatación.

Este procedimiento que puede llevar varios meses exige una *preparación psicológica previa* y una paciente emocionalmente estable y dispuesta a cooperar, lo cual no siempre es fácil de conseguir en una adolescente. La familia debe estar consustanciada con el tratamiento y respetar los momentos de intimidad en el hogar, que la paciente necesita para sus ejercicios. Si la adolescente tiene una pareja estable y ya habían programado iniciar relaciones sexuales, se incluye al novio en el tratamiento explicitándole las características de la falla anatómica y cómo él puede contribuir al desarrollo final del canal vaginal. Si todo progresa bien en 6 meses la vagina ya estará desarrollada (8-9 cm). Es nuestro método de elección y el primero en intentar.

Los métodos **quirúrgicos** están indicados cuando el de Frank no progresa, no hay muñón vaginal para iniciar las dilataciones o bien la paciente se niega a la automanipulación. Otras veces complementa al método incruento cuando el resultado de este fue insatisfactorio. Todas las técnicas son similares en cuanto a la obtención del espacio vaginal entre la vejiga y el recto, que se logra con disección roma muy cuidadosa del tejido laxo allí existente. En cambio varían de acuerdo al material de revestimiento que se utiliza para tapizar el espacio logrado. Wharton (1938) dejaba que el espacio se epitelizase solo con tutores (malos resultados) y sino, puede utilizarse intestino (Baldwin, 1907) membranas fetales (Brindeau, 1934) (actualmente desaconsejada por el peligro del SIDA) e *injerto de piel* aplicado sobre un molde (Mac Indoe, 1950).

Más modernamente se describieron nuevas técnicas: por vía laparoscópica deslizando el peritoneo del fondo de saco de Douglas hacia la vulva (Vechietti), desdoblando y uniendo los labios mayores (Creatsas) o la que introdujeron los cirujanos plásticos orientales (Hwang) **desdoblando los labios menores.** Ésta última la hemos utilizado en los últimos ocho casos con buen resultado anatómico y funcional. El labio menor es el tejido más cercano a la vagina, bien irrigado y con gran cantidad de receptores estrogénicos, por lo cual una vez desdoblado se unen e introducen como un dedo de guante en el canal vaginal previamente labrado. Esta técnica por las características anatómicas de los labios menores explicada no requiere dilataciones posteriores ni inmediata actividad sexual para mantener abierto el espacio. Puede entonces indicarse la cirugía a cualquier edad (Ver Figuras 24 y 25) independientemente del inicio de relaciones sexuales. Sólo requiere un labio de tamaño mediano o grande. Si son muy pequeños puede utilizarse el labio mayor (2 casos), pero hay que proceder previamente a su depilación con rayos láser.

Figura 24 Agenesia de vagina. Se utilizan los labios menores para su reemplazo.

Figura 25 Labios menores desplegados. Se unen e introducen en la cavidad vaginal.

La **atresia de vagina** se debe a una falla completa o parcial de la canalización del conducto vaginal. Como resultado, la vagina aparece representada por un cordón epitelial sólido. Si el defecto es parcial puede ocurrir que el segmento no canalizado sea del tercio inferior o superior. Al revés de la agenesia, **casi siempre coincide con útero funcionante** por lo cual estos casos, felizmente infrecuentes, son de compleja resolución. Si la falla es del tercio inferior y se diagnostica la falta de vagina de recién nacida es muy difícil diferenciarla de la agenesia.

Cuando la paciente es mayor, la presencia ecográfica del útero y una luz vaginal superior aclarará el diagnóstico, pero la terapéutica deberá postergarse esperando la estrogenización del canal. A una paciente nuestra con diagnóstico de himen imperforado, a quien se intentó abrir la vagina inferior al poco tiempo de nacer, se le volvió a cerrar y al originarse una firme cicatriz, se dificultó mucho la operación definitiva que tuvimos que hacer en la pubertad. Estos son los casos típicos en que el diagnóstico y el tratamiento deben hacerse por etapas, acompañando el desarrollo de la paciente. Si esta falla no se diagnostica, como es fácil comprender, al producirse la menarca comenzará a coleccionarse sangre menstrual en el tercio superior de la vagina (hematocolpos) produciéndose luego hematometra y hematosalpinx sin abombamiento externo, a diferencia del himen imperforado (Ver figura 26: diagnóstico tardío).

Figura 26 Agenesia 1/3 inferior de vagina (no confundir con himen imperforado).

Cuando la falla es del **tercio superior con vagina inferior permeable,** es muy difícil hacer el diagnóstico en edad premenárquica; se detectará la anomalía cuando la niña comience a menstruar. Sin embargo, si se adopta como costumbre revisar el canal genital con la maniobra del hisopo u otro instrumento largo,

fino y romo, pueden detectarse estas anomalías antes del desarrollo final. El tratamiento es quirúrgico y tiende a comunicar la vagina con el exterior para que salga la menstruación, pero además deberá dejar un canal lo más aceptable posible para el coito.

Una vez diagnosticada la altura del *stop*, hay que adecuar la estrategia quirúrgica. Si es baja se puede intentar descender la mucosa vaginal, que es muy elástica, hasta el introito y suturar **(posible hasta 4cm de vagina faltante)**. Si en cambio la agenesia vaginal es mediana o alta, conviene utilizar la vía combinada (para evitar lesiones de recto o vejiga) y completar el tejido faltante con la técnica del labio menor o injerto de piel.

Las **malformaciones corporales uterinas** raras veces ocasionan síntomas durante la infancia y la adolescencia (Ver figura 27 y 28). La mayoría de los problemas están relacionados con esterilidad o infertilidad, que no son motivos de este capítulo. Las que pueden manifestarse a esta edad son felizmente muy infrecuentes y corresponden a la agenesia (ya considerada), la hipoplasia, las malformaciones cervicales y el útero unicorne con cuerno rudimentario. La **hipoplasia** se caracteriza por tener el cuello uterino con una longitud mayor que el cuerpo, es decir conserva las características infantiles. Los casos extremos pueden ser no funcionales y la paciente consultar por menarca tardía. Si por el contrario la falta de desarrollo es por déficit de la gónada, responderá al estímulo estrogénico. De cualquier manera, hay que ser muy cuidadoso con este diagnóstico ya que muchos úteros "infantiles" fueron luego capaces de retener una gestación. Debe esperarse hasta los 3 años de edad ginecológica para el diagnóstico definitivo y si la paciente menstrúa normalmente no hacer nada hasta el momento en que intente embarazarse.

Figura 27 Histerografia. Útero bicorne. 17.8 años.

Figura 28 Histerografia: útero unicorne asistomático. Observación.

Las **malformaciones cervicales** (agenesia, atresia) lamentablemente tienen pronóstico reservado en lo que respecta al futuro reproductivo. La atresia se debe a una falla de la canalización de la porción cervical de los conductos paramesonéfricos fusionados y en cambio la agenesia, a falta de desarrollo de los mismos. Sin embargo, clínicamente se presentan de la misma forma: menarca con intensos dolores cólicos periódicos por la rápida formación de hematómetra, hematosalpinx y hemoperitoneo. Ecográficamente claramente se observa el *stop* a este nivel pero debemos a través de la RMN determinar si estamos en presencia de una **atresia cervical** (tratable) o una **agenesia** (intratable). No podemos reproducir aun el cuello uterino inexistente, que no es meramente el paso entre el cuerpo uterino y la vagina, sino que cumple numerosas funciones inmunológicas y reproductivas (capacitación de los empermatozoides). En cambio si **podemos intentar abrir una atresia** (Figura 29).

Figura 29 Malformaciones de tercio superior de vagina y cuello uterino.

El complejo abordaje quirúrgico debe hacerse por vía combinada formando dos equipos, uno perineal y otro abdominal. Por laparotomía se efectuará una histerotomía y, a través de ella, con bujías de Hegar, se intenta la apertura del canal cervical llegando hasta la Nº 10 y siempre vigilando por vagina la dirección correcta. Una vez abierto, debe colocarse un tutor. Nosotros utilizamos una sonda de Foley dejando el balón inflado dentro de la cavidad uterina durante 10 a 15 días (Ver figura 30 y figura 31). Al retirarla queda un trayecto fistuloso suficiente para el drenaje menstrual. Operamos así 5 casos y en los dos últimos les agregamos un pequeño injerto de piel sobre el canal labrado, con buena evolución alejada. El seguimiento debe ser estricto ya que como refiere la literatura, la falta de moco cervical puede facilitar las infecciones ascendentes y producir graves cuadros de pelviperitonitis (indicar histerectomía). **Ya se han publicado los primeros casos de embarazo después del tratamiento de esta grave anomalía** (Horejsi). Lamentablemente en otros 3 casos fue imposible la unión y efectuamos la corporectomia (ausencia de cuello).

Figura 30 Unión úterovaginal y colocación de sonda Foley invertida.

Figura 31 Estenosis cervical. Después de operada dejamos 15 días la sonda Foley colocada.

La atresia o agenesia de cuello, la falta del tercio superior de vagina, un tabique transverso alto completo o la agenesia vaginal con útero funcionante constituyen lo que llamamos **malformaciones complejas**, ya que rápidamente después de la menarca se forma una hematometra y hemoperitoneo sin acceso fácil por vía perineal. En estos casos, **lo primero que hay que hacer es frenar el ciclo** para que el equipo quirúrgico pueda pensar con tiempo el tratamiento adecuado, que en ocasiones hay que hacerlo en dos etapas (primero construir la neovagina y luego unirla con el útero). Para frenar la menstruación indicamos seudogestación con anticonceptivos orales (económico) o mejor aún análogos de GnRH de depósito (costoso), una inyección cada 21 días los meses que sean necesarios.

La fusión imperfecta de los conductos paramesonéfricos conduce a una **duplicación parcial o completa del útero** que también puede inducir, como vimos, a una duplicación de la pared vaginal. Este defecto puede llevar a numerosas variantes de malformaciones combinadas. De todas ellas las que pueden ser sintomáticas en la adolescente son las que presentan cavidades cerradas, no pudiendo exteriorizarse la menstruación. Por ejemplo, el útero unicorne con cuerno rudimentario no comunicante (Ver figura 32). En este caso se forma la menstruación pero al no tener salida produce dolores cólicos intensos y si bien es infrecuente, es una de las causas de *algomenorrea orgánica* intensa desde la menarca. Ecográficamente puede confundirse con un quiste de ovario endometrósico, ya que el cuerno lateralizado con sangre retenida se ubica al lado de la gónada. El último caso que tuvimos se operó con este diagnóstico. (Ver figura 14)

Figura 32 RMN: Se observa cuerno uterino no comunicante.

Figura 33 Útero doble con cuerno no comunicante

❏ CONSIDERACIONES FINALES

Este capítulo expresa la experiencia de 40 años de tratar niños y adolescentes con malformaciones genitales, tanto en la actividad privada como hospitalaria (172 casos). Hemos aprendido más del error que del acierto, ya que el cirujano encuentra excelente apoyatura bibliográfica en lo que se refiere a la corrección anatómica del defecto pero muy poco acerca del manejo de los tiempos y comprensión del problema de la paciente y sus padres.

En los últimos años, tres factores han contribuido al progreso de la mejor resolución de estas anomalías: la presencia de los cirujanos plásticos que aportan toda su creatividad en los casos difíciles, la resonancia magnética que clarifica notablemente el lugar del defecto, y el saber frenar el ciclo para no tomar medidas apresuradas e incompletas en los casos agudos.

Además, hemos resaltado la importancia del apoyo psicológico para el médico, la paciente y su familia tanto en la etapa diagnóstica como terapéutica.

En este sentido, valoramos el adecuar los tiempos y el lenguaje en la explicitación de las malformaciones. Como consejos prácticos, diremos que el médico debe reforzar la identidad femenina (*"no sólo se es mujer por el aparato genital"*), manejar adecuadamente las culpas de los padres (*"¿nosotros la hicimos así?"*) y de la paciente (*"¿por qué me tocó a mí?"*). Al respecto, hay que evitar la palabra "genético" que le da connotaciones hereditarias al problema y, a la adolescente, darle "permiso" de tener alguna patología (*"tu problema se da con cierta frecuencia"* o *"yo en tu lugar sentiría lo mismo"*).

Finalmente, hay que saber esperar el momento para la terapéutica y, en la devolución diagnóstica, *comprometerse emocionalmente* con la adolescente para que el informe sea creíble y aceptado; y ser muy afectivo para evitar el bloqueo que la malformación produce en la paciente, especialmente en los casos muy complejos.

Encarado de esta manera, es muy probable que además de la corrección anatómica logremos en el futuro una mujer psicológicamente más adaptada a su rol femenino y socialmente mejor integrada para, en un futuro próximo, poder formar una pareja estable.

Apoyo bibliográfico

1. Manual de la Sociedad Argentina de Ginecología Infantojuvenil (SAGIJ). Ed. Journal. Bs. As. 2015.
2. Emans, J; Laufer, M. "Ginecología en la Infancia y la adolescencia". Ed. Lippincoll. 6ª Edición. 2012.
3. Sanchez, Bestalia. "Ginecología Infantojuvenil". Ed. Panamericana. 2011.
4. Buni, V., Dei, M.; "Pediatric and Adolescent Ginecology". Ed. CIC Internazionali. 2003. Italia.
5. Méndez Ribas, J.M y col. "Enfoque actual de la adolescente por el ginecólogo" Ed. Ascune. 3º edición. 2015. Bs. As. Argentina.

Índice Remissivo

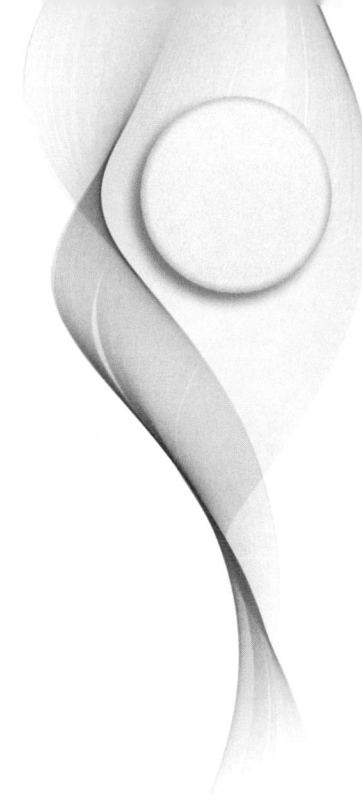

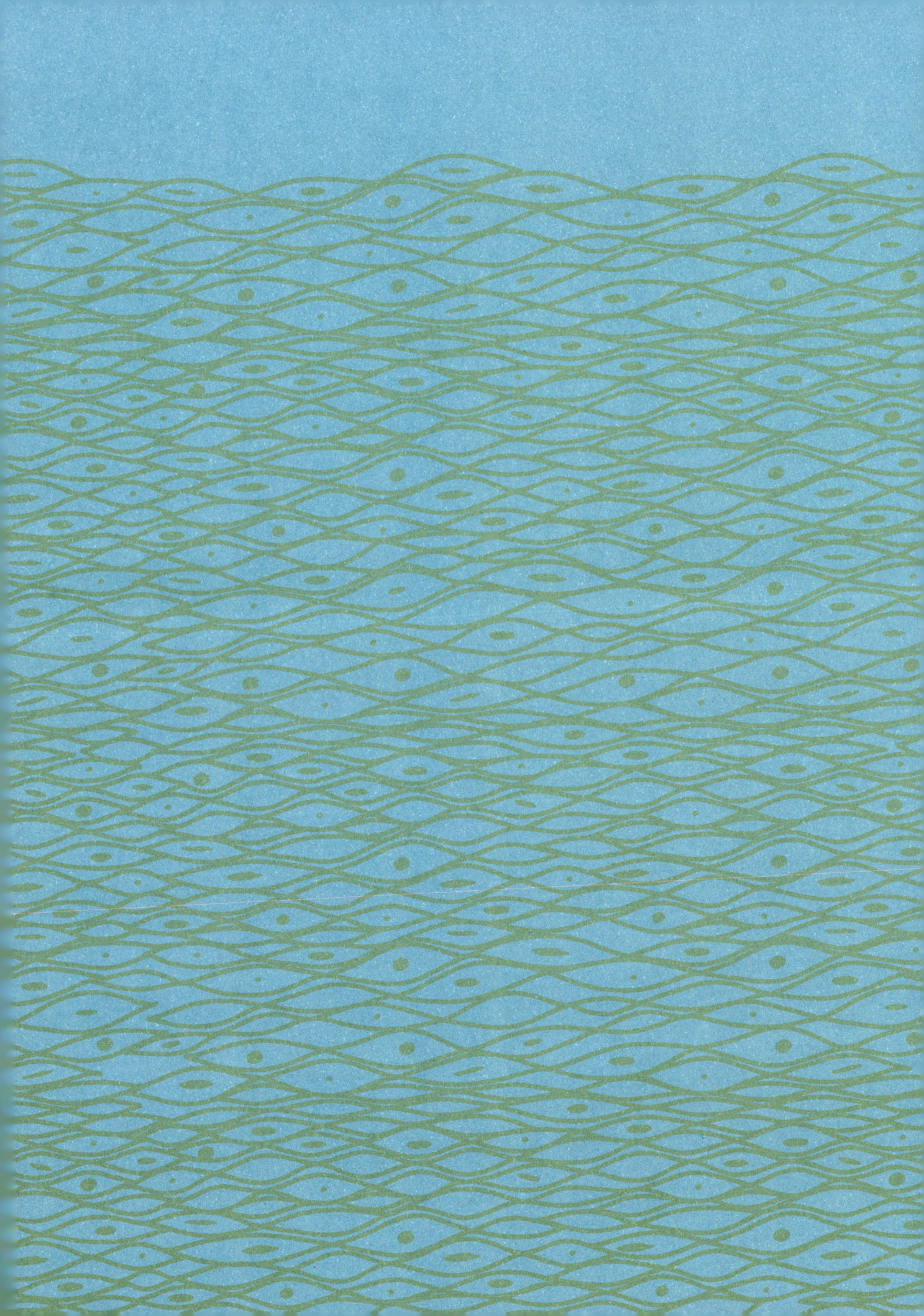